Zang Fu 臟腑
Sistemas de Órgãos e Vísceras da Medicina Tradicional Chinesa

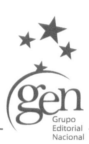

O GEN | Grupo Editorial Nacional – maior plataforma editorial brasileira no segmento científico, técnico e profissional – publica conteúdos nas áreas de ciências da saúde, exatas, humanas, jurídicas e sociais aplicadas, além de prover serviços direcionados à educação continuada e à preparação para concursos.

As editoras que integram o GEN, das mais respeitadas no mercado editorial, construíram catálogos inigualáveis, com obras decisivas para a formação acadêmica e o aperfeiçoamento de várias gerações de profissionais e estudantes, tendo se tornado sinônimo de qualidade e seriedade.

A missão do GEN e dos núcleos de conteúdo que o compõem é prover a melhor informação científica e distribuí-la de maneira flexível e conveniente, a preços justos, gerando benefícios e servindo a autores, docentes, livreiros, funcionários, colaboradores e acionistas.

Nosso comportamento ético incondicional e nossa responsabilidade social e ambiental são reforçados pela natureza educacional de nossa atividade e dão sustentabilidade ao crescimento contínuo e à rentabilidade do grupo.

Zang Fu 臟腑
Sistemas de Órgãos e Vísceras da Medicina Tradicional Chinesa

Funções, Inter-relações e Padrões de Desarmonia na Teoria e na Prática

Traduzido do Original
Zang Fu 臟腑
The Organ Systems of Traditional Chinese Medicine

Jeremy Ross
Doutor de Acupuntura
CAc(Nanjing) BAc(MBAcA) BSc CEd MNIMH

Versão para a língua portuguesa
Dr. Ysao Yamamura
Mestre em Ortopedia e Traumatologia pela Escola Paulista de Medicina. Chefe do Setor de Medicina Chinesa – Acupuntura do Departamento de Ortopedia e Traumatologia da Escola Paulista de Medicina, São Paulo

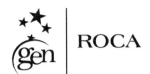

- O autor deste livro e a editora empenharam seus melhores esforços para assegurar que as informações e os procedimentos apresentados no texto estejam em acordo com os padrões aceitos à época da publicação. Entretanto, tendo em conta a evolução das ciências, as atualizações legislativas, as mudanças regulamentares governamentais e o constante fluxo de novas informações sobre os temas que constam do livro, recomendamos enfaticamente que os leitores consultem sempre outras fontes fidedignas, de modo a se certificarem de que as informações contidas no texto estão corretas e de que não houve alterações nas recomendações ou na legislação regulamentadora.

- O autor e a editora se empenharam para citar adequadamente e dar o devido crédito a todos os detentores de direitos autorais de qualquer material utilizado neste livro, dispondo-se a possíveis acertos posteriores caso, inadvertida e involuntariamente, a identificação de algum deles tenha sido omitida.

- **Atendimento ao cliente: (11) 5080-0751 | faleconosco@grupogen.com.br**

- Traduzido de
  ZANG FU: THE ORGAN SYSTEMS OF TRADITIONAL CHINESE MEDICINE, SECOND EDITION
  Copyright © 1985 Jeremy Ross
  All Rights Reserved.
  ISBN: 9780443034824

- Direitos exclusivos para a língua portuguesa
  Copyright © 1994 by
  Editora Roca
  Uma editora integrante do GEN | Grupo Editorial Nacional
  Travessa do Ouvidor, 11
  Rio de Janeiro – RJ – 20040-040
  www.grupogen.com.br

  Reservados todos os direitos. É proibida a duplicação ou reprodução deste volume, no todo ou em parte, em quaisquer formas ou por quaisquer meios (eletrônico, mecânico, gravação, fotocópia, distribuição pela Internet ou outros), sem permissão, por escrito do GEN | Grupo Editorial Nacional.

- Tradução: Norma de Paula Palomas.
  Certificado Proficiência em Inglês da Universidade de Michigan, EUA.

  Coordenador da tradução: Dr. João Carlos Oliveira Silva.
  Pós-Graduando em Medicina Chinesa e Acupuntura da Escola Paulista de Medicina, São Paulo.
  Médico Assistente do Ambulatório de Acupuntura da Disciplina de Ortopedia e Traumatologia do Departamento de Cirurgia da Faculdade de Medicina de Taubaté, São Paulo.

  Versão para língua portuguesa: Dr. Ysao Yamamura.

- Ficha catalográfica

```
Ross, Jeremy
   Zang Fu: sistemas de órgãos e vísceras da medicina tradicional chinesa:
funções, inter-relações e padrões de desarmonia na teoria e na prática/
   Jeremy Ross : coordenador científico para a língua portuguesa Ysao Yama-
mura : tradução Norma de Paula Palomas –
[Reimpr.] – São Paulo : Roca, 2022.
   "Traduzido do original The Organ Systems of Traditional Chinese Medi-
cine."
   Bibliografia.
ISBN 10: 85-7241-063-5
ISBN 13: 978-85-7241-063-2
1. Acupuntura 2. Medicina Chinesa I. Título.

94-0430                          CDD-615.892
                                 NLM-WB 369
```

Índices para catálogo sistemático:
1. Zang Fu : Acupuntura : Terapêutica 615.892

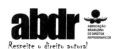

Prefácio da Segunda Edição

Nesta nova edição, as seções foram revisadas e adicionada matéria nova. Na primeira edição, os estudantes acharam a *Parte 1 – Conhecimento* bastante proveitosa para o entendimento dos *Zang Fu* e para compreender os sistemas de órgãos no contexto do Pensamento Chinês e da Fisiologia Chinesa. Em resposta ao pedido e ao entusiasmo, as seções sobre Origens e Padrões de Doença foram ampliadas, incluindo-se novas Tabelas e Figuras.

Visto que a ênfase deste livro consiste nas aplicações práticas da teoria dos *Zang Fu*, foram adicionados no Capítulo 18 mais dois casos clínicos. Além disso, várias alterações e correções secundárias foram feitas no livro.

Bristol 1985

Jeremy Ross

Sobre o Autor

Jeremy Ross tem excelentes qualificações em três áreas: Ciência, Ensino e Medicina Alternativa.

Em 1973 ele viajou para os EUA onde começou seus estudos sobre a Acupuntura e a Medicina Herbática. Voltando à Inglaterra, tornou-se um dos poucos médicos que estudou em cada uma das três principais faculdades: a Faculdade Internacional de Medicina Oriental, a Sociedade de Acupuntura Tradicional e a Associação de Acupuntura Britânica. Obteve a graduação de Bacharel de Acupuntura com Distinção da AAB e mais tarde foi conferido um Doutorado em Acupuntura pela Sociedade de Medicina Alternativa, também é membro do Instituto Nacional de Ervanários Médicos.

Em 1981 foi para a China e estudou no Canton com o Professor *Wu Xinjin*. Em 1982 freqüentou o Primeiro Curso Avançado Internacional sobre Acupuntura em *Nanjing*, onde estudou fundamentalmente com o Dr. *Su Xin Ming*.

Jeremy Ross é o autor de muitos artigos sobre Medicina Chinesa e Terapias Alternativas e agora faz conferências sobre estes assuntos em vários países.

Na Suécia, é diretor de Ensino na Escola Sueca Internacional de Acupuntura, Estocolmo.

Também é o Diretor das seguintes organizações: *Zang Fu Seminars*, uma organização de ensino que serve tanto a Grã Bretanha como Europa

Fundação Greenfields, um serviço de informação para o público

Clínica Greenfields para Medicina Tradicional Chinesa

Terapias Alternativas, Bristol, Reino Unido.

Prefácio da Versão em Português

Captar os nuances da Filosofia e da Medicina Tradicional Chinesa é uma tarefa algo difícil e as dificuldades tornam-se maiores em versá-los em língua ocidental em que carece muito da representação em palavras da intuição, das diferenças entre o sentimento e o comportamento humano.

O autor, Jeremy Ross, através dos seus estudos e da convivência procurou trazer as concepções tradicionais da Medicina Chinesa, analisando em detalhes, as alterações dos *Zang Fu* e os seus efeitos no corpo e na mente.

É um livro que faz falta para os estudiosos da língua portuguesa, a fim de, através da percepção sutil, atingir o pleno conhecimento da Medicina Tradicional Chinesa.

Na versão para a língua portuguesa foi dada ênfase ao conteúdo daquilo que o autor queria transmitir e não ao estilo. Foram mantidas as concepções dos *Zang Fu* e das Substâncias que participaram delas, mantendo a grafia com inicial maiúsculo para representar os aspectos energéticos e, às vezes, entre parênteses o significado chinês, e alguns termos já consagrados pelos acupuntores foram mantidos.

Dr. Ysao Yamamura

Agradecimentos

Ao corpo de assistentes da Faculdade Nanjing da Medicina Tradicional Chinesa e da Faculdade Médica Zhongsan, sem os quais este livro não teria sido possível.

Em especial ao instrutor Dr. Su Xin Ming pela sua paciência e completas explanações, e ao Professor Wu Xinjin.

À Sheila Roberts pela sua ajuda com edição e produção de vocábulo.

J.R.

Dedicado ao meu pai com amor e respeito

Índice

Introdução XIII
Lista de palavras chinesas XVI

PARTE 1 – CONHECIMENTO

1. Pensamento Chinês e Ocidental 3
Padrões de mudança 3
Inter-relação 4
Análise e síntese 4
Yin e *Yang* 5
Estrutura e função 6
Precisão e ambigüidade 6
Harmonia e desarmonia 6
Resumo 7

2. Estruturação 8
Substâncias 9
Canais e Colaterais (*Jing Luo*) 9
Zang Fu 10
Tecidos 11
Resumo 11

3. Substâncias 12
Cinco Substâncias e suas funções 12
Yin e *Yang* e Substâncias 13
Formação das Substâncias 14
Diferenciação 17

Padrões de Desarmonia das Substâncias 20
Outras diferenciações 21
Resumo 24

4. Origens de Doença 25
Origens de Doença 25
Fatores de Doença 26
Fatores Externos 27
Resumo 38
Fatores Internos 39
Fatores Mistos 39
Resumo 43

5. Padrões de Doença 44
Padrões de Desarmonia dos Oito Princípios 45
Combinações dos Padrões dos Oito Princípios 46
Contradições aparentes 54
Qualificação das classificações dos Oito Princípios 55
Padrões de Doença Comuns 55
Resumo 56

PARTE 2 – *ZANG FU* (ÓRGÃOS E VÍSCERAS)

6. Zang Fu (Órgãos e Vísceras) 59

X Índice

Origens de confusão 59
Doze *Zang Fu* 60
Zang (Órgãos) e *Fu* (Vísceras) ... 60
Pares de *Zang Fu* (Órgãos e
Vísceras) 61
Resumo 62

**7. Rins (Shen) e Bexiga (Pang
Guang)** 63
Rins (Shen) 63
Funções 63
Quadros de Desarmonia 68
Deficiência da Essência dos
Rins (*Shen Jing*) 70
Deficiência de *Yang* dos Rins
(*Shen Yang*) 71
Deficiência de *Yin* dos Rins
(*Shen Yin*) 74
Resumo 76
Bexiga (Pang Guang) 77
Funções 77
Padrões de Desarmonia 78
Umidade-Calor na Bexiga
(*Pang Guang*) 78

**8. Baço/Pâncreas (Pi) e Estômago
(Wei)** 80
Baço/Pâncreas (Pi) 80
Funções 80
Líquidos Orgânicos, Umidade
e Mucosidade 81
Padrões de Desarmonia 83
Deficiência de *Qi* do Baço/
Pâncreas (*Pi Qi*) 84
Deficiência do *Yang* do
Baço/Pâncreas (*Pi Yang*) 85
Qi do Baço/Pâncreas não
governa o Sangue (*Xue*) 86
Desmoronamento de *Qi* do
Baço/Pâncreas (*Pi Qi*) 87
Invasão do Baço/Pâncreas (*Pi*)
pelo Frio e Umidade 88
Umidade-Calor acumula no
Baço/Pâncreas (*Pi*) 90
Mucosidade turva estorva a
cabeça 91
Resumo 92
Estômago (Wei) 93
Funções 93
Padrões de Desarmonia 94
Retenção de líquido no Estômago
(*Wei*) devido ao Frio 94

Retenção de alimentos no
Estômago (*Wei*) 95
Deficiência de *Yin* do Estômago
(*Wei Yin*) 96
Fogo no Estômago 96
Outras Desarmonias do
Estômago (*Wei*) 97
Resumo 98

**9. Fígado (Gan) e Vesícula
Biliar (Dan)** 99
Fígado (Gan) 99
Funções 99
Padrões de Desarmonia do
Fígado (*Gan*) 101
Depressão de *Qi* do Fígado
(*Gan Qi*) 103
Deficiência de Sangue do
Fígado (*Gan Xue*) 105
Yang do Fígado (*Gan
Yang*) Hiperativo 107
Fogo Crescente no Fígado 110
Agitação do Vento do Fígado .. 112
Umidade-Calor no Fígado
(*Gan*) e na Vesícula Biliar
(*Dan*) 117
Estagnação de Frio nos
Canais e Colaterais do
Fígado (*Gan Jing Luo*) 118
Resumo 119
Vesícula Biliar (Dan) 120
Funções 120
Padrões de Desarmonia 120

**10. Coração (Xin) e Intestino
Delgado (Xiao Chang)** 122
Coração (Xin) 122
Funções 122
Padrões de Desarmonia 125
Qi do Coração (*Xin Qi*)
Deficiente 125
Yang do Coração (*Xin
Yang*) Deficiente 126
Sangue do Coração (*Xin Xue*)
Estagnante 128
Sangue do Coração (*Xin Xue*)
Deficiente 129
Yin do Coração (*Xin Yin*)
Deficiente 130
Fogo Crescente no Coração
(*Xin*) 131

Mucosidade-Fogo agitando
o Coração (*Xin*) 132
Mucosidade-Frio estorvando
o Coração 133
Resumo...............................135
**Intestino Delgado (*Xiao
Chang*)**...........................135
Funções 135
Padrões de Desarmonia 136
Qi do Intestino Delgado (*Xiao
Chang*) obstruído 136
Calor Excessivo no Intestino
Delgado (*Xiao Chang*) 137

**11. *Pulmão (Fei) e Intestino
Grosso (Da Chang)*** 138
Pulmão (*Fei*) 138
Funções 138
Padrões de Desarmonia 140
Deficiência do *Qi* do Pulmão ..142
Deficiência do *Yin* do Pulmão. 143
Secura do Pulmão (*Fei*) 144
Invasão do Pulmão pelo
Vento 144
Padrões de Doença Comuns ..145
Retenção de Mucosidade no
Pulmão..............................146
Resumo...............................147
Intestino Grosso (*Da Chang*)148
Funções 148
Padrões de Desarmonia 148
Abscesso intestinal 149
Umidade-Calor invadindo o
Intestino Grosso (*Da
Chang*) 150
Constipação e diarréia 150
Resumo...............................151

**12. *Pericárdio (Xin Bao) e
Triplo Aquecedor
(San Jiao)*** 152
Pericárdio (*Xin Bao*) 152
Funções 152
Padrões de Desarmonia 152
Triplo Aquecedor (*San Jiao*) 153
Triplo Aquecedor (*San Jiao*) e
as três divisões do corpo 153
Triplo Aquecedor (*San Jiao*) e
o sistema *Fu* (Vísceras) 154
Triplo Aquecedor (*San Jiao*) e
o seu Canal e Colateral
(*Jing Luo*)..........................158

Pontos de Acupuntura do
Triplo Aquecedor
(*San Jiao*) 158
Tratamento das Desarmonias
do Triplo Aquecedor
(*San Jiao*) 159
Resumo..............................159

**13. *Revisão dos Cinco Órgãos
(Zang)*** 161
Funções 161
Inter-relações das principais
funções dos Órgãos (*Zang*) . 161
Origens das Desarmonias
dos Órgãos (*Zang*) 163

PARTE 3 – INTER-RELAÇÕES

**14. *Inter-relações dos Órgãos
e Vísceras (Zang Fu)***............169
Yin e *Yang* 169
Matérias 170
Patologia das Matérias............171
Canais e Colaterais
(*Jing Luo*) 172
Tecidos................................172
Órgãos (*Zang*) e Vísceras
(*Fu*) 179
Órgãos e Vísceras (*Zang Fu*)
e origens da doença 179
Resumo...............................182

15. *Emoções* 183
Emoções e comportamento 183
Classificações das emoções ...184
Cinco Emoções e os Cinco
Órgãos (*Zang*) 185
Cinco Emoções e os Cinco
Movimentos 187
Emoções e *Yin/Yang* 188
Emoções e Matérias...............189
Emoções e Canais e Colaterais
(*Jing Luo*) 189
Capacidades mentais e
Emoções.............................190
Importância clínica da
Desarmonia emocional 190
Tratamento de Desarmonia
Emocional 192
Tratamento de doença mental
grave 192
Resumo...............................194

XII *Índice*

16. Desarmonias Envolvendo mais de um Órgão (Zang) 195
Desarmonias associadas de dois Órgãos (*Zang*) 195
Desarmonias associadas de três ou mais Órgãos (*Zang*) 201
Inter-relações dos *Zang Fu* de doenças mais comuns ... 207
Resumo 211

PARTE 4 – PRÁTICA CLÍNICA

17. Métodos Clínicos 215
Diagnóstico 215
Tratamento 224
Instrução ao paciente 227
Resumo da seqüência de procedimentos clínicos 232
Resumo 235

18. Casos Clínicos 236

Otite média crônica 236
Tinidos e vertigem 237
Angina pectoris 239
Dor torácica 240
Urticária e gastralgia 242
Dor lombar, nos ombros, seios e sistema respiratório 244
Cansaço e Insônia 246
Artrite e Estresse 248
Resumo dos casos históricos 250

19. Conclusão 252
Revisão 252
Geral 253
Ensino da Medicina Tradicional Chinesa 253
Apêndice 257
Bibliografia 260
Índice remissivo 261

Introdução

A prática da Acupuntura Tradicional Chinesa está baseada em uma estrutura constituída de três elementos principais e que estão intimamente entrelaçados:

Canais e Colaterais (*Jing Luo*)

Oito Princípios

Órgãos e Vísceras (*Zang Fu*)

A concepção dos Oito Princípios tem sido abordada claramente em livros recentes, e a sua importância fundamental está sendo compreendida.

O conceito e a importância do *Jing Luo*, o sistema de Canais e Colaterais, é uma das poucas coisas que desde o início foi aplicada na Acupuntura realizada no Ocidente.

A teoria dos Órgãos e das Vísceras (*Zang Fu*) forma a base da Medicina Tradicional Chinesa (MTC) e ainda tem recebido pouca atenção e muitas vezes sujeita às concepções errôneas.

Este livro analisa os *Zang Fu*, suas funções, Origens de Doença e Padrões de Desarmonia. Estuda os inter-relacionamentos de uns órgãos com os outros, com as Matérias, *Jing Luo* e Tecidos e com as Origens de Doença, analisando no contexto do corpo como um todo e suas interações com o meio ambiente.

Propósito do livro

A apresentação deste livro tem como objetivo:

1. Fornecer uma base clara, bem organizada para o entendimento teórico dos Órgãos e das Vísceras (*Zang Fu*).
2. Explorar as complexidades entrelaçadas dos inter-relacionamentos dos *Zang Fu* e esclarecer as áreas de dificuldade e de ambigüidade.
3. Mostrar como a teoria *Zang Fu* é aplicada na prática, e fornecer uma seqüência básica de procedimentos clínicos.

XIV   *Introdução*

Este livro é um texto de Acupuntura avançada, é destinado para estudantes e médicos da Medicina Tradicional Chinesa e não para os iniciantes, assumindo um grau de familiaridade com a teoria e prática da Medicina Tradicional Chinesa, e se destina a ser usado em associação com os textos, tais como, "Essentials of Chinese Acupuncture",[9] "Acupuncture, a comprehensive text"[18] e "The Web That Has No Weaver".[12]

Tem como tópico principal, a aplicação da Teoria dos *Zang Fu* na prática clínica, além de analisar os outros tópicos, tais como, as Matérias em detalhe suficiente para dar um conhecimento adequado para compreender a teoria dos *Zang Fu.*

Organização do livro

O corpo principal do livro está dividido em quatro partes:

Parte 1 – Conhecimento
Parte 2 – Órgãos e Vísceras (*Zang Fu*)
Parte 3 – Inter-relacionamentos
Parte 4 – Prática Clínica

Parte 1

Esta seção do livro analisa as diferenças fundamentais entre o pensamento chinês e o ocidental e os princípios básicos da teoria da Medicina Chinesa que considera o *Zang Fu* no contexto da estrutura organizacional do Corpo que são as Matérias, os Canais e Colaterais e Tecidos; e também considera em termos das Origens de Doença.

Parte 2

Após a introdução geral dos *Zang Fu*, a Parte 2 do livro discute cada um dos *Zang Fu* em capítulos separados, estudando as Funções, as Origens de Doença e os Padrões de Desarmonia.

Parte 3

O Inter-relacionamento dos *Zang Fu* é o tema básico desta parte do livro, analisando as conexões dos *Zang Fu* com o *Yin* e o *Yang, Jing Luo*, Tecidos, emoções e comportamento, assim como as origens de doença. Analisa os inter-relacionamentos dos *Zang Fu* nas desarmonias envolvendo dois, três ou mais *Zang Fu* associadamente.

Parte 4

Esta parte refere-se ao tratamento, na prática clínica das desarmonias dos *Zang Fu* e discute os detalhes do diagnóstico, do tratamento e sobre a instrução ao paciente, considerando a análise do pulso e da língua, assim como a escolha e uso dos pontos de Acupuntura dando uma seqüência simples de procedimentos. Também analisa casos clínicos selecionados.

Teoria e prática

A ênfase dada a este livro é a aplicação prática dos *princípios teóricos* na clínica e não na teoria em si, apesar de que na Medicina Tradicional Chinesa a teoria e a prática são mutuamente dependentes, cada uma aperfeiçoando a outra.

Se a teoria não for confirmada pela experiência clínica, então, ela deverá ser aperfeiçoada. É a teoria que deverá ser alterada para ir de encontro com os fatos e estes nunca podem ser distorcidos para combinar com a teoria.

Figuras

Nas figuras apresentadas no livro, as linhas com uma seta, →, representam o movimento em uma direção, ao passo que linhas sem seta, ——, significam que o movimento pode ser em qualquer direção. Por exemplo:

Yang dos Rins deficiente → *Yang* do Baço/Pâncreas Deficiente

indica que o *Yang* dos Rins (*Shen Yang*) Deficiente tende a originar o *Yang* do Baço/Pâncreas (*Pi Yang*) Deficiente e o :

Fogo Crescente no Fígado —— Umidade-Calor no Fígado e Vesícula Biliar

indica que Fogo Crescente no Fígado pode dar origem a Umidade-Calor no Fígado e na Vesícula Biliar e vice-versa, dependendo das circunstâncias e significa que o movimento não tem predominância em uma direção.

Listas úteis

Lista das Palavras Chinesas	páginas XVI – XVII
Lista das Funções e Desarmonias *Zang Fu*	páginas 258 e 259

Advertência

Os pontos de Acupuntura citados **não** são destinados a serem usados como prescrição sintomática. A seleção dos pontos deverá ser sempre individual, sob circunstâncias especiais e deverá ser baseada em um entendimento completo das origens do Padrão de Desarmonia do paciente.

Lista de Palavras Chinesas

O uso de palavras chinesas foi mantido em um número mínimo, mas onde o conceito da Medicina Tradicional Chinesa não tem o significado equivalente em português, a palavra chinesa foi mantida.

Geral

Zang Fu — Sistemas de Órgãos e Vísceras da Medicina Tradicional Chinesa
Zang — Sistemas de Órgãos *Yin*
Fu — Sistemas de Vísceras *Yang*
Jing Luo — Sistema de Canais e Colaterais
Xue Mai — Sistema de Canais e Colaterais que carregam predominantemente o Sangue
Ming Men — Portão da vida

Matérias

Palavras chinesas	Aproximação portuguesa
Qi	Energia
Xue	Sangue
Jing	Essência
Shen	espírito
Jin Ye	Líquidos Orgânicos

Tipos de *Qi*

Palavras chinesas	Aproximação portuguesa
Yuan Qi	*Qi* Original ou Energia Fonte
Gu Qi	*Qi* dos Grãos ou Essência dos alimentos
Zhong Qi	*Qi* do Tórax
Zhen Qi	*Qi* Verdadeiro
Yong Qi	*Qi* Nutritivo ou Energia de Nutrição
Wei Qi	*Qi* Defensivo ou Energia de Defesa

Zang Fu (Órgãos e Vísceras)

Zang

Palavras chinesas	Aproximação portuguesa	Abreviação
Shen	Rins	R
Pi	Baço/Pâncreas	BP
Gan	Fígado	F
Xin	Coração	C
Fei	Pulmões	P
Xin Bao	Pericárdio	CS

Fu

Palavras chinesas	Aproximação portuguesa	Abreviação
Pang Guang	Bexiga	B
Wei	Estômago	E
Dan	Vesícula Biliar	VB
Xiao Chang	Intestino Delgado	ID
Da Chang	Intestino Grosso	IG
San Jiao	Triplo Aquecedor	TA

Oito Canais Mistos (Oito Canais Extras)

Palavras chinesas	Aproximação portuguesa
Du Mai	Canal Governador
Ren Mai	Canal da Concepção
Chong Mai	Canal Penetrante
Dai Mai	Canal da Cintura
Yang Qiao Mai	Canal Equilibrador do Yang
Yin Qiao Mai	Canal Equilibrador do Yin
Yin Wei Mai	Canal de Ligação Yin
Yang Wei Mai	Canal de Ligação Yang

Convenções

De modo geral, cada conceito chinês é representado por uma única grafia, ou por um grupo de dois ou mais sinais gráficos. As grafias chinesas não são usadas neste livro, e a convenção adotada é que quando um conceito chinês é composto de mais de uma grafia, cada uma delas é representada por uma única palavra chinesa na escrita ocidental, começando com uma letra maiúscula. Por exemplo, o termo *Jing Luo* representa um grupo de dois caracteres e o termo *Bu Nei Wai Yin* representa um grupo de quatro caracteres chineses.

Esta convenção é arbitrária e várias representações são encontradas em outros textos, por exemplo, *Jing Luo, Jing-Luo, Jingluo, jing luo, jing-luo* e *jingluo*.

A exceção a esta convenção são os nomes chineses dos pontos de Acupuntura, os quais foram escritos como palavras únicas mesmo quando derivados de dois ou mais sinais, visto que esta é a convenção adotada em outros textos. Por exemplo, VG-4 é escrito como *Mingmen*, não como *Ming Men*.

O sistema *Pinyin* de ortografia foi usado em todo o livro, e o sistema de nomes e números para os assim chamados "novo" e "misto" pontos de Acupuntura foi baseado no "Acupuncture, a Comprehensive Text".[18] Há raras exceções, por exemplo, não existe o equivalente[18] para *Chuanhsi*, que aparece no[1] e[10] e por isso o *Chuanhsi* está escrito na observação Wade-Giles, e sem número.

Para manter o uso mínimo de palavras chinesas, palavras e frases portuguesas são usadas como versões ou aproximações das palavras chinesas. Por exemplo, a palavra chinesa *Xu* é traduzida pela palavra portuguesa

XVIII *Lista de Palavras Chinesas*

Deficiência. Tais palavras portuguesas começam com letra maiúscula para enfatizar que elas representam um conceito chinês.

Títulos de livro foram colocados entre aspas, por exemplo, "*I Jing*", "*Nei Jing*" e "Essentials of Chinese Acupuncture".

Parte
1

Conhecimento

Capítulo

1

Pensamento Chinês e Ocidental

A maior dificuldade para o estudante ocidental da Medicina Tradicional Chinesa (MTC) está nas diferenças enormes entre os padrões de pensamento ocidental e chinês. Poucos profissionais ocidentais estão inteiramente conscientes destas diferenças e poucos estão preparados para dedicar o tempo e a energia no entendimento deste modo de pensar. Muitos médicos adotam uma postura mental ocidental quando lidam com conceitos abstratos chineses ou até mesmo tentam forçar os conceitos ocidentais dentro do conceito chinês, resultando em não entendimento adequado, deixando de ser os conceitos da Medicina Tradicional Chinesa.

Quanto mais os profissionais puderem deixar de lado os conceitos e os estilos do pensamento ocidental, mais eles poderão aproximar-se dos conceitos chineses; fato este que os levará a um entendimento mais completo da Medicina Tradicional Chinesa e conseqüentemente a melhores resultados na prática clínica.

Padrões de mudança

Os chineses vêem o Universo como uma rede infinita de fluxos de energia entrelaçados, os nós transitórios nesta rede mutante representam os eventos no espaço e no tempo.

Eles vêem todas as áreas da rede como intercomunicadoras e interdependentes, uma dada área qualquer somente tem existência e significado dentro do contexto de um todo. O princípio de inter-relacionamento é constante, mas os padrões de relacionamento são mutantes, a rede está em constante movimento e transformação.

Dentro desta vasta rede, deste padrão maior, é possível para o homem compreender os padrões subsidiários, na realidade, o Universo inteiro pode ser representado pelos 64 Hexagramas ou Transformações do "I Ching".[11] Se estes padrões básicos forem entendidos por completo, é possível compreender o

4 Conhecimento

padrão subordinado a um tempo e a uma situação específica, projetar-se no passado e mostrar as origens do padrão, e no futuro prever o seu desenvolvimento. Com este entendimento, pode ser executada uma ação adequada para uma situação e tempo específicos.

Esta concepção tem aplicação clara para a prática clínica em relação ao diagnóstico, tratamento, prognóstico e instrução ao paciente. A compreensão do estado do paciente, no contexto meio ambiental em que vive, em um determinado momento nos fornece a compreensão do passado e do futuro que não é simplesmente uma questão de misticismo, mas de prática clínica.

No conceito ocidental, a palavra "padrão" tende a indicar uma estrutura estática fixa, como uma fotocópia ou um molde, contrastando com o conceito chinês de uma associação de relações funcionais. No decorrer deste livro, a palavra padrão é usada no conceito chinês, e a ênfase da palavra está, acima de tudo, no movimento e não em estruturas fixas existentes em um dado momento, mas nas transformações. As estruturas que temporariamente são geradas pelas mudanças são de interesse secundário em relação à mudança primária.

Inter-relação

Em termos gerais, é a inter-relação entre os diferentes fenômenos dentro de um padrão que é importante e a conexão de diferentes padrões entre si dentro do contexto como um todo.

Em termos humanos, tudo que ocorre depende da inter-relação dos diferentes padrões dentro do indivíduo e dele em relação aos outros e ao meio ambiente.

Em termos dos *Zang Fu*, as interações do indivíduo com o meio ambiente refletem as inter-relações dos *Zang Fu* entre eles e com as Matérias, os *Jing Luo* e os Tecidos, dentro da estrutura do corpo como um todo.

Análise e síntese

Geralmente, com algumas exceções notáveis, por exemplo, física moderna e ecologia, o pensamento ocidental não tende a procurar padrões globais, nem tende a olhar o todo ou as partes de um todo. O pensamento ocidental ainda tende a ver eventos ou indivíduos como partículas discretas, muito parecidas com as bolas em uma mesa de bilhar, interagindo somente quando eles se colidem, e não tendo qualquer interpretação ou intercomunicação umas com as outras. Portanto, o estudo destas partículas isoladas do seu meio ambiente é visto como fácil e admissível. Geralmente, a pesquisa ocidental tenta minimizar o número de variáveis e reduz o fenômeno aos seus elementos mais simples, de modo que cada um possa ser estudado separadamente.

Em termos relativos, o pensamento ocidental tende a ser redutivo e analítico, ao passo que o pensamento chinês tende a ser sintético e intuitivo. Onde o chinês experimenta síntese, combinando fenômenos diferentes nos padrões, na sua maior simplicidade, a ciência ocidental tenta reduzir os fenômenos aos seus componentes mais simples, e relatar os componentes lineares de causa e efeito:

$$A \to B \to C \to D$$
$$\downarrow \qquad \text{etc.}$$
$$E \to F \to$$

Uma conseqüência natural disto está em atitudes em relação ao tempo. A aproximação ocidental combina eventos em uma seqüência de tempo linear, ao passo que o chinês pensa em termos da ocorrência simultânea dos diferentes fenômenos que formam um padrão específico.

Esta forma extrema do pensamento ocidental surgiu do mesmo conhecimento da filosofia e cultura ocidentais que deram origem à Física Clássica, especificamente, à "Mecânica Newtoniana", à física de partículas isoladas.

Em contraste a essa concepção, os conceitos da Física Moderna dão uma imagem bastante similar à visão chinesa do mundo.[4] Entretanto, a tecnologia e a Medicina atuais estão ainda muito imbuídas nas antigas idéias de partículas separadas e de estruturas fixas e os conceitos da Física Moderna podem levar ainda anos para se infiltrarem nas ciências médicas e na cultura ocidental.

Este problema foi agravado pela mecanização e urbanização conseqüentes à Revolução Industrial, que envolveu um movimento distanciando dos padrões campestres e do mundo natural e também uma tendência crescente de ver o homem e outros organismos vivos como máquinas.

Essa concepção, nos seus aspectos negativos, está associada com a tendência geral de separar, parte por parte, e a parte de um todo, assim, os grandes problemas do mundo moderno associam-se com a separação do homem do seu interior, do seu companheiro e da natureza; com a tendência da prática médica de separar o paciente da doença e do meio ambiente.

Esta concepção trazida para a Medicina faz ver o corpo como uma máquina e a tratá-lo como tal; vê a doença como uma coisa externa que o paciente "pega por acaso", que é separável do paciente através de tratamento.

Onde o pensamento chinês sintetiza um padrão o mais completo possível, a Medicina Ocidental tende a isolar um único fator causador, isto é, reduzir a situação ao seu componente mais simples possível. Uma conseqüência natural inevitável, é que enquanto a Medicina Tradicional Chinesa trata o indivíduo como um todo, a Medicina Ocidental tende a tratar a doença e não o paciente.

Yin e Yang

O conceito de *Yin* e de *Yang* é a base da Medicina Chinesa. A tendência ocidental é de ver os opostos como absolutos; o significado das palavras preto e branco dão esta impressão. Este fato deriva da tendência de ver o mundo feito de partículas e do desejo de ser tão preciso quanto possível. Por isso, a situação é: **a** ou **b**, enquanto o pensamento chinês vê o mesmo fenômeno como dois extremos de algo contínuo:

a ———— b

ou mais precisamente:

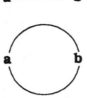

Isso traz uma conotação de que os termos são relativos: não preto e branco, mas sim, mais preto e mais branco, assim como a polaridade nunca é estática, ela está em contínua mudança, o mais preto ficando branco e vice-versa. Esta concepção tem ramificações importantes em todas as áreas.

Energia e matéria

Na concepção da Medicina Tradicional Chinesa, Energia e Matéria não são vistas como separadas, mas sim como os dois extremos de algo contínuo. Por

6   Conhecimento

exemplo, os ocidentais tendem a ver *Qi* como Energia, e *Xue* (Sangue) como Matéria. O chinês vê isto de maneira diferente: há aspectos mais materiais, mais densos de *Qi*, do mesmo modo que há aspectos mais leves, mais energéticos de *Xue*. Neste livro, a palavra Matéria é usada para incluir o *Qi*, o *Xue* (Sangue), o *Jing* (Essência), o *Shen* (espírito) e o *Jin Ye* (Líquido Orgânico), sem as implicações das proporções relativas de Energia ou de Matéria, *Yin* ou *Yang*.

Mente e corpo

De maneira semelhante, o pensamento ocidental tende a separar a mente do corpo e, também, o espiritual do material. Na concepção da Medicina Tradicional Chinesa cada um dos pares, a mente e o corpo, o espírito e a matéria, é tido como tendo uma intercomunicação contínua.

Estrutura e função

A estrutura e a função representam a dicotomia ocidental, em que a estrutura constitui a armação material e a função é tida como os resultados de um fluxo de energia através desta armação. O pensamento chinês vê a estrutura e a função como algo contínuo, não fazendo distinção nítida entre elas, por isso, não são vistas como áreas separadas.

A Medicina Ocidental tende a ver todos os fatos em termos de estrutura, de morfologia, de anatomia e de histologia, além da bioquímica molecular, enquanto a função é ainda vista em termos de estrutura como é a patologia e as doenças que também estão relacionadas com alterações das estruturas. A Medicina Chinesa é completamente diferente, enfatiza sobremaneira a função, e é dada pouca ênfase na estrutura, principalmente das estruturas internas. Por isso, os conceitos de *Zang Fu* que constituem os sistemas de órgãos da Medicina Tradicional Chinesa, não se relacionam tanto às estruturas, mas sim às funções que estes órgãos exercem no corpo e na mente.

Precisão e ambigüidade

Em se tratando de palavras, conceitos e definições, a ciência ocidental busca a precisão, procurando a redução ao máximo para tornar mais claro o elemento envolvido, enquanto os conceitos chineses, assim como os caracteres chineses ou os Hexagramas do "*I Ching*" são situacionais, isto é, o significado depende não somente da palavra em si, mas também do contexto, da situação específica do momento e do lugar. Os conceitos chineses também se entrelaçam e se encobrem de tal modo que para um ocidental, podem parecer vagos, imprecisos, ambíguos, confusos e obscuros, por isso são flexíveis e passíveis de interpretações diferentes, com vários significados, dependendo do contexto. Onde o ocidental procura restringir o significado, o pensamento chinês tende a abri-lo de modo que possa ser associado com outros padrões tanto quanto possível.

Na Medicina Tradicional Chinesa, essas concepções trazem dificuldades na tradução, principalmente dos textos antigos, confusão e incompreensão dos ocidentais, que levam a um mal-entendimento e às tentativas de colocar os conceitos chineses dentro dos moldes ocidentais ou vice-versa.

Harmonia e desarmonia

A Medicina Ocidental reflete o pensamento ocidental que constitui a sociedade Ocidental, em que se procura uma aproximação agressiva, combativa na qual a área da doença é cortada, queimada, irradiada, injetada ou submetida a tratamento químico supressivo. O enfoque da Medicina Chinesa é algo diferente. O objetivo elementar da filosofia e da cultura chinesa é a harmonia que deve residir dentro do indivíduo, da família, do estado e entre o homem e o mundo natural. Segundo os princípios da Medicina Chinesa é através do reconhecimento dos padrões da natureza, e das ações harmônicas com eles, que o homem, além de preservar sua saúde, também a completa.

O profissional da Medicina Tradicional Chinesa, baseado nesses aspectos, não procura isolar um agente de doença e empreender uma guerra contra ele, mas vai procurar um padrão de desarmonia e o trata de modo a ajudar o corpo e restaurar a harmonia.

Resumo

O pensamento ocidental considera os extremos de um aspecto, enquanto o chinês enfatiza que entre os extremos existe uma continuidade de transformação. Apesar de ambos os modos de pensar conterem elementos um do outro, mostram os entrelaçamentos recentes entre as duas culturas.

Cada sistema apresenta suas virtudes e fraquezas e cada um desenvolveu dentro da área específica do conhecimento humano, porém os dois sistemas são complementares, sendo a chinesa mais intuitiva e a ocidental mais racional. Dentro destes aspectos não se deve simplesmente extrapolar um conhecimento para outro, sem aliar à cultura e ao modo de pensar, senão levam às confusões e malefícios na prática da Medicina Tradicional Chinesa.

Capítulo 2

Estruturação

No Ocidente, a palavra "corpo" indica o aspecto físico, distinto da "mente" ou do "espírito". Neste livro, a palavra "corpo" significa toda a complexidade dos aspectos físico, emocional, mental e espiritual, mas também, na interação progressiva entre estes e o ambiente externo. Esta interação manifesta-se como padrões de mudança de comportamento que são variadamente chamados de "modo de vida", "estilo de vida" ou simplesmente "vida" do indivíduo.

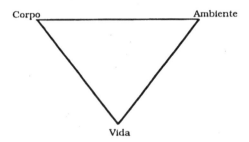

Na Medicina Ocidental, a ênfase está na armação estrutural: ossos, músculos e tecidos, formados pelos órgãos, permeados pelo sangue e integrados pelos sistemas endócrino e nervoso. Na Medicina Chinesa, a ênfase está na armação de inter-relações funcionais, preocupando-se com os aspectos funcionais dos *Zang Fu* e das Matérias que fluem através deles, do que com os aspectos estruturais.

Na concepção da Medicina Tradicional Chinesa existe um arranjo funcional constituído por quatro categorias que estão inter-relacionadas:

Substâncias
Canais e Colaterais (*Jing Luo*)
Órgãos e Vísceras (*Zang Fu*)
Tecidos

Pela ação dos Órgãos e das Vísceras (*Zang Fu*), as Matérias básicas são transformadas e transportadas, principalmente pela via dos Canais (*Jing Luo*), para todos os tecidos do corpo.

Substâncias

As Matérias básicas, segundo as concepções da Medicina Tradicional Chinesa, são o *Qi* (Energia), o *Xue* (Sangue), o *Jing* (Essência), o *Shen* (espírito) e o *Jin Ye* (Líquidos Orgânicos).

O termo Substâncias não implica em Energia ou em Matéria, tudo é relativo – Por exemplo, *Wei Qi* (*Qi* Defensivo) é relativamente mais energético, enquanto o *Yong Qi* (*Qi* Nutritivo) é mais material. O *Jing* é relativamente mais material do que o *Qi*, mas este é menos material do que o Sangue (*Xue*).

Canais e Colaterais (*Jing Luo*)

Existe uma ambigüidade no uso dos termos *Jing*, *Mai* e *Luo* e as suas combinações *Jing Luo*, *Jing Mai* e *Luo Mai*.

Mai

Este termo tem dois significados:
Pulso
Vasos Sangüíneos

Mai pode indicar o pulso no sentido do movimento rítmico, a circulação das Matérias nos vasos sangüíneos pode também indicar os próprios vasos, em termos da rede que limita e direciona a circulação do *Qi* e do Sangue (*Xue*) dentro do corpo.

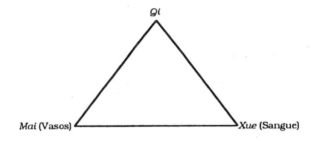

Existe uma interdependência entre o *Qi*, o Sangue (*Xue*) e os Vasos (*Mai*) na qual o *Qi* fornece a força dinâmica para movimentar as Matérias em Substâncias através dos vasos, enquanto o Sangue (*Xue*) é o aspecto mais substancial, preenchendo e sendo mantido dentro pelos vasos; e o *Mai* é o sistema de vasos que contém as matérias e também as pulsações rítmicas da movimentação das substâncias dentro dos vasos sangüíneos.

Por isso é que se diz: "*Mai* se move de acordo com o *Qi*" e que "*Xue* se move de acordo com *Mai Qi*", assim como o "*Mai* confina o *Qi*" e que "*Xue* se move dentro do *Mai*".

Comumente, o *Mai* significa veias, mas na Medicina Tradicional Chinesa, o *Mai* indica o sistema de vias pelo qual as substâncias, principalmente o *Qi* e o *Xue*, são distribuídas pelo corpo. O termo *Xue Mai* é, às vezes, usado para indicar que a parte do sistema de *Mai* está mais relacionada com o movimento

10   *Conhecimento*

de *Xue*, do que com o movimento de *Qi*. O sistema *Xue Mai* tem semelhanças superficiais com o sistema vascular da Medicina Ocidental, porém com diferenças fundamentais.

Mai é, portanto, um termo que inclui aqueles sistemas que predominantemente carregam o *Qi* e aqueles que também carregam o *Xue*, mas pouca distinção pode ser feita entre estes dois sistemas, por isso, o significado exato de *Mai* dependerá do contexto.

Jing

O *Jing* tem o significado de "ir através", "dirigir através" ou "direcionar". Na concepção da Medicina Tradicional Chinesa, *Jing* refere-se à rede de vias de energia, enquanto o termo *Jing Mai* significa "conduzir energia através de vias definidas". Na prática, os termos *Jing*, *Mai* e *Jing Mai* podem ser usados variadamente para se referir ao sistema de vias pelo qual o *Qi* e o *Xue* se movem pelo corpo. O sistema *Jing Mai* é referido como vias, meridianos, conduítes, canais ou vasos. O uso da palavra *Jing* com a conotação acima, deve ser diferenciado da palavra *Jing* que significa Essência pelo contexto.

Jing Luo

Jing significa "dirigir", e *Luo* significa "uma rede", "um sistema de união ou de ligação". *Jing* ou *Jing Mai* pode se referir, então, aos principais vasos ou canais e *Luo* ou *Luo Mai* refere-se à ramificação dos vasos ou dos colaterais. Por isso, *Jing Luo* é freqüentemente traduzido como "Canais e Colaterais". Por exemplo, a frase "*Dan Jing Luo*" refere-se aos Canais e Colaterais, ou os vasos principais e ramificações da Vesícula Biliar (*Dan*).

Existe uma interpretação errônea de que o *Jing Luo* ou *Jing Mai* carregam o *Qi*, ao passo que o *Xue Mai* carrega o *Xue*. O *Jing Luo* transporta tanto o *Qi* quanto o *Xue*. De fato, alguns textos traduzem o *Jing Luo* como "vasos sangüíneos".[16]

O sistema *Jing Luo*, de Canais e Colaterais, forma uma rede de caminhos que conecta todas as partes do corpo, para que as Substâncias, principalmente o *Qi* e o *Xue* sejam transportadas para todos os *Zang Fu* e tecidos. Os *Jing Luo*, apesar de invisíveis, são considerados possuir um aspecto físico definido, porém considera-se ser mais em termos das funções do que da estrutura.

Pontos de Acupuntura

O tratamento pela Acupuntura baseia-se no uso dos pontos de Acupuntura que se situam sobre os Canais, localizados abaixo da superfície do corpo, em lugares anatômicos específicos e que representam os pontos nos quais o fluxo de Substâncias dentro dos Canais podem ser ajustados a fim de se promover a harmonia.

Os *Jing Luo*, a distribuição, os padrões de desarmonia, os pontos de Acupuntura e suas indicações são abordados em várias publicações,[9, 18] por isso, não serão considerados separadamente neste livro.

Zang Fu

Os *Zang Fu* podem ser descritos como os Sistemas de órgãos da Medicina Tradicional Chinesa, com a ressalva de que são considerados sistemas de órgãos em termos das inter-relações funcionais, do que de estruturas específicas e neste aspecto não têm correspondência com os sistemas de órgãos da Medicina Ocidental.

Tecidos

Os principais tecidos, segundo a concepção da Medicina Tradicional Chinesa, são os Ossos, os Tendões, a Carne, os Vasos Sangüíneos e a Pele, enquanto os olhos, as orelhas, o nariz, a boca e a língua são considerados como orifícios superiores ou como órgãos dos sentidos, dependendo do contexto, e os orifícios inferiores são o ânus, a uretra e órgãos genitais externos.

As Vísceras Curiosas são a Medula, o Cérebro, os Ossos, o Útero, os Vasos Sangüíneos e a Vesícula Biliar. Assim, os Ossos e os Vasos Sangüíneos podem ser considerados como Tecidos ou como Vísceras Curiosas, dependendo do contexto.

A concepção dos Tecidos é talvez a estrutura mais próxima daquela da Medicina Chinesa, apesar de que a importância dos Tecidos da concepção chinesa é em termos das suas funções e das suas inter-relações com outros sistemas do corpo do que o estudo das estruturas.

Resumo

Existe uma troca de energia e de matérias entre o corpo e o ambiente externo: ar, alimento e bebida que entram no corpo e matérias consumidas que o deixam. Os *Zang Fu* estão envolvidos nesta troca com o ambiente, e também, dentro do corpo, no metabolismo das substâncias básicas e no transporte delas, principalmente via *Jing Luo* e *Xue Mai* para todas as partes do corpo, incluindo os Tecidos, os Orifícios e as Vísceras Curiosas.

Capítulo
3

Substâncias

Cinco Substâncias e suas funções

As cinco formas principais de Substâncias básicas da Medicina Tradicional Chinesa estão listadas na Tabela 3.1 com os significados aproximados em língua portuguesa. As palavras chinesas são usadas neste livro e ao mesmo tempo foram colocadas em português no sentido mais aproximado das concepções chinesas; somente em línguas ocidentais podem dar margens a muitos erros de conceituação.

Por exemplo, o termo *Qi* é usado para designar a Energia, que é uma concepção oposta à matéria. Na concepção chinesa, a energia e a matéria são a manifestação contínua de um aspecto, a composição do Universo, por isso o *Qi* tem atributos tanto energético quanto material. Do mesmo modo, o *Shen* é usado em termos de espírito, como algo oposto ao corpo ou o espiritual em oposição ao material, por isso, no contexto da Medicina Tradicional Chinesa, *Shen* (espírito) pode ter aspectos materiais. De modo que as palavras ocidentais no seu contexto literal podem levar ao erro de interpretação quando aplicadas a conceitos chineses, visto que elas não dão o sentido das idéias chinesas, mas carregam com elas seus significados ocidentais. Por exemplo, *Xue* é usado ao invés de sangue, uma vez que este implica o sangue da Medicina Ocidental, com seus parâmetros precisos de bioquímica e de histologia. Embora *Xue* e

Tabela 3.1 – Cinco Substâncias principais.

Palavras chinesas	Aproximação portuguesa
Qi	Energia
Xue	Sangue
Jing	Essência ou Energia Ancestral
Shen	Espírito ou Consciência
Jin Ye	Líquidos Orgânicos

Substâncias 13

sangue partilhem alguns atributos comuns, fundamentalmente, *Xue* é um conceito diferente.

A ênfase básica na Medicina Ocidental está na estrutura, por exemplo, a estrutura detalhada das vias sangüíneas e a composição em detalhes do sangue que passa por elas, enquanto a Medicina Tradicional Chinesa pouco se preocupa com a estrutura, com a histologia do *Jing Luo* ou com a composição química do *Qi*, preocupando-se com as funções e com a relação entre elas e, principalmente, com a patologia. Por isso, em textos chineses quase não há discussão sobre a estrutura e se dá, também, uma certa importância na fisiologia, mas a parte principal está no estudo dos fatores causadores dos padrões de doença e os seus tratamentos.

Os inter-relacionamentos funcionais das substâncias são complexos, significando que é difícil separar um componente do outro de maneira definida. De fato, a Medicina Tradicional Chinesa não se preocupa com tal precisão, por isso, o significado das palavras é ambíguo e circunstancial.

Visto que as descrições gerais das Substâncias são dadas em outras partes, este capítulo concentra-se nas áreas de ambigüidade e que trazem dificuldade e confusão.

Na Tabela 3.2 estão esboçadas as principais funções e as distribuições das cinco principais Substâncias, relacionadas com os Órgãos *(Zang)* associados.

Yin e *Yang* e Substâncias

A base do entendimento das Substâncias é o entendimento de *Yin* e de *Yang*. Primeiramente, o conceito de *Yin* e *Yang* são relativos, por exemplo, o *Jing* é *Yin* em relação ao *Qi*, porém é *Yang* em relação ao *Xue* (Sangue), e em segundo lugar, todos os fenômenos em relação ao conceito de *Yin* ou de *Yang* apresentam sempre um aspecto *Yin* assim como o *Yang*. Por exemplo, embora o *Qi* tenha característica *Yang*, energético e não material, ele pode ter aspectos *Yang* ou *Yin*, dependendo da situação, como ocorre na sua subdivisão em *Wei Qi* e *Yong Qi*, como é apresentado na Tabela 3.3.

O *Qi* e o *Jin Ye* possuem os aspectos *Yin* e *Yang*, enquanto *Jing* está associado com os aspectos *Yin* e *Yang*, Fogo e Água de *Shen* (Rins). Embora o

Tabela 3.2 – Funções das Substâncias.

Substâncias	Principal Órgão *(Zang)* associado	Funções	Distribuição
Qi	Pulmão *(Fei)*, Rins *(Shen)* e Baço/Pâncreas *(Pi)*	Move, aquece, transforma, protege, retém e nutre	Dentro e fora de Canais *(Jing Luo)* e Vasos *(Xue Mai)*
Sangue *(Xue)*	Coração *(Xin)*, Fígado *(Gan)* e Baço/Pâncreas *(Pi)*	Nutre e umedece	Nos Vasos *(Xue Mai)* e Canais *(Jing Luo)*
Líquidos Orgânicos *(Jin Ye)*	Rins *(Shen)*, Pulmão *(Fei)* e Baço/Pâncreas *(Pi)*	Umedece e nutre	Pelo corpo todo
Essência *(Jing)*	Rins *(Shen)*	Ativa transformações, e controla o crescimento, desenvolvimento e reprodução	Nos Oito Canais Extra e no *Jing Luo*; armazenado nos Rins *(Shen)*
Espírito *(Shen)*	Coração *(Xin)*	Vitaliza o corpo e consciência	Reside no Coração *(Xin)*

14 *Conhecimento*

Tabela 3.3 – Aspectos *Yin* e *Yang* de *Qi, Jin Ye* e *Jing*.

Substância	Aspecto Yang	Aspecto Yin
Qi	*Wei* aquece e protege a pele, músculos e superfície do corpo	*Yong* nutre o *Zang Fu* e os Tecidos
Jin Ye	*Jin* umedece, aquece e nutre pele e músculos	*Ye* umedece e nutre *Zang Fu*, articulações, ossos, cérebro e "orifícios"
Jing	Aspecto aquecedor, energizante; ativa transformações, crescimento, desenvolvimento e reprodução	Aspecto de fluido, nutrição; base material para formação da medula óssea, cérebro e *Xue*

Xue esteja ligado ao *Yin* e o *Shen* ao *Yang*, eles apresentam os aspectos tanto *Yin* como de *Yang*, mas a separação é menos evidente do que com *Qi, Jin Ye* e *Jing*. O *Yin* e o *Yang* são dependentes um do outro; o *Yin* nutre o *Yang*, o *Yang* protege o *Yin*. Por exemplo, o *Qi* movimenta o *Xue* e o *Xue* nutre o *Qi*.

Formação das Substâncias

A compreensão da formação das Substâncias básicas envolve o conhecimento da Fisiologia e inter-relações dos *Zang Fu*, que será tratado com maiores detalhes nas Partes 1 e 3.

Qi

A Essência dos alimentos *(Gu Qi)*, derivada dos alimentos e da bebida pela ação de Baço/Pâncreas *(Pi)* e do Estômago *(Wei)*, combina com o ar do Pulmão *(Fei)* para formar o *Zhong Qi* e o *Zhen Qi*, sob a influência do Coração *(Xin)* e do Pulmão *(Fei)*. O *Zhong Qi*, o *Qi* do Tórax, está intimamente relacionado com as funções do Coração *(Xin)* e do Pulmão *(Fei)*, e com a circulação do Sangue *(Xue)* e do *Qi* pelo corpo.

O *Wei Qi (Qi* da Defesa) e o *Yong Qi (Qi* da Nutrição) são os dois aspectos de *Zhen Qi*, o *Qi* verdadeiro. O *Wei Qi* circula principalmente na pele e nos músculos, enquanto o *Yong Qi* circula nos Canais e Colaterais *(Jing Luo)* e nos Vasos *(Xue Mai)*. A natureza e as funções de *Yong Qi* e de *Xue* são tão íntimas que em alguns textos e em algumas situações, os dois termos são considerados como sinônimos.

Na Figura 3.1 está esquematizada a formação da Substância, embora em alguns textos, as distinções entre as várias categorias são um tanto obscuras como, por exemplo, entre *Zhong Qi* e *Zhen Qi*.

Xue (Sangue)

A Essência dos alimentos *(Gu Qi)*, derivada dos alimentos e das bebidas, é transformada em *Xue* no tórax, pela ação do Coração *(Xin)* e Pulmão *(Fei)*. O aspecto *Yin* do *Jing*, armazenado nos Rins *(Shen)* produz a medula óssea que produz o Sangue *(Xue)*. Além disso, o aspecto *Yang* do *Jing* ou o *Yuan Qi*, ativa as transformações executadas pelo Coração *(Xin)* e pelo Pulmão *(Fei)* no Aquecedor Superior e pelo Baço/Pâncreas *(Pi)* e pelo Estômago *(Wei)* no Aquecedor Médio.

Jin Ye (Líquido Orgânico)

Os alimentos e as bebidas são transformados pelo Baço/Pâncreas *(Pi)* e pelo Estômago *(Wei)* em várias frações mais densas e mais leves do *Jin Ye* (Líquidos Orgânicos). O *Jin*, a fração mais pura, mais leve, mais *Yang* e

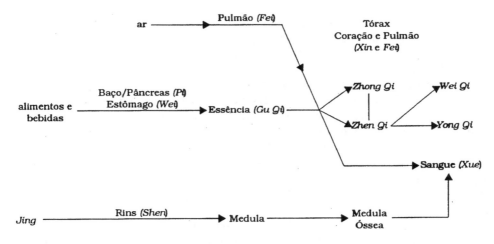

Figura 3.1 – Formação de *Qi* e de *Xue*.

dinâmica, vai pela via Pulmão *(Fei)* aquecer, umedecer e nutrir a pele e os Músculos, tendo função e distribuição semelhantes a do *Wei Qi (Qi* da Defesa). O *Ye* é menos puro, mais denso, mais *Yin* e mais material e tem uma distribuição semelhante a do *Yong Qi (Qi* da Nutrição) com a finalidade de umedecer e nutrir os *Zang Fu*, ossos, cérebro e os "orifícios". De modo que o *Jin Ye* circula pelo corpo dentro e fora dos Canais e Colaterais *(Jing Luo)* e dos Vasos *(Xue Mai)*, fornecendo a umidade e a nutrição aos tecidos e aos *Zang Fu* (Órgãos e Vísceras) (Fig. 3.2).

A fração mais densa através da via Intestino Delgado *(Xiao Chang)* vai para a Bexiga *(Pang Guang)* e para o Intestino Grosso *(Da Chang)*, onde, depois da reabsorção, as frações mais fluídas e as mais sólidas são eliminadas do corpo como urina e fezes.

Os termos fluidos ou os líquidos do corpo são usados geralmente como traduções para o *Jin Ye*, representam um conceito fundamentalmente diverso dos fluidos do corpo da fisiologia ocidental. O *Ye* pode referir-se a qualquer tipo de fluido, mas o *Jin Ye* refere-se especificamente aos fluidos secretados pelas células vivas, embora os dois termos possam ser usados com o mesmo sentido. O *Jin Ye* inclui as secreções do corpo: lágrimas, suor, leite, secreções nasal, gástrica e genital, e assim por diante. Entretanto, o fluido turvo, por exemplo, a urina é uma excreção e considerada *Ye*, não *Jin Ye*.

Em certos contextos, por exemplo, quando se refere de modo indeterminado ao componente fluído do corpo, os termos *Jin Ye* e Água podem ser usados sem distinção. Entretanto, *Jin Ye* refere-se mais às secreções específicas do corpo, ao passo que Água é termo mais geral e inclusivo que se refere a todos os fluidos no corpo, sejam puros ou impuros. O termo Água também tem o significado do princípio da Água, como oposto do princípio do Fogo.

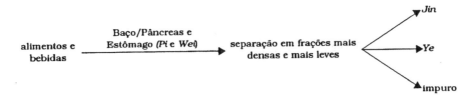

Figura 3.2 – Formação de *Jin Ye* (Líquido Orgânico).

Jing (Essência, Energia Ancestral)

O *Jing* pré-natal é derivado do *Jing* dos pais, enquanto o *Jing* pós-natal é formado da fração purificada da transformação de produtos dos alimentos e das bebidas (Fig. 3.3).

O aspecto *Yang* de *Jing* corresponde, aproximadamente, ao aspecto *Yang* dos Rins (*Shen*) ou a *Yuan Qi* que é o responsável pelas funções *Yang* de aquecimento, ativação, transformação e movimentação, tal como ocorre nas transformações envolvidas na formação de *Qi, Xue* e *Jin Ye*, e aquelas envolvidas no crescimento, desenvolvimento e reprodução.

O *Yuan Qi (Qi* Fonte) é um termo, às vezes, usado como sinônimo de aspecto *Yang* de *Shen Jing* (Essência dos Rins), *Shen Yang Qi* (*Yang* dos Rins) ou como o Fogo de *Ming Men*, embora tenha outras atribuições que não serão discutidas aqui.

A fração *Yin* do *Jing* fornece a base material para as atividades dinâmicas do *Yang*, enquanto a fração do *Yin* fornece substrato para a formação dos materiais associados com o *Jing* que são a medula, *Xue*, etc., mostrando que os aspectos *Yin* e *Yang* são complementares e inseparáveis (Fig. 3.4).

Shen (espírito, consciência)

O *Shen* pré-natal é derivado dos pais e *Shen* pós-natal derivado ou manifestado pela interação de *Jing* e *Qi*, enquanto o Sangue do Coração (*Xin Xue*) e *Yin* do Coração (*Xin Yin*) fornecem a moradia para o *Shen* (espírito), visto que, na concepção da Medicina Tradicional Chinesa, a consciência não reside tanto no cérebro, mas sim no Coração (*Xin*). O *Shen* (espírito) vitaliza o corpo e a consciência e fornece a força da personalidade. Assim, o *Jing*, o *Qi* e o *Shen* juntos formam o *San Bao* ou os Três Tesouros (Fig. 3.5).

Esta concepção de *Shen* (espírito) implica na existência material de *Shen* (espírito) que é diferente da idéia ocidental de espírito; na Medicina Tradicio-

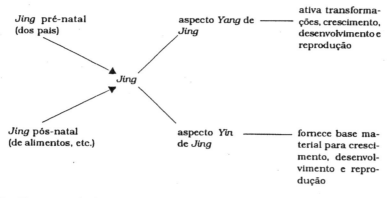

Figura 3.3 – Formação de *Jing* (Essência).

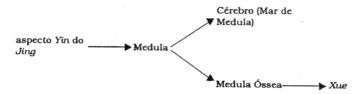

Figura 3.4 – Aspecto *Yin* do *Jing* (*Yin* da Essência).

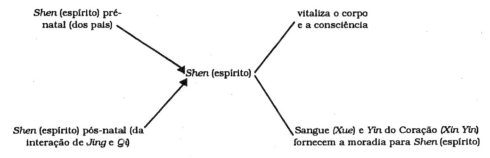

Figura 3.5 – Formação de *Shen* (espírito).

nal Chinesa, *Shen* (espírito) é uma parte integral do corpo, não um aspecto separado dele.

Na Figura 3.6 estão resumidas as inter-relações envolvidas na formação de *Qi*, de *Xue* e de *Jing*.

Diferenciação

Os dez pares das cinco principais Substâncias estão analisados a seguir, para elucidar as semelhanças, as diferenças e os inter-relacionamentos entre cada par, pois as funções comuns e ambigüidades na conceituação podem trazer confusões na compreensão do estudo das Substâncias ou Matérias.

Qi e *Xue*

Comparativamente, o *Qi* é *Yang* e o *Xue* é *Yin* e, tradicionalmente, o *Qi* é considerado o comandante de *Xue* e o *Xue* é a mãe de *Qi*, que ativa a formação de *Xue* e ao mesmo tempo move e o retém dentro dos vasos, enquanto o *Xue* nutre e umedece os *Zang Fu* que formam e governam o *Qi*.

O relacionamento entre o *Xue* e o *Yong Qi* que é a fração *Yin* de *Zhen Qi* é tão íntimo que os termos *Xue* e *Yong Qi* são, às vezes, usados indiferentemente, ambos estão relacionados com a nutrição e circulam juntos pelos *Xue Mai* (Vasos). Entretanto, dentro deste relacionamento o *Xue* possui características *Yin*, portanto, mais material, enquanto o *Yong Qi* possui mais características *Yang*, por isso, não material e mais dinâmico.

Qi e *Jin Ye*

Comparativamente, o *Qi* é menos material e mais *Yang* do que o *Jin Ye*. O *Qi* ativa a formação e a circulação de *Jin Ye* dentro do corpo e o *Jin Ye* umedece e nutre os *Zang Fu*.

O *Jin* e o *Wei Qi* circulam fora dos Canais e Colaterais (*Jing Luo*) e aquecem, umedecem e nutrem a pele e os músculos. Entretanto, a ênfase maior do *Wei Qi* é a proteção do corpo contra as agressões externas, ao passo que a do *Jin* reside na umidificação das estruturas.

O *Ye* e *Yong Qi* são mais *Yin* e fluem juntos para umedecer e nutrir os *Zang Fu* e os tecidos. Enquanto a ênfase maior do *Ye* está no processo de umidificação e a do *Yong* reside na nutrição, embora o *Ye* tenha um relacionamento especial com o cérebro, os ossos e os orifícios.

Qi e *Jing*

O *Jing* é mais material e apresenta características mais *Yin* do que o *Qi*. Os *Jing* pré e pós-natal ativam a formação de *Qi* e esta ativa a formação do *Jing*

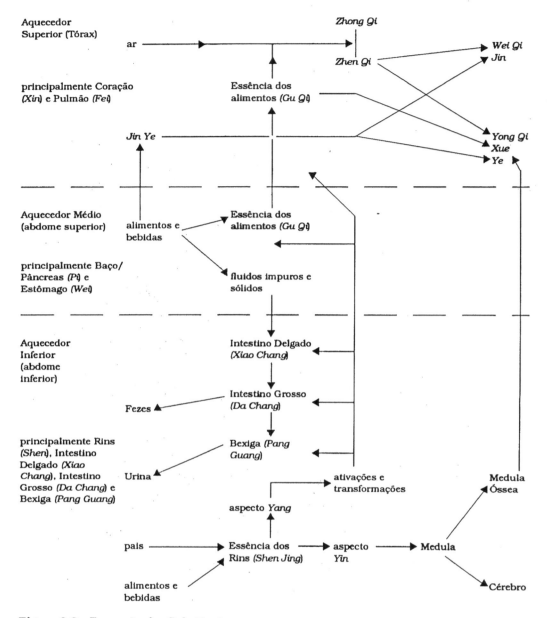

Figura 3.6 – Formação das Substâncias.

pós-natal proveniente dos alimentos e das bebidas. O relacionamento do *Qi* dos Rins *(Shen Qi)* e Essência dos Rins *(Shen Jing)* é bastante íntimo e será discutido na Parte 2. O *Wei Qi* e a fração *Yang* do *Jing* movem, aquecem e ativam; o *Yong Qi* e a fração *Yin* do *Jing* têm a função de nutrição. O *Jing* está associado principalmente com *Shen* (Rins), por isso, com o crescimento, o desenvolvimento, a reprodução e com a hereditariedade. De modo que o *Yin* do *Jing* fornece a base material para que possam ocorrer estes processos, enquanto o *Yang* os ativam.

O *Qi* é o responsável pelo funcionamento do dia-a-dia do corpo, mas o *Jing* é também responsável pelos ciclos dos anos de desenvolvimento dos números celestiais sete e oito da filosofia da Medicina Tradicional Chinesa.

Qi e Shen (espírito)

Ambos apresentam características *Yang*, embora o *Shen* (espírito) tenha mais *Yang* e, por isso, não material, que surge da interação entre o *Qi* e o *Jing*, dando ao *Qi* do corpo as qualidades únicas de percepção, de consciência e de vitalidade.

Xue e Jin Ye

Ambos apresentam características *Yin* formando fluidos do corpo, e o *Xue* e o *Jin Ye* são mutuamente dependentes, assim, a perda de *Xue* afeta o *Jin Ye*, causando-lhe lesão. A Deficiência de *Yin* e o Calor que freqüentemente se associam com o *Jin Ye*, afetarão a qualidade e a quantidade de *Xue*. O *Xue* e o *Jin Ye* nutrem e umedecem as estruturas, mas o *Xue* é mais refinado, estando mais relacionado com a nutrição, enquanto o *Jin Ye* se relaciona com a umidificação dos tecidos.

Xue e Jing

Embora ambos tenham características *Yin* em relação ao *Qi*, o *Jing* possui mais características *Yang* do que o *Xue*. A fração *Yin* do *Jing* fornece a base material para a formação de *Xue* e o aspecto *Yang* ativa este processo; o *Xue* nutre e umedece os *Zang Fu* que se relacionam com a formação de *Jing* pós-natal, incluindo-se os Rins *(Shen)* onde o *Jing* pré e o pós-natal são armazenados.

Tal como o *Qi*, o *Xue* está envolvido no metabolismo do dia-a-dia, o *Jing* está também relacionado com os ciclos de maior tempo, tais como, o desenvolvimento e a reprodução.

Xue e Shen (espírito)

O *Shen* (espírito) possui mais características *Yang* comparativamente a *Xue*. O Coração *(Xin)* governa tanto o *Shen* (espírito) como o *Xue*, e *Xin Xue* (Sangue do Coração) e o *Xin Yin* (*Yin* do Coração) fornecem a moradia para o *Shen* (espírito), por isso, se eles estiverem Deficientes, o *Shen* (espírito) não terá moradia e fica agitado. Reciprocamente, se o *Shen* (espírito) estiver agitado, a função do *Xin* (Coração) pode ser interrompida, levando a Deficiências de *Xin Xue* (Sangue do Coração) e de *Xin Yin* (*Yin* do Coração).

Jin Ye e Jing

Estas duas Matérias possuem características *Yin*, apesar de ambas terem comparativamente os aspectos *Yin* e *Yang* governados pelo *Shen* (Rins). O *Jing* ativa as formações e as transformações do *Jin Ye*, e o *Ye* umedece e nutre os *Zang Fu* que abastecem o *Jing*, principalmente o *Shen* (Rins) que os armazena. Existe uma associação estreita entre o *Jing* e o *Ye*, visto que ambos estão relacionados com o cérebro e medula óssea em que o *Jing* participa na formação deles e o *Ye* na umidificação. Assim, os dois têm atributos de serem fluidos e ambos umedecem e nutrem. Entretanto, o *Jing* possui componente hereditário insubstituível e o *Jing* pós-natal é mais refinado que *Jin Ye* e mais precioso, pois difícil de ser substituído. O *Jin Ye* está mais relacionado com o metabolismo hídrico cotidiano do corpo, o *Jing* está mais relacionado com ritmos mais profundos e mais fundamentais do corpo.

Jing Ye e Shen (espírito)

O *Jin Ye* é a substância menos refinada, enquanto o *Shen* (espírito) é a mais. O estado do *Jin Ye* afeta *Xin Xue* (Sangue do Coração) e o *Xin Yin* (*Yin* do

20 *Conhecimento*

Coração), e, portanto, o *Shen* (espírito). Reciprocamente, os distúrbios de *Shen* (espírito) podem afetar *Jin Ye*, através do *Yin* e do *Xue* (Sangue).

Jing e *Shen* (espírito)

O *Shen* (espírito) apresenta características mais refinadas e mais *Yang* e constitui a manifestação de *Jing* e de *Qi*, que é governado pelo *Xin* (Coração), enquanto o *Jing* é governado por *Shen* (Rins). Os relacionamentos existentes entre o *Xin* (Coração) e *Shen* (Rins), e de *Shen* (espírito) e de *Jing* são fundamentais na Medicina Tradicional Chinesa.

Em resumo, existem dois grupos principais que possuem conceitos em comum:

Grupo Yang – *Wei Qi, Jin, Shen* (espírito) e o aspecto *Yang* do *Jing*.

Grupo Yin – *Yong Qi, Ye, Xue* e o aspecto *Yin* do *Jing*.

Dentro destes grupos, cada Substância tem funções que se sobrepõem com outras Substâncias daquele grupo. Por exemplo, *Yin Qi* tem funções em comum com *Ye*, com *Xue* e com o aspecto *Yin* do *Jing*, e, além disso, cada substância tem funções próprias.

Padrões de Desarmonia das Substâncias

Os padrões de Desarmonia principais das Substâncias são em número de quatro:

Qi Deficiente   *Xue* Deficiente   *Qi* Estagnante   *Xue* Estagnante

Na Tabela 3.4 é apresentada a comparação entre os padrões de *Yang* Deficiente, *Yin* Deficiente e as quatro desarmonias principais das Substâncias. Além destes seis principais padrões de Desarmonia, existem também, quatro padrões menos importantes:

Jin Ye Deficiente (Deficiência dos Líquidos Orgânicos)
Jing Deficiente (Deficiência da Essência)
Shen (espírito) Deficiente (Deficiência de espírito)
Distúrbios do *Shen* (espírito)

Jin Ye Deficiente

A Deficiência do *Jin Ye* está geralmente incluída nos padrões de *Yin* Deficiente, de Calor Deficiente ou de Excesso de Calor. Entretanto, nem sempre está associada com os quadros de Calor, por exemplo, pode estar relacionada com perda de sangue, vômito e diarréia, que podem evoluir com o quadro de perda de *Jin Ye*. Os sintomas Deficiência de *Jin Ye* incluem secura, emagrecimento e, com freqüência, as manifestações de calor.

Jing Deficiente

Os aspectos *Yin* ou *Yang* do *Jing* de modo isolado ou os dois podem ficar deficientes por várias causas já discutidas no Capítulo 7. Os sintomas manifestados referem-se aos distúrbios da reprodução e do crescimento e aos dos Tecidos que estão relacionados com o *Jing* para a nutrição e formação, por exemplo, ossos, *Xue*, cérebro, orelhas, etc.

Shen (espírito) Deficiente

Os sintomas manifestados pelo *Shen* (espírito) Deficiente estão associados com a deficiência geral de *Qi* e de *Jing*, ou, mais especificamente, com uma

Tabela 3.4 – Padrões básicos de Desarmonia das Substâncias.

Padrão	Zang principal associado	Principais sintomas	Pulso	Língua	Exemplo
Qi Deficiente	Rins (Shen), Baço/Pâncreas (Pi) e Pulmão (Fei)	Face pálida brilhante, fraqueza geral; voz e respiração fracas	Vazio	Mole Pálida	Asma (tipo Qi do Pulmão (Fei Qi) e Qi dos Rins (Shen Qi) Deficientes
Yang Deficiente	Rins (Shen), Baço/Pâncreas (Pi) e Coração (Xin)	Sintomas de Qi Deficiente, mas mais intensos, além de sintomas de Frio, por exemplo, membros frios, temor ao frio	Retardado Diminuindo	Pálida Úmida	Edema tipo Yang dos Rins (Shen Yang) e Yang do Baço/Pâncreas (Pi Yang) Deficientes
Xue Deficiente	Baço/Pâncreas (Pi), Coração (Xin) e Fígado (Gan)	Face pálida opaca; adormecimento ou tremores fracos nos membros;magro; tontura	Fraco Inconstante	Pálida Fraca	Anemia tipo Qi do Baço/Pâncreas (Pi Qi) Deficiente
Yin Deficiente	Rins (Shen), Fígado (Gan), Coração (Xin) e Pulmão (Fei)	Sintomas de Calor, por exemplo, inquietação, malar corado, magro, tontura	Rápido Fraco	Vermelha Fraca	Insônia tipo Yin dos Rins (Shen Yin) e Yin do Coração (Xin Yin) Deficientes
Qi Estagnante	Fígado (Gan), Coração (Xin), Pulmão (Fei)	Distensão e inflamação, geralmente de lugares variados	Apertado Tenso	Púrpura	Tensão pré-menstrual (tipo Qi Estagnante)
Xue Estagnante	Fígado (Gan) e Coração (Xin)	Dor intensa, geralmente fixa; pele escura	Escorregadio Cheio	Escura Púrpura	Angina pectoris tipo Sangue do Coração (Xin Xue) Estagnante

variedade de deficiências do Coração (Xin). Os sintomas incluem obtusidade, apatia, e falta de espírito, da vitalidade e alegria.

Distúrbios de Shen (espírito)

Este padrão geralmente está relacionado com a Deficiência de Yin do Coração (Xin Yin), com a Deficiência de Sangue do Coração (Xin Xue) ou com o Calor Extremo e com a Mucosidade. Os sintomas podem ser, tais como, a inquietação, insônia, irritabilidade, fala confusa, distúrbio mental grave e a perda de consciência.

Outras diferenciações

Pode ocorrer a sobreposição dos padrões de Desarmonia de Yin, Yang, Qi e Xue, esboçada na Tabela 3.4. Há quatro estados que se sobrepõem:

Yin ——— Yang   Yang ——— Qi
Yin ——— Xue   Xue ——— Qi

22   *Conhecimento*

Estes quatro estados formam a base para a compreensão da patologia dos *Zang Fu*, sendo que é mais importante a diferenciação entre as duas situações em cada um dos cinco pares de padrões de Desarmonia, conforme se segue:

Yang Deficiente	e	*Yin* Deficiente
Qi Deficiente	e	*Yang* Deficiente
Qi Deficiente	e	*Xue* Deficiente
Xue Deficiente	e	*Yin* Deficiente
Qi Estagnante	e	*Xue* Estagnante

Yang Deficiente e *Yin* Deficiente

Esta divisão em *Yang* Deficiente e *Yin* Deficiente é a base da Patologia chinesa. O *Yang* Deficiente está associado com os sintomas de Frio e com o acúmulo de líquidos pela falta de *Yang* para movimentar o *Qi* e o *Xue*, assim como de transformar e de circular o *Jin Ye*. O *Yin* Deficiente está relacionado com os sintomas de Calor e com a Deficiência de *Jin Ye* pela falta de *Yin* para controlar o calor que resulta em lesão aos Líquidos Orgânicos, por isso que existe a diferença nos sintomas destes dois padrões (Tabela 3.5).

Entretanto, há situações em que pode haver sintomas de *Yin* Deficiente como de *Yang* Deficiente que não são as condições de Frio Falso e Calor Falso que são muito agudas e graves ou nas situações de crise, mas sim as condições moderadas de deficiências crônicas. Existem duas origens principais da ocorrência simultânea de sintomas de *Yin* Deficiente e de *Yang* Deficiente:

1. *Qi* Deficiente e *Yin* Deficiente – Por exemplo, é o caso onde há uma Deficiência de *Yin* em relação ao *Yang*, porém com uma deficiência global de *Qi*. Embora possa haver sintomas de *Yang* Hiperativo e de Calor na parte superior do corpo, devido à inabilidade de *Yin* de controlar o *Yang*, não há o *Qi* suficiente para executar as funções relativas ao *Yang* de ativação, transformação e circulação que resulta em falta de energia principalmente na parte inferior do corpo que se torna frio.

2. A Deficiente de *Yin* de alguns Zang Fu associada com a do *Yang* de outros Zang Fu – Por exemplo, a Depressão de *Qi* do Fígado (*Gan Qi*) agrava a situação de Deficiência de *Qi* do Baço/Pâncreas (*Pi*) e de *Yang* deste Órgão. Entretanto, a Depressão de *Qi* do Fígado (*Gan Qi*) pode também dar origem ao *Yang* do Fígado Hiperativo e ao Fogo Crescente no Fígado (*Gan*). Portanto, os sintomas de Calor e de Excesso podem estar associados com o Fígado (*Gan*), juntos com os sintomas de Deficiência e de Frio que estão relacionados com o Baço/Pâncreas (*Pi*).

Estas duas origens de desarmonias estão freqüentemente entremeadas e, às vezes, o *Yin* Deficiente pode predominar e outras vezes o *Yang* Deficiente, dependendo das condições. Por exemplo, em situações de má

Tabela 3.5 – Comparação dos sintomas de *Yang* Deficiente e de *Yin* Deficiente.

Sintomas	*Yang* Deficiente	*Yin* Deficiente
Calor-Frio	Friorento	Febril
Urina	Clara, abundante	Escura, concentrada
Fezes	Solta e úmida	Seca e dura
Pulso	Retardado	Rápido
Língua	Pálida, úmida, mole	Vermelha, seca, fina

nutrição e de Frio Externo, pode predominar a Deficiência de *Yang*, ao passo que em condições de Calor Externo e estresse emocional, pode predominar o *Yin* Deficiente.

Qi Deficiente e *Yang* Deficiente

O *Yang* é uma concepção mais ampla, mais fundamental do que o *Qi*, pois o *Qi* é apenas um dos aspectos *Yang*, por isso os sintomas de Deficiência de *Yang* incluem geralmente os de *Qi* Deficiente. Embora o *Yang* Deficiente possa também ser conseqüente a uma progressão de Deficiência de *Qi*, neste caso os sintomas manifestados são geralmente mais graves do que nos casos de Deficiência de *Yang*, além disso, a Deficiência de *Yang* pode estar acompanhada de sintomas de Frio e de Umidade.

Qi Deficiente e *Xue* Deficiente

Em virtude da função de nutrição do Sangue *(Xue)* como de *Yong Qi*, as Deficiências de *Qi* como de *Xue* levam à fraqueza do corpo e do pulso e à palidez do rosto e da língua. Entretanto, devido ao relacionamento de *Qi* com o *Yang* e de *Xue* com o *Yin*, a Deficiência de *Qi* freqüentemente apresenta sintomas de Frio, ao passo que a Deficiência de Sangue *(Xue)* freqüentemente apresenta sintomas de secura, neste caso, os sintomas serão de fraqueza do corpo com emagrecimento, pulso fraco língua fina, pele e cabelos secos, associados com redução de Líquidos Orgânicos, embora o *Qi* Deficiente e o *Xue* Deficiente comumente ocorram juntos, principalmente nos casos de debilidade crônica.

Xue Deficiente e *Yin* Deficiente

O relacionamento existente entre o Sangue *(Xue)* Deficiente e o *Yin* Deficiente não é o mesmo que entre o *Qi* Deficiente e o *Yang* Deficiente. Existe uma associação estreita entre o *Yin, Xue* e *Jin Ye*, de modo que tanto o *Yin* Deficiente como o *Xue* Deficiente apresentam sintomas de Secura. Entretanto, o *Xue* Deficiente está freqüentemente associado com o *Yin* Deficiente e com sintomas de Calor, por isso a distinção comum entre os dois padrões é a presença ou a ausência de sintomas de Calor.

Embora o *Yin* e o *Xue* formem um aspecto contínuo, há uma diferença qualitativa entre eles, muito maior do que a diferença entre o *Qi* e o *Yang*. Embora o *Xue* e o *Yin* compartilhem alguns sintomas em comum, por exemplo, aqueles devido à redução de líquidos, a Deficiência de *Yin* não tende a incluir todos os sintomas de Deficiência de *Xue* e nem sempre a Deficiência de *Yin* é necessariamente uma progressão de *Xue* Deficiente, e o *Yin* Deficiente não é um fenômeno patológico muito mais profundo do que a Deficiência de Sangue *(Xue)*, embora o *Yin* Deficiente seja um conceito mais fundamental, com uma aplicação mais ampla.

Qi Estagnante e *Xue* Estagnante

O *Qi* Estagnante e o *Xue* Estagnante podem ter origens comuns, em que o último, freqüentemente é uma progressão do primeiro, principalmente no sentido de agravamento dos sintomas. Por exemplo, o *Xue* Estagnante é mais material do que o *Qi* Estagnante, por isso, se houver inchaços palpáveis estes serão mais duros e mais persistentes do que aqueles da estagnação de *Qi*. A estagnação de *Qi* caracteriza-se pela distensão e inflamação, que podem ser migratórias, enquanto a estagnação do Sangue *(Xue)* é caracterizada pela dor intensa, com sensação de golpes que são constantes e fixos, pois a obstrução é mais material e mais constante, e o pulso é mais cheio, e a língua e a pele mais escuras.

Resumo

O entendimento da natureza, da fisiologia, da patologia e dos inter-relacionamentos das Substâncias é básico para a compreensão dos *Zang Fu.* Neste capítulo foram consideradas brevemente as cinco Substâncias básicas da Medicina Tradicional Chinesa, a formação e padrões de Desarmonia delas, em termos de *Yin Yang* e de *Zang Fu.* Áreas ambíguas e em comum foram discutidas, principalmente entre os diferentes pares de Substâncias e entre os diferentes padrões de Desarmonia das Substâncias.

Capítulo 4

Origens de Doença

Os componentes básicos do processo de adoecimento estão relacionados com o Corpo, os Fatores de Doença e o Padrão de Desarmonia; estes três estão intimamente entrelaçados, mas podem ser arbitrariamente representados, como se segue:

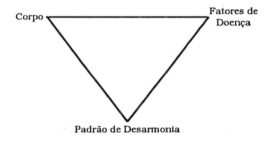

Os Fatores de Doença são os fatores originadores ou precipitadores associados com a origem da doença, enquanto, o Padrão de Desarmonia é o complexo de mudanças patológicas internas e externas associado com os fatores de doenças que provocam o desequilíbrio na interação entre o corpo e o meio ambiente; e o corpo é a base para a vida física, emocional, mental e espiritual, e está baseado em uma estrutura organizacional, formada pelas Substâncias, Canais e Colaterais *(Jing Luo)*, Órgãos e Vísceras *(Zang Fu)* e pelos Tecidos.

Origens de Doença

As concepções ocidental e chinesa acerca das origens de doença são muito diferentes, sendo a harmonia o objetivo fundamental do misticismo, da

Filosofia, da cultura e da Medicina Tradicional Chinesa; harmonia essa que deve estar dentro do indivíduo, entre o indivíduo e a natureza, e entre o indivíduo e a sociedade. O pensamento chinês vê a doença como a desarmonia; como um estado de desequilíbrio na interação entre o corpo e o meio ambiente. De modo que, a Medicina Tradicional Chinesa, tem como objetivo a percepção precisa dos padrões de desarmonia, assim como a classificação e o tratamento, a fim de restaurar harmonia em todos os sentidos para o indivíduo.

A Medicina Ocidental tende a ver a doença em termos da bioquímica e da bacteriologia e não em termos da harmonia do indivíduo. Ela geralmente procura identificar uma única causa, de corrente linear de causa e efeito; e a tratar esta única causa, ao invés de tratar o paciente como um todo. Em contraste com a aproximação redutiva, a Medicina Tradicional Chinesa procura sintetizar o mais completo possível um padrão de desarmonia, não procurando diferenciar intensamente a causa e o efeito, assim como, não procura as causas com tanta intensidade, mas sim os Fatores de Doença que estão relacionados com a origem ou com a precipitação da doença, procurando os vários fatores que contribuem para as mudanças patológicas internas e externas de desarmonia, procurando relacionar o corpo como sendo parte integral de um padrão global.

As concepções ocidental e chinesa podem ser confrontadas como segue:

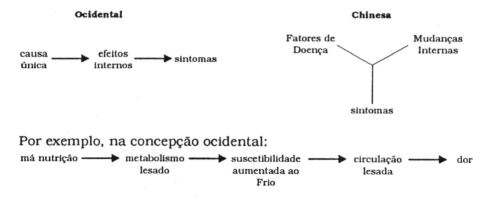

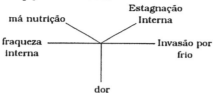

Esta descrição exagera as diferenças entre as Medicinas Ocidental e Chinesa. Em algumas áreas, a concepção ocidental da doença é mais sofisticada do que a esboçada anteriormente e há sugestões de casualidade na Medicina Tradicional Chinesa.

Fatores de Doença

Os Fatores de Doença são os fatores que estão relacionados com a origem da desarmonia do corpo; a Medicina Tradicional Chinesa considera três grupos principais de Fatores de Doença, tal qual apresentado na Tabela 4.1. O inter-relacionamento entre o indivíduo e o meio ambiente pode ser arbitrariamente dividido em fatores que são Externos quando surgem do ambiente, Internos que surgem dentro do corpo, e Mistos em que participam os fatores internos como do meio ambiente e estas três categorias estão relacionadas com o clima, emoções e estilo de vida (Tabela 4.2).

Fatores Externos

A Medicina Tradicional Chinesa considera o clima como a mais importante fonte externa como originador de Fatores de Doença. O clima é composto de seis fenômenos climáticos básicos ou de fatores ambientais: Vento, Frio, Calor, Umidade, Secura e Calor de Verão. As oscilações destes fatores dentro de limites moderados é natural dentro de uma vida saudável.

Quando estes fatores estão em Excesso, podem se tornar *Li Yin*, traduzida como as "Seis Aberrações Climáticas", as "Seis Influências Perniciosas", os "Seis Excessos", os "Seis Fatores de Doença Externos", e assim por diante. Neste livro serão referidos como Fatores de Doença Externos. Um termo chinês alternativo é o *Liu Xie*. O *Xie* pode ser traduzido como incorreto, impróprio, mau, prejudicial ou diabólico. Portanto, *Liu Xie* pode ser interpretado como as "Seis Doenças" ou os "Seis Demônios".

Na Medicina Tradicional Chinesa existe o conceito importante de *Yu* ou impedimento. Se houver um fluxo adequado, circulação livre de *Qi* e do *Xue*, não poderá haver doença no corpo, e uma vez que haja um impedimento deste fluxo, ocorrerá a doença.

De modo geral, se o corpo está saudável e forte, o *Yin* e o *Yang* estão em equilíbrio, o *Qi* será suficiente e o corpo não será afetado pelas variações climáticas, a menos que estas sejam extremas, assim como prolongadas. Se, entretanto, houver uma desarmonia Interna e o corpo, principalmente o *Wei Qi*, estiver enfraquecido, os fatores climáticos poderão invadir o corpo, e, então, estes fatores serão considerados como "Influências Perniciosas" que somente se tornam lesivas quando estão envolvidas com a desarmonia correspondente dentro do corpo.

Tabela 4.1 – Classificação de Fatores de Doença.

Fatores de Doença Externos	Fatores de Doença Internos	Fatores de Doença nem Internos nem Externos (Mistos)
Wai Yin	*Nei Yin*	*Bu Nei Wai Yin*

Tabela 4.2 – Principais Fatores de Doença na Medicina Tradicional Chinesa.

Clima Seis influências perniciosas (*Liu Yin*)	Emoções Sete Emoções (*Qi Qing*)	Estilo de Vida Mistos (*Bu Nei Wai Yin*)
Vento	Alegria	Nutrição
Frio	Raiva	Ocupação
Calor	Preocupação	Excesso de trabalho
Umidade	Mágoa	Exercício
Secura	Medo	Relacionamentos
Calor de Verão	Temor	Sexo
	Aflição	Trauma
		Parasitas

28 *Conhecimento*

Se a fraqueza do corpo do *Wei Qi* é leve, a luta entre a "Influência Perniciosa" e o *Wei Qi*, resulta na expulsão deste agente perverso e na recuperação do paciente. Entretanto, se a deficiência de *Wei Qi* é acentuada e a "Influência Perniciosa" é intensa, o *Wei Qi* pode não conseguir expulsar este agente perverso, o qual pode, então, aprofundar-se no corpo, de tal modo que a doença torna-se mais séria, a recuperação é mais demorada e a convalescência prolongada. Na concepção da Medicina Tradicional Chinesa, o tratamento tem como objetivo ajudar o corpo a dispersar e a expulsar os Fatores de Doença Externos quando estes invadiram e se alojaram no corpo.

O termo Excesso, em relação ao fator climático é relativo, por exemplo, uma pessoa pode resistir a níveis extremos de Calor que em outra pessoa poderia precipitar a doença de Calor, e ainda, esta poderia resistir a níveis extremos de Umidade, a qual na primeira poderia originar somente uma desarmonia.

A distinção entre os Fatores de Doença Externos e os Fatores de Doença Internos, freqüentemente se torna vaga; por exemplo, o Vento, Frio, Calor, Umidade e Secura podem surgir pela invasão externa, agindo como fatores climáticos, ou internamente que está associado com as desarmonias internas. No diagnóstico, é mais importante distinguir, por exemplo, o Calor Interno de Calor Externo, pois eles representam diferentes Padrões de Desarmonia, demandando, portanto, tratamentos diferentes. Esta diferenciação é feita de acordo com os sintomas de desarmonia que apresentam, por exemplo, o Padrão de Calor Externo pode estar associado com exposição recente ao Calor Externo, por isso, com manifestação de doença aguda, enquanto o Padrão de Calor Interno pode estar associado com doença mais crônica e com os sintomas de desarmonia de longo prazo de um ou mais *Zang Fu*.

No entanto, *Liu Xie* (fatores patogênicos) pode se transformar em outro, assim, por exemplo, o Vento Frio Externo uma vez que penetrou o corpo pode se transformar em Calor, enquanto a Umidade Interna pode dar origem à Umidade-Calor Interno ou ao Fogo Interno; e o Calor e a Umidade, tanto Externos como Internos, podem dar origem à estagnação e à formação de Mucosidade.

Vento

O Vento é um fator climático que faz parte do ambiente natural. Quando o corpo está enfraquecido, e se o Vento estiver em relativo Excesso, pode penetrar e lesar o corpo quando, então, é designado como Vento, Influência Perniciosa ou Vento Perverso.

O Vento pode ocorrer em qualquer mudança repentina de clima e está freqüentemente associado com os outros fatores, tais como, o Frio, o Calor, a Umidade e a Secura, tornando os efeitos potentes que capacitam a invadir o corpo mais facilmente que a Medicina Tradicional Chinesa reconhece estas combinações de Fatores de Doença com Vento-Frio, Vento-Calor, Vento-Umidade, Vento-Secura e Vento-Mucosidade.

Do mesmo modo que o vento na natureza movimenta as folhas e os galhos de uma árvore, o Vento no corpo pode afetar as estruturas e as funções do corpo. O vento na natureza é caracterizado pelo movimento constante, enquanto os efeitos do Vento patogênico no corpo incluem movimentos anormais, rigidez da cabeça, dos membros ou do tronco, assim como a parestesia, os espasmos, os tremores e as convulsões.

Pelo fato de o Vento ser leve e ter característica *Yang*, tende a afetar a parte alta do corpo, principalmente a cabeça, o pescoço e a face, assim como de afetar as partes externas do corpo, tais como, a pele e os músculos.

Na Teoria dos Cinco Movimentos, o Vento está relacionado com a estação do ano primavera, embora os fenômenos de Vento Externo e de Vento Interno não estejam limitados a esta estação. As mudanças repentinas do tempo, assim como o aparecimento de ventos podem ocorrer em qualquer época do ano, principalmente na primavera e no outono, embora haja o aparecimento de ventos quentes repentinos no inverno e ventos frios repentinos no verão.

Vento Externo

O corpo pode ser agredido pelo Vento Externo durante uma mudança repentina de clima; pela exposição ao vento, principalmente após a transpiração; sentar-se ou dormir com uma corrente de ar.

Os sintomas da invasão pelo Vento Externo são freqüentemente de início súbito, com febre, transpiração, temor ao vento, dor de cabeça, obstrução nasal, inflamação da garganta ou irritação da garganta, pulso superficial e língua com revestimento fino. De modo geral corresponde aos estágios iniciais de infecções ou de doenças contagiosas na Medicina Ocidental, tal como o resfriado comum e a gripe (Tabela 4.3).

O Vento Externo tem a característica de afetar as partes mais elevadas e extremas do corpo. Pelo fato de o Pulmão (*Fei*) ser o Órgão *Yin* em contato mais direto com o ambiente externo, por isso é o *Zang* mais comumente agredido pelo Vento, principalmente pelo Vento-Frio e Vento-Calor, os quais podem se transformar entre si.

Vento Interno

O Vento Interno e Externo são leves e possuem características *Yang*. No entanto, têm origens e manifestações diferentes, e, geralmente, não se transformam um no outro. Enquanto o Vento Externo patogênico resulta da exposição de um corpo debilitado a uma corrente de ar repentina ou pelas mudanças de clima, o Vento Interno forma-se de uma variedade de causas diferentes, desde a deficiência de *Xue*, febres altas, até de *Yang* do Fígado Hiperativo (Vento Interno será analisado no Capítulo 9, págs. 112 a 116).

Assim como o *Zang* que está mais relacionado com o Vento Externo é o Pulmão (*Fei*), o Vento Interno relaciona-se com as desarmonias do Fígado (*Gan*) em que este Vento formado representa o movimento irregular repentino, que é o oposto do fluxo suave e uniforme de *Qi* promovido pelo Fígado (*Gan*), e estes acessos rápidos de movimento para cima perturbam a circulação de *Qi* e de *Xue* nos Canais e Colaterais (*Jing Luo*), manifestando-se, então, pelos tiques, tremores, espasmos, convulsões, vertigem ou pela perda de consciência (Tabela 4.4).

O Vento Externo está relacionado com os estágios iniciais das doenças infecciosas, ao passo que o Vento Interno pode estar associado com as manifes-

Tabela 4.3 – Sintomas e patologia do Vento Externo.

Sintomas	Patologia
Temor ao vento	Fracasso do *Wei Qi* em aquecer pele e músculos
Febre	Luta entre *Wei Qi* e o Vento patológico
Transpiração	Fraqueza de *Wei Qi* permite abertura dos poros cutâneos
Congestão nasal Irritação da garganta	Vento tende a invadir o Pulmão (*Fei*) que controla o nariz e a garganta
Dor de cabeça	Invasão de Vento nos Canais (*Jing Luo*) da cabeça, principalmente o *Tai Yang* que estorva a circulação de *Qi*
Pulso superficial	Efeitos da invasão do Vento que se superficializa

30 *Conhecimento*

Tabela 4.4 – Comparação dos sintomas de Vento Externo e Vento Interno.

Vento Externo	Sintomas comuns	Vento Interno
Temor ao vento	Freqüentemente começo repentino	Vertigem
Obstrução nasal	Sintomas migratórios	Adormecimento dos membros
Garganta irritada	Sintomas podem mudar de lugar	Tremores, convulsões
Pulso superficial	Parte superior do corpo afetada	Freqüentemente pulso tenso (resistente)

tações de febres altas, tremores faciais e acidente vascular cerebral e as suas seqüelas. O Vento Externo e, em algumas formas, o Vento Interno podem estar acompanhados de febre, mas, nos opostos extremos da escala; o Vento Externo pode estar associado com febre relativamente branda, mais superficial correspondendo ao estágio *Tai Yang* de Doenças do Frio, em contraste, o Vento Interno, do tipo associado com o Calor Extremo, pode se relacionar com o estágio mais profundo e sério da febre, a camada *Yong*, da classificação de Doenças do Calor.

Relacionamento com outros Fatores

O Vento Externo pode potencializar os efeitos do Frio no corpo, relacionando-se entre si, no entanto, os sintomas relacionados com o Vento podem ser diferenciados daqueles do Frio (Tabela 4.5).

De modo semelhante, os sintomas de Vento-Frio podem ser diferenciados dos sintomas de Vento-Calor Externo, conforme ilustrado na Tabela 4.6.

O Vento Externo pode potencializar ou combinar-se com o Frio Externo, o Calor, a Umidade e com a Secura, enquanto o Interno combina-se principalmente com a Mucosidade e o Fogo (ver pág. 114), e o Calor Interno no Sangue *(Xue)* pode combinar-se com o Vento Externo, que se manifesta pelas erupções vermelhas e pruridos na pele.

Frio

O Frio é um fator *Yin*, por isso, tende a diminuir o *Yang* do corpo, principalmente as funções *Yang* de aquecimento, de movimento, de transformação, de retenção e de proteção (Tabela 4.7).

Na natureza, assim como no corpo, a presença de frio diminui a velocidade da atividade e do movimento. No corpo, o Frio contrai os Canais e Colaterais

Tabela 4.5 – Comparação dos sintomas de Vento Externo e de Frio Externo.

Vento Externo	Sintomas comuns	Frio Externo
Temor ao vento	Medo de vento e frio	Temor ao frio
Transpiração	Febre	Nenhuma transpiração
Respiração normal	Dor de cabeça	Respiração curta
Pulso não tenso	Pulso superficial	Pulso tenso

Tabela 4.6 – Comparação dos sintomas de Vento-Frio e Vento-Calor.

Vento-Frio	Sintomas comuns	Vento-Calor
Mais calafrios do que febre	Febre e calafrios	Mais febre do que calafrios
Menos transpiração	Transpiração	Mais transpiração
Pulso superficial, tenso	Pulso superficial	Pulso superficial, rápido
Língua com revestimento branco	Língua com revestimento fino	Língua com revestimento amarelo

Tabela 4.7 – Sintomas associados com Depressão das funções *Yang* pelo Frio.

Funções *Yang*	Efeito do Frio
Aquecimento	Pessoa sente frio
Movimento	Estagnação da circulação de *Qi*, levando à dor
Transformação	Deficiência das Substâncias e digestão incompleta
Retenção	Perda de fluidos, por exemplo, urina mais abundante ou secreções nasais
Proteção	*Wei Qi* e *Yong Qi* insuficientes na superfície do corpo, com entrada mais fácil de Fatores de Doença Externos

(*Jing Luo*) provocando o retardo, a obstrução e a estagnação do fluxo de *Qi* e de *Xue* que se manifesta por uma dor intensa que se alivia com o aquecimento e é agravada pelo frio.

O frio e as doenças associadas com o Frio são relacionados como o Inverno, entretanto, como o Vento pode ocorrer em qualquer estação, isto significa que o corpo pode ser invadido pelo Frio Externo em qualquer época do ano.

Frio Externo

As manifestações de Frio podem ocorrer após a exposição ao tempo frio, principalmente após a transpiração com o uso de roupas insuficientes, com o contato prolongado com água fria; permanecer em superfícies frias; ou com o consumo excessivo de bebidas e alimentos frios.

A parte do corpo que será afetada pelo Frio depende da região mais exposta ao frio, assim como da presença ou não de estagnação com retardo no fluxo de *Qi*, devido a uma agressão anterior ou a um fator de predisposição, assim como o grau de acometimento pelo Frio depende da intensidade do Frio e pelo grau de fraqueza do corpo. Do mesmo modo que o Vento Externo, a penetração do Frio Externo faz-se através da pele, dos Canais Músculo-Tendíneos e através dos músculos e da carne, antes de penetrar os Canais Principais e tecidos mais profundos, tais como os ossos e as articulações.

A presença de Frio Externo manifesta-se pela sensação de frio, calafrios e febrícula, temor ao frio e preferência pelo calor, dor intensa aliviada pelo calor e agravada pelo frio, pouca ou nenhuma transpiração, dores pelo corpo, lombalgia e artralgias, respiração curta, excreções e secreções claras e abundantes, pulso retardado, profundo e língua com revestimento fino e branco.

O Frio Externo caracteriza-se por diminuir o *Yang*, e sendo o *Yang* dos Rins (*Shen Yang*) a fonte de todo o *Yang* no corpo, o frio deprime a parte *Yang* dos Rins, com isto, afetando os Órgãos (*Zang*) que estão relacionados com esta forma de *Qi*, e por isso, levando ao quadro de deficiências de *Yang* e de *Yang* dos Rins, podendo esta última deficiência ser agravada pela exposição ao Frio do corpo ou da área lombar em particular, e se manifesta principalmente pela poliúria, podendo também agravar o estado de deficiência do Baço/Pâncreas pela exposição do abdome ao frio ou pelo consumo de bebidas ou de alimentos crus e frios. Neste caso, manifesta-se pela distensão abdominal e diarréia com alimentos não digeridos.

A deficiência de *Yang* do Coração também pode ser agravada pela deficiência de *Yang* dos Rins e pela exposição ao frio, ocasionando uma estagnação de Sangue do Coração (*Xin Xue*) que se manifesta pela dor na região do coração, assim pode agravar a deficiência de *Yang* de Pulmão (*Fei Yang*) e também pela exposição dos Pulmões ao ar frio. Neste caso, manifestam-se pela diarréia, tosse e asma, bem como pela secreção nasal clara. Pelo fato de o Frio diminuir a função de Dispersão do Pulmão, fica lesada a distribuição de *Wei Qi* e de *Yong*

32 *Conhecimento*

Qi para a superfície do corpo que se manifesta pelo temor ao frio e à frieza da superfície do corpo (Tabela 4.8).

Frio Interno

O Frio aparece pela exposição do corpo enfraquecido ao frio do ambiente, enquanto o Frio Interno surge da Deficiência de *Yang*, principalmente dos Rins, e este fato pode capacitar a penetração do Frio Externo. Estas duas formas de Frio podem se unir (Fig. 4.1)

A distinção entre o Frio Externo e o Interno é muito tênue, pois, o corpo tem que estar enfraquecido para que o Frio Externo penetre, e, se prolongado, pode levar à Deficiência de *Yang*, resultando em Frio Interno. No entanto, os sintomas dos dois padrões podem ser diferenciados na Tabela 4.9.

Relacionamento com outros Fatores Externos

O Frio e o Vento Externos estão muito relacionados; o Vento tende a aumentar os efeitos do Frio, desde uma brisa fria no verão ou um vento gelado penetrante no inverno. O relacionamento entre Frio e a Umidade será discutido posteriormente.

Calor e Fogo

O termo Fogo, utilizado na Medicina Tradicional Chinesa, tem dois significados:
1. Doença Interna
2. Fogo normal do corpo
   a) Fogo como oposto da Água
   b) Fogo como um dos Cinco Movimentos

Estes dois significados da palavra Fogo que se referem ao patológico e ao fisiológico, respectivamente, não devem ser confundidos; o termo Calor indica uma Doença, Externa ou Interna. No sentido de uma Doença Interna, os termos Calor e Fogo podem ser usados indistintamente, ou o uso de um termo ou do outro pode depender da situação e da convenção. Às vezes, Fogo refere-se ao Calor Extremo.

Tabela 4.8 – Sintomas e patologia do Frio Externo.

Sintomas	Patologia
Sente frio, teme o frio, procura o calor	Redução da função *Yang* de aquecimento; fracasso de *Yong Qi* em nutrir a parte superficial do corpo; estorvo de *Wei Qi* por Frio patológico
Febre branda e calafrios	Tentativa do corpo de expulsar Frio Externo; luta entre *Qi* e Frio – os fatores antipatogênicos e patogênicos
Dor severa aliviada pelo calor e agravada pelo frio, dor geral, artralgia e lombalgia	Redução da função *Yang* de movimento; estagnação da circulação de *Qi* e de *Xue*
Pouca ou nenhuma transpiração	Frio contrai e obstrui os poros cutâneos
Dor de cabeça	Retardo na circulação de *Qi* nos canais *Tai Yang*.
Dispnéia	Frio enfraquece as funções de Dispersão e de Descida do Pulmão *(Fei)*
Secreções e excreções claras abundantes	Frio enfraquece a função *Yang* de retenção, e reduz a Transformação e Transporte adequados de *Jin Ye*
Pulso retardado, duro	Frio reduz o movimento e contrai e condensa
Língua com revestimento fino branco	Revestimento da língua é fino uma vez que a doença é recente, e branco uma vez que há ausência de Calor

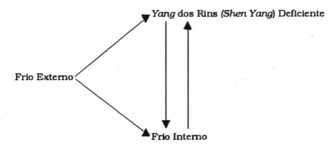

Figura 4.1 – Deficiência de *Yang* dos Rins e Frio Externo e Interno.

O Calor possui uma característica *Yang* estando relacionado com Verão na Teoria dos Cinco Movimentos, mas pode ocorrer em qualquer situação, principalmente naquelas predispostas a esta condição, tende a subir e afetar a parte superior do corpo, assim como, lesar o *Yin*, e, portanto, as funções *Yin* de resfriamento, de umedecimento, de nutrição e de repouso (Tabela 4.10).

O Calor pode provocar as seguintes alterações sobre as Substâncias e sobre a circulação delas:
1. Lesar o *Yin* e secar os líquidos orgânicos, resultando em redução das secreções e das excreções que se tornam escuras, grossas ou viscosas.
2. Lesar o *Yin*, resultando em distúrbios de *Shen* (espírito), que se manifesta pela insônia, inquietação, hiperexcitabilidade e em delírio.
3. Promover um "movimento negligente" de *Xue* (Sangue) que se manifesta pelas hemorragias e erupções cutâneas.

O Calor e o Fogo acometem aqueles *Zang Fu* que estão propensos a ter Deficiência de *Yin* cuja base é Deficiência de *Yin* dos Rins e os *Zang Fu* mais afetados são o Fígado, Coração, Pulmão e Estômago.

A Deficiência de *Yin* dos Rins está relacionada com a diminuição de líquidos orgânicos e oligúria, enquanto a do Fígado está associada com hiperatividade de *Yang* do Fígado e com o Fogo do Fígado, por isso, manifesta-se com dores de cabeça e raiva; a Deficiência de *Yin* do Coração está associada com os distúrbios de *Shen* (espírito), por isso apresenta fala confusa e ansiedade, enquanto a Deficiência de *Yin* do Pulmão está associada com a inflamação nos pulmões, e, por isso, a presença de tosse seca e, às vezes, a hemoptise; e a Deficiência de *Yin* do Estômago está associada com a irritação do estômago, manifestando-se pelos vômitos secos.

Tabela 4.9 – Comparação de sintomas de Frio Externo e de Frio Interno.

Frio Externo	Sintomas comuns	Frio Interno
Calafrios e febre aguda	Sente frio, temor ao frio	Nenhuma febre crônica
Pulso superficial, duro	Pulso duro	Pulso profundo, duro
Revestimento na língua fino branco	Revestimento branco na língua	Revestimento grosso branco na língua

Tabela 4.10 – Sintomas associados com lesão das funções *Yin* pelo Calor.

Função *Yin*	Efeito do calor
Resfriamento	Sintomas de Calor, por exemplo, febre
Umedecimento	Sintomas de Secura, por exemplo, sede
Nutrição	Sintomas de fraqueza, por exemplo, debilidade após febre
Repouso	Sintomas de atividade em excesso, por exemplo, insônia

Calor Externo

A afecção pelo Calor Externo pode surgir da exposição ao calor do meio ambiente e que corresponde ao estágio *Wei* na classificação *Wei Qi Yong Xue* de doenças do Calor e também aos estágios iniciais de doenças febris infecciosas da Medicina Ocidental.

Os sintomas da afecção pelo Calor Externo são a febre alta, temor ao calor e preferência pelo frio, e pelas bebidas frias, boca seca, sede, garganta inchada e dolorida, urina escassa e escura, constipação, rosto e corpo avermelhados, erupções cutâneas avermelhadas, às vezes, hemoptise, insônia e irritabilidade, delírio, pulso rápido e língua vermelha com revestimento amarelo.

Calor Interno

A presença de Calor Interno está associada com os distúrbios de equilíbrio entre o *Yin* e o *Yang* do corpo, ou em um ou mais Órgãos *(Zang)*; está associado com os padrões de Deficiência de *Yin* já discutidos. A presença de Calor Externo prolongado pode eventualmente levar à Deficiência de *Yin* dos Rins, que, por sua vez, gera o Calor Interno, e desta maneira pode, posteriormente, lesar o *Yin* dos Rins, fato este que aumentará o efeito de Calor Externo sobre o corpo (Tabela 4.11 e Fig. 4.2).

A separação entre as afecções do Calor Externo e do Interno são vagas, apesar de haver diferenciação (Tabela 4.12).

Relacionamento do Calor com outros Fatores

O Vento Externo e Calor Externo podem estar relacionados, e o Vento Externo pode se transformar em Calor dentro do corpo. O Calor e o Vento são fenômenos *Yang*, por isso têm a tendência de subir para o alto do corpo e estão associados com movimento rápido, desordenado de *Qi* e de *Xue* dentro dos Canais e o Vento Interno pode surgir como um resultado da presença de Calor Interno e do Fogo, do mesmo modo como um fogo cria uma corrente de ar na natureza. O Vento e o Fogo podem estar relacionados com os distúrbios de *Shen* (espírito) e com as desordens na circulação de *Qi* nos Canais situados na cabeça.

O Calor e o Frio são facetas do Fogo e da Água, com os aspectos *Yin* e *Yang*, e de Calor e Frio tanto Externos como Internos que estão relacionados às Deficiências de *Yin* e de *Yang* do corpo.

Tabela 4.11 – Sintomas e patologia do Calor Externo.

Sintomas	Patologia
Sensação de calor, teme o calor, procura o frio, febre	Hiperatividade de Calor no corpo
Transpiração	Líquidos Orgânicos são obrigados a sair pelos poros cutâneos
Sede, boca seca, urina escassa, constipação	Consumo de *Jin Ye* pelo Calor
Rosto e corpo vermelhos, erupções vermelhas na pele, hemorragia	Movimento desordenado de *Xue* (Sangue) associado com Calor no *Xue* (Sangue)
Insônia, irritabilidade	Distúrbio de *Shen* (espírito) associado com a lesão do Coração pelo Calor
Pulso rápido	Hiperatividade de Calor no corpo
Língua vermelha com revestimento amarelo fino	Efeito do Calor sobre *Xue* na língua e efeito do Calor sobre a digestão

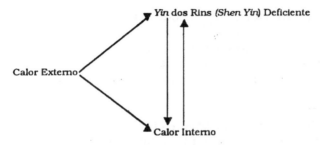

Figura 4.2 – *Shen Yin* Deficiente e Calor Interno e Externo.

Umidade

A Umidade possui característica *Yin*, por isso está relacionada com a lentidão, restrição, retardo e estagnação da circulação de *Qi* e de *Jin Ye*. Entretanto, a dor que surge da obstrução pelo Frio ou pela Umidade do fluxo de *Qi*, é aguda, intensa, constritiva e em cólicas, enquanto a da Umidade é mais difusa e lânguida com as sensações de peso, assim, pode haver sensações de lentidão e de peso na cabeça, como se ela estivesse enfaixada e bem apertada, ou uma sensação de pressão torácica no epigástrio; os membros ficam pesados, duros e dolorosos, acompanhados de uma sensação de cansaço geral.

A Umidade por ter característica *Yin*, é pesada e tende afetar primeiramente as partes inferiores do corpo e está acompanhada de sintomas de lentidão e de dores ou das alterações que se caracterizam por serem fixas.

A Umidade patogênica é lodosa e turva na natureza e que surge da estagnação, por isso as manifestações de Umidade são as doenças da pele, úlceras e abscessos com secreção seropurulenta, urina turva, diarréia e leucorréias pesadas com o odor fétido.

Umidade Externa

A presença de Umidade está associada com a estação chuvosa do verão tardio, mas pode surgir em qualquer estação, tais como, morar em lugares úmidos, trabalhar com a água ou em áreas enevoadas, assim como em locais com umidade, usar roupas úmidas pelas chuvas ou pela transpiração, ou sentar-se, deitar-se em áreas com umidade. Todos estes fatores podem resultar na invasão do corpo pela Umidade Externa.

A Umidade possui característica *Yin* e tende a deprimir as funções *Yang* do movimento e da transformação das Substâncias, principalmente de *Qi* e de *Jin Ye*. Entre os *Zang Fu*, a Umidade tende a lesar deprimindo as funções de Baço/Pâncreas *(Pi)*. Se o corpo ficar exposto à Umidade e ao Frio Externos por períodos prolongados, pode afetar os Rins *(Shen)* e o *Yang* do Baço/Pâncreas *(Pi)*, que se tornam enfraquecidos.

Tabela 4.12 – Comparação de sintomas de Calor Externo e de Calor Interno.

Calor Externo	Sintomas comuns	Calor Interno
Febre com temor ao vento	Febre	Febre mais alta
Doença mais recente		Doença mais crônica
Pulso rápido, superficial	Pulso rápido	Pulso rápido, cheio
Língua com revestimento amarelo fino	Língua vermelha com revestimento amarelo	Língua mais vermelha com revestimento amarelo mais grosso

36 *Conhecimento*

A presença de Umidade Externa pode manifestar-se pela aversão à umidade, letargia, sensações de peso na cabeça ou nos membros, sensações de plenitude torácica ou de empachamento no abdome, perda de apetite, náusea, indigestão, diarréia, ascite, urina turva, leucorréias, erupções serosas cutâneas, pulso escorregadio e língua com revestimento gorduroso, grosso e branco.

Umidade Interna

A Umidade Interna está associada com o acúmulo e com a estagnação de líquidos orgânicos que podem acompanhar os quadros de Deficiências do *Qi* do Baço/Pâncreas, do *Yang* do Baço/Pâncreas e do *Yang* dos Rins. A presença de Umidade Interna pode obstruir a circulação de *Qi* nos Canais (*Jing Luo*), desta maneira, facilitando a invasão do corpo pela Umidade Externa; assim como, após algum tempo a Umidade Externa pode se acumular lesando, então, o *Yang* dos Rins e do Baço/Pâncreas e unir-se com a Umidade Interna (Tabela 4.13 e Fig. 4.3).

As manifestações de Umidade Externa e Umidade Interna são comparadas na Tabela 4.14.

Relacionamento da Umidade com outros Fatores

A Umidade está freqüentemente associada com Frio, formando-se a Umidade-Frio, com o Calor produzindo a Umidade-Calor. Se o corpo tiver a tendência para a Deficiência de *Yang*, a Umidade pode deprimir a função *Yang* de movimento do *Qi*, quando, então, combina-se com o Frio Interno, ou, de outro modo, o ambiente externo estando com a Umidade e com o Frio, estes dois fatores patogênicos podem invadir o corpo ao mesmo tempo.

O acúmulo de Umidade por longo tempo pode dar origem ao Calor, produzindo, então, a Umidade-Calor e isto ocorre rapidamente nos indivíduos com a tendência a ter a Deficiência do *Yin* e também a do Calor Interno, podendo ocorrer naqueles com a tendência às Deficiências de *Qi* e de *Yang*, fato este que aparece nas estruturas onde a Umidade se acumulou por longo tempo. Isto ocorre porque a Deficiência de *Qi* está associada com a má circulação de *Qi* que contribui para a estagnação local, acumulando a Umidade, os quais podem se transformar em Umidade-Calor.

As manifestações de Umidade, Frio, Calor, Umidade-Frio e Umidade-Calor estão relacionadas na Tabela 4.15.

Tabela 4.13 – Sintomas e patologia da Umidade Externa.

Sintomas	Patologia
Letargia	Umidade deprime a função do Baço/Pâncreas (*Pi*), com a deficiência de *Qi* e *Xue*. Umidade é turva e vagorosa e obstrui o movimento livre de *Qi* e de *Xue* no *Jing Luo*
Sensação de peso na cabeça ou nos membros, sensação de plenitude torácica no peito ou no abdome, aversão à umidade	Umidade é pesada e lenta e entorpece a circulação de *Qi* e *Xue* no *Jing Luo* da cabeça, dos membros, do tórax e do abdome
Perda de apetite, náusea, indigestão, diarréia	Umidade deprime a função de digestão do Baço/Pâncreas
Urina turva, micção incompleta, ascite, leucorréia, erupções serosas na pele	Umidade está associada com depressão da função do Baço/Pâncreas de Transformação e de Transporte do *Jin Ye*, com obstrução e acúmulo de líquidos turvos
Pulso escorregadio	Representa Umidade e Mucosidade no Corpo
Língua com revestimento gorduroso grosso	Representa depressão da função do Baço/Pâncreas (*Pi*), com o acúmulo de Umidade ou de Mucosidade

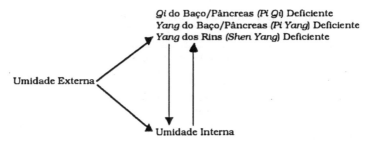

Figura 4.3 – Deficiência de Baço/Pâncreas *(Pi)* e dos Rins *(Shen)* e Calor Interno e Externo.

O acúmulo de Umidade quando se associa com a deficiência de Baço/Pâncreas pode originar a Mucosidade. O relacionamento dos líquidos, Baço/Pâncreas, Umidade e Mucosidade está analisado nas páginas 81 a 84, e os relacionamentos de Mucosidade e Umidade com Frio e Calor estão resumidos na Figura 8.1.

A Mucosidade é mais pesada, mais grossa e mais sólida do que a Umidade, e este fato reflete-se nos sintomas dos dois padrões (Tabela 4.16). Por exemplo, Umidade está associada com sensações de plenitude e de peso, mas a Mucosidade pode formar verdadeiros edemas e tumores.

Secura

A agressão do corpo pela Secura Externa ocorre em regiões da China, com atmosfera seca no outono tardio como acontece na China. Clinicamente, a Secura Externa não é um fator patogênico importante e a Secura Interna geralmente não é considerada como um fator etiopatogênico, mas sim, incluída nos padrões de Calor e de Deficiência de *Yin*.

A Secura é um fator *Yang*, por isso lesa o *Yin* e o *Jin Ye*. Os sintomas da Secura são a presença de pele áspera, seca, rachada, secura de nariz, boca, lábios e língua, garganta dolorosa com tosse seca e pouco catarro e fezes secas.

Tabela 4.14 – Comparação dos sintomas de Umidade Externa e Umidade Interna.

Umidade Externa	Sintomas comuns	Umidade Interna
	Sensações de plenitude e peso, pulso escorregadio e língua com revestimento gorduroso	
Língua com revestimento mais fino agudo, imediato à exposição à Umidade Externa		Língua com revestimento mais grosso crônico, imediato à exposição à Umidade Interna

Tabela 4.15 – Comparação dos sintomas de Umidade, Frio, Calor, Umidade-Frio e Umidade-Calor.

Sintomas	Frio	Umidade-Frio	Umidade	Umidade-Calor	Calor
Sensações	de frio	de frio e peso ou plenitude	de peso e plenitude	de calor e peso ou plenitude	de calor
Pulso	retardado, duro	macio, duro, lento	macio	escorregadio, rápido	rápido
Revestimento da língua	branco	branco gorduroso	gorduroso	amarelo gorduroso	amarelo

38   *Conhecimento*

Tabela 4.16 – Comparação dos sintomas de Umidade e de Mucosidade.

Umidade	Sintomas comuns	Mucosidade
	Sintomas de desarmonia do Baço/Pâncreas Pulso escorregadio Língua com revestimento gorduroso	
Sensações de plenitude e de peso nos membros e tronco		Inchaços e nódulos
Sensações de peso na cabeça		Vertigem
Secreções turvas		Catarro

O Calor e a Secura, freqüentemente ocorrem juntos. O Calor pode ter sintomas de Secura, além disso, é acompanhado de sintomas, tais como vermelhidão, febre, transpiração e sensações de calor.

O Pulmão (*Fei*) é o que sofre mais a invasão pela Secura Externa, a qual pode se manifestar pela tosse seca com pouco catarro, nariz e garganta secos, dor e dificuldade ao respirar (pág. 144). O efeito patogênico de Secura Externa pode se tornar mais potente quando associado com o Vento Externo que aumenta a ação da Secura; ou pela presença de Deficiência de *Yin* que é acompanhada de Deficiência de *Jin Ye*, outro fator que exacerba a Secura Externa.

Calor de Verão

Tradicionalmente, o Calor de Verão é somente um fator Externo que ocorre exclusivamente no verão em países quentes. Pode surgir também com a exposição prolongada ao calor do Sol ou pela permanência numa sala quente com ventilação inadequada. Entretanto, torna-se difícil separar este efeito com o de trabalhar num ambiente quente, por exemplo, numa fornalha, em uma estação que não seja o verão. De modo que as mesmas condições poderiam ser alternativamente descritas como Calor Externo ou como Calor de Verão.

O Calor de Verão é um fator *Yang* que pode consumir o *Qi* e o *Yin* e agitar o *Shen* (espírito) que se manifestam por febre alta repentina, transpiração excessiva, pele vermelha seca, inquietação, cansaço, sede, taquipnéia e oligúria. Em casos mais graves pode haver o delírio repentino ou a perda de consciência.

O Calor de Verão tem uma direção ascendente, uma natureza dispersiva, expansiva, por isso, o *Li Shin Zhen* afirma que pode dispersar o *Qi* e por isso o pulso pode se tornar vazio.

Resumo

Os efeitos das Seis Influências Perniciosas (Seis Perversos) no Corpo parecem-se com os efeitos do seis fatores climáticos na natureza. Por exemplo, o Frio está associado com o retardo de movimento e com a redução de atividade tanto no corpo como no mundo externo. Nas estações de inverno, as energias da natureza e do corpo penetram mais profundamente e existe menor atividade externa, por isso é a estação de repouso, de armazenamento e de frio.

Na concepção da Medicina Tradicional Chinesa cada uma das Seis Influências Perniciosas é vista como uma causa, com sintomas específicos para seus efeitos, assim como uma parte integral de um padrão geral. *Por exemplo, Calor não é a* **causa** *da desarmonia, ele é uma* **parte** *da desarmonia, como são as* mudanças patológicas internas, os sintomas observáveis externamente e a estrutura funcional do próprio corpo. De fato, todos estes componentes do padrão de desarmonia estão tão intimamente associados que são inseparáveis. Uma Desarmonia Interna preexistente pode facilitar a invasão do corpo por um Fator Externo, o qual pode então agravar a Desarmonia Interna. A situação não é tanto uma corrente linear de causa e efeito, ou mesmo um "círculo vicioso", é mais a ocorrência simultânea de fenômenos entrelaçados em um padrão.

Fatores Internos

Os Fatores Internos de Origem das Doenças referem-se especificamente a *Qi Qing*, as Sete Emoções: alegria, raiva, preocupação, mágoa, medo, temor e aflição. O desequilíbrio emocional afeta as funções harmoniosas dos *Zang Fu*, a formação das Substâncias e o transporte delas através dos *Jing Luo* para todas as partes do corpo.

Os Sete Sentimentos, as Cinco Emoções e o relacionamento delas com os Cinco *Zang* e com as Origens de Doença estão discutidos em maiores detalhes no Capítulo 15.

Fatores mistos

Bu Nei Wai Yin que são os Fatores de Doença que não são Internos e nem Externos, que são conhecidos como Fatores de Doença Mistos, incluem: nutrição, ocupação, trabalho em excesso, exercício, relacionamentos, sexo, trauma e parasitas. Todos estes aspectos incluem aspectos tanto do corpo como do meio ambiente, assim, o trauma e os parasitas podem envolver fatores do ambiente externo, mas podem surgir de desarmonia Interna que resulta de um comportamento desregrado.

Constituição

A constituição do corpo pode ser definida como o nível geral de saúde e de força do corpo em qualquer época e que resulta da interação contínua entre a formação genética, hereditária do indivíduo e o meio ambiente.

Dr. *Shen*[24] divide a vida em três partes: vida antes do nascimento, infância e a vida adulta.

Vida antes do nascimento

Este período de vida pode ser influenciado por vários fatores:
1. Estado do *Jing* dos pais, antes da combinação.
2. Estado da mãe durante a gravidez.
3. Eventos durante o nascimento.

A doença pode originar-se em uma ou mais destas áreas principais, assim o *Jing* de um ou de ambos os pais pode estar deficiente, de modo que o esperma e/ou o ovócito estejam enfraquecidos; a mãe pode estar doente, malnutrida, emocionalmente perturbada, ou tomando drogas durante a gravidez; e o nascimento pode ser anormal, difícil e prolongado. De modo que o bebê pode nascer com doença ou com predisposição a doenças, que pode ser do tipo fraqueza geral ou do tipo específico de desequilíbrio emocional ou mental ou de doenças de *Zang Fu* e áreas específicas do corpo.

Infância

A infância é a época quando as experiências negativas podem se gravar no subconsciente mais profundamente do que mais tardiamente. Também, esta

40 *Conhecimento*

é a época de maior crescimento físico e de desenvolvimento, quando determinadas pressões no corpo físico podem ter efeito maior e duradouro; por exemplo, má nutrição, trauma e excesso de sexo.

Vida adulta

A vida adulta é mais longa e o adulto tem menos flexibilidade do que a criança a choques e à doença, de modo que os distúrbios devem ser analisados conforme eles aparecem, senão, podem enfraquecer o corpo, assim como ficarem retidos nele. Se a constituição for fraca desde o nascimento, ou se uma doença estiver presente desde então, o prognóstico será bom e se o distúrbio for recente ou se aparece na vida adulta, o prognóstico será melhor. Entretanto, existem casos de indivíduos que tiveram nascimento difícil e infância debilitada, mas que mais tarde superaram estas dificuldades e tiveram vida adulta forte e saudável.

Nutrição

Os problemas nutricionais surgem em virtude das seguintes alterações:
- Má Nutrição
  A má nutrição é decorrente de consumo deficiente das necessidades, devido à pobreza, à ignorância ou à insensatez, e também pelas alterações da absorção e do metabolismo.
- Excesso
  O consumo excessivo de alimentos em geral ou de determinados tipos, são prejudiciais quando utilizados em excesso, tais como o sal e o açúcar.
- Hábitos de Alimentar Desregradamente
  Alimenta-se em intervalos irregulares, ou fazendo-se ora em excesso, ora jejuando, comer com pressa ou transtornado emocionalmente, são todos os fatores que afetam o estado de nutrição.

As desordens de nutrição provocam afecção do tipo *Yin* e que se associam com o Frio e freqüentemente com a Deficiência de *Qi* ou com o *Yang* que se associa com o Calor e, freqüentemente, com o Excesso.

Efeitos Yin

A insuficiência de alimentos e de bebidas pode levar à Deficiência do *Qi* do Baço/Pâncreas *(Pi Qi)* e também às Deficiências do *Qi,* do Sangue e do *Jing* Pós-natal, enquanto o consumo excessivo de alimentos frios ou crus e de bebidas geladas podem levar à Deficiência de *Yang* do Baço/Pâncreas, à retenção de líquidos no Estômago, devido ao Frio e, também, propiciar a invasão do Baço/Pâncreas pelo Frio e pela Umidade.

Efeitos Yang

Comer demasiadamente ou mesmo consumir em excesso os alimentos gordurosos, açucarados, contaminados e o consumo de álcool podem levar ao quadro de Retenção de Alimento no Estômago, de Fogo Crescente no Estômago, de Acúmulo de Umidade-Calor no Baço/Pâncreas, de Umidade-Calor que invade o Intestino Grosso, de Umidade-Calor no Fígado e na Vesícula Biliar e de Fogo Crescente no Fígado.

Ocupação

Os problemas ocupacionais surgem em decorrência das duas situações principais:

- Física

  Muitas ocupações são perigosas para a saúde, assim, por exemplo, a postura sentada-inclinada prolongada dos trabalhadores liberais; o uso excessivo das articulações do pescoço, dos ombros e do dorso de trabalhadores rurais; os problemas circulatórios das pernas daqueles que ficam em pé por longos períodos com pouca movimentação; os problemas auditivos daqueles que trabalham em condições de barulho excessivo. Todos estes constituem os fatores patogênicos que podem levar a danos estruturais dos órgãos e dos tecidos e também ao local ou geral da circulação de *Qi* e de *Xue* no *Jing Luo*.

- Mental-Emocional

  A maioria das pessoas sofrem, em grau maior ou menor, de insatisfação com a sua ocupação; de aborrecimento, apatia, frustração, depressão ou de estresse, assim como a aposentadoria, a perda de emprego ou o desemprego, podem originar tais emoções. Os diferentes tipos de desarmonia emocional estão discutidos no Capítulo 15.

Trabalho em excesso

O trabalho em excesso pode resultar de um ou mais fatores: insegurança, ganância, pressão dos companheiros do grupo, perfeccionismo, ambição seja por dinheiro, poder ou fama ou o desejo de favorecer uma causa política, religiosa ou caridosa – e assim por diante. Também uma perda ou uma vida infeliz pode levar a trabalhar excessivamente.

O trabalho é basicamente uma atividade, por isso, o trabalho excessivo esgota o *Yang*, lesando o *Qi* dos Rins e também o *Yang* dos Rins e conseqüentemente o *Yang* do Baço/Pâncreas (*Pi Yang*). É dito que muito trabalho mental e estudo danificam o *Pi*. Também, a resistência de muito esforço pode danificar o *Xin Yang*.

O trabalho e o estresse mental ou emocional podem esgotar o *Yin* provocando as Deficiências de *Yin* dos Rins, do Fígado e do Coração e, às vezes, o quadro de Fogo Crescente no Fígado e no Coração (*Xin*), que é mais provável quando já tenham o quadro de Deficiência de *Yin* preestabelecido.

Exercício

Quanto aos exercícios podem ser considerados em três categorias principais:

- Exercício insuficiente

  Muitas pessoas fazem poucos exercícios, que constitui um fator importante para iniciar ou agravar a doença. Se a circulação de *Qi* e de *Xue* estiver inerte por falta de exercícios, então, todas as funções do corpo também ficarão inertes, resultando em doenças associadas com a estagnação de *Qi* e de *Xue*, mas também naquelas associadas com a Deficiência de *Qi* e de *Xue* e por isso possibilitam a entrada de fatores patogênicos externos pela Deficiência de *Wei Qi*.

- Exercícios excessivos

  Enquanto uma caminhada de 1.500m poderia ser pouco para uma pessoa obesa e preguiçosa de 25 anos de idade e com um trabalho que não exige esforço, ela poderia ser excessiva para uma pessoa de 70 anos de idade com uma carga de trabalho pesado. Os exercícios excessivos têm o mesmo efeito que o trabalho em excesso, enfraquecendo o *Qi* dos Rins e do Coração.

- Exercícios incorretos

  De acordo com o indivíduo, com a nutrição, variam as necessidades do tipo e quantidade de exercícios e as necessidades individuais variam com

42 *Conhecimento*

o decorrer do tempo. O bom senso e a moderação são as palavras-chaves, assim, um jogo vigoroso de *squash* pode ser prejudicial num caso de angina, do mesmo modo que paraquedismo é insensato para pacientes com excesso de peso, neste caso, as formas menos vigorosas e drásticas de exercício podem ser mais apropriadas, tais como a natação ou os passeios a pé.

É provável que um exercício inadequado para um paciente pode levar à deformação e ao dano dos órgãos e dos tecidos e aos distúrbios da circulação de *Qi* e de *Xue*.

Relacionamentos

As doenças que surgem em conseqüência dos relacionamentos difíceis com outros, são freqüentemente padrões associados com a Desarmonia emocional. Os vários tipos de desequilíbrio emocional serão analisados no Capítulo 15.

Os distúrbios relacionados com os relacionamentos íntimos são difíceis de ser controlados, em virtude do longo tempo exposto a estas condições, por isso tornam-se um processo profundo e enraizado, mudando-se os padrões de comportamento que estão impregnados e submetidos à força das pressões emocionais.

Sexo

O sexo é uma questão bastante entrelaçada com os relacionamentos pessoais que são virtualmente inseparáveis, por isso, os distúrbios sexuais raramente são de origem puramente física. Por exemplo, impotência sexual, a inabilidade de obter ou manter uma ereção deve-se, geralmente, à combinação de vários fatores mentais e emocionais, tais como a ansiedade, culpa, falta de confiança. Os chineses consideram o excesso de sexo como gerador de doenças (ver págs. 69 e 70).

Com uma população excessiva, os chineses não enfatizam os distúrbios que surgem da insuficiência de sexo, embora, como em qualquer outra área de saúde, tanto o excesso como a falta podem levar a transtornos que dependem do indivíduo e da situação.

Trauma, parasitas e pestilências

De acordo com a Medicina Tradicional Chinesa, toda lesão ou trauma são acompanhados de áreas de estagnação de *Qi* e de *Xue* e mesmo após a lesão ter sido curada, vai persistir um certo grau de debilidade que pode ser ativada em uma data posterior. Geralmente ocorre a recidiva quando os fluxos de *Qi* e de *Xue* estiverem enfraquecidos pela idade, frio, má nutrição, esgotamento ou uma outra lesão.

Obviamente, um acontecimento como a perda de um parente é um choque para o sistema emocional, assim como um trauma físico, por exemplo, a perda de uma perna, traz com o trauma um componente de choque emocional. O que não está tão aparente é que os fatores mental/emocional possam contribuir para causar, talvez, a maioria dos "acidentes" físicos, por exemplo, os acidentes de carro podem ser causados pelo cansaço, distração ou sob a influência do álcool ou de drogas. O cansaço pode resultar de insônia, que freqüentemente resulta de fatores emocionais; enquanto a distração pode ser causada pela depressão, raiva ou pelo estado de sonhar acordado; o consumo de álcool e de drogas resulta do descontentamento emocional.

O trauma inclui todos os acidentes e lesões, quer envolvam *outros* seres humanos, animais, plantas ou objetos, incluindo, por exemplo, queimaduras, mordidas e picadas. Parasitas é um termo vago, geral, que inclui infecções e infestações, havendo no entanto, o conceito adicional de *Li Qi* ou as Pestilências, as quais são consideradas como Fatores de Doença Externos, que são distintos dos Seis Fatores Climáticos e que são capazes de invadir o corpo até mesmo de um indivíduo saudável, dada a sua grande virulência.

Tratamento como um Fator de Doença

Uma lesão física pode surgir de um tratamento incorreto de Acupuntura ou de erros e dificuldades durante a cirurgia que levam a danos estruturais dos tecidos, e ao mesmo tempo à obstrução de *Qi* e de *Xue*, quando manifesta-se pela dor localizada intensa ou fixa e com o aparecimento de inflamação crônica e de irritação com rubor, dor e tumor. A primeira forma está freqüentemente associada com o acúmulo local de Frio e de Umidade e a segunda, com o acúmulo local de Umidade e de Calor.

O uso de medicamentos inapropriados na dosagem e no tipo pode levar também à doença, fato que ocorre, também, com as ervas medicinais, porém em grau menor; mesmo o uso correto de grande número de medicamentos pode levar à doença através de seus efeitos colaterais sobre o corpo, fato que raramente ocorre se seguir o uso correto de ervas medicinais.

O uso incorreto ou os efeitos colaterais de medicamentos e tratamentos ocidentais podem resultar em desarmonias profundas e duradouras da mente, das emoções e do corpo físico. Os sintomas destas desarmonias induzidas por droga são muito comuns no ocidente e podem confundir bastante o diagnóstico, fato que o médico deve estar consciente e avaliar esta possibilidade em todo caso.

Fatores secundários

Existem fatores de doença secundários que podem surgir da ação de um ou mais Fatores de Doença primários e três destes fatores secundários são extremamente importantes na Medicina Tradicional Chinesa e serão discutidos posteriormente.

Estagnação	discutida na página 180
Mucosidade	discutida na página 81
Vento Interno	discutido na página 112

Os Fatores de Doença estão discutidos com maior ênfase no Capítulo 17.

Resumo

Os Fatores de Doença foram predominantes na gênese das doenças na China antiga e atualmente nos países de Terceiro Mundo, em qualquer sociedade pobre e principalmente rural com a predominância da má nutrição e exposição prolongada aos extremos do clima.

Nos países mais ricos, com desenvolvimento industrial maior, o padrão de doença é diferente, em que os Fatores Internos, principalmente emocional, estresse e as desarmonias, são os principais fatores originadores, agravadores e perpetuadores de doença.

Entretanto, as sociedades humanas e o ecossistema do planeta estão em um processo de constante mudança e desenvolvimento. As mudanças aceleram-se com o crescimento dos sistemas de comunicação e da população mundial. É provável que em 50 anos os padrões de doença sofram grandes alterações, por isso, os padrões de tratamento devem ser alterados para se igualar com estas mudanças.

Capítulo
5

Padrões de Doença

Terminologia
Na terminologia médica ocidental a palavra síndrome, geralmente, indica uma combinação de sinais e sintomas que ocorrem com freqüência, porém, não é necessário que tenham a mesma causa, por isso, síndrome associada com a causa constitui a doença.

Este conceito é um pouco diverso do pensamento médico chinês, por isso a palavra síndrome é evitada neste livro e substituída pela frase Padrão de Desarmonia, ou simplesmente Desarmonia que é usada para indicar qualquer padrão principal da desarmonia das Substâncias, *Jing Luo*, *Zang Fu* ou do corpo, enquanto a palavra "doença" é usada somente para significar um Padrão de Desarmonia e não uma síndrome no contexto ocidental. A palavra "causa" é evitada, pois ela implica em causa e efeito. A frase Fator de Doença é usada para indicar um aspecto do padrão global do corpo e do ambiente, associada com a origem ou com a precipitação do desequilíbrio. As origens de um Padrão de Desarmonia são vistas em termos de uma combinação recíproca de Fatores de Doença, não em termos de uma única causa. A palavra "sintomas" é usada neste livro para significar tanto os sinais, as indicações objetivas de doença observadas pelo médico, assim como os sintomas, as indicações subjetivas relatadas pelo paciente.

Classificação de Padrões de Doença
Um paciente que vem para o diagnóstico manifesta vários sintomas de desarmonia. O médico tenta classificar estes sintomas em um padrão reconhecível, de acordo com os conceitos da Medicina Tradicional Chinesa.

Os sintomas do paciente podem ser classificados em termos das seis principais categorias de desarmonia:

Yin Yang	Substâncias
Oito Princípios	*Jing Luo* (Canais e Colaterais)
Fatores de Doença	*Zang Fu* (Órgãos e Vísceras)

Os Padrões de Desarmonia das Substâncias e dos Fatores de Doença já foram discutidos, os do *Jing Luo* são abrangidos pela maioria dos livros, e os do *Zang Fu* estão considerados em capítulos posteriores deste livro.

Na Medicina Tradicional Chinesa, o primeiro passo do diagnóstico diferencial é classificar os sintomas do paciente em termos dos Padrões de Desarmonia dos Oito Princípios.

Padrões de Desarmonia dos Oito Princípios

Os Oito Princípios são quatro pares de opostos polares (Tabela 5.1).

O *Yin* e o *Yang* são a base da Medicina Tradicional Chinesa, toda a fisiologia e a patologia são fundamentadas no princípio de *Yin/Yang*. Os Oito Princípios para a classificação de Padrões de Desarmonia são o *Yin/Yang* e as três subdivisões de *Yin Yang* que são Frio e Calor, Deficiência e Excesso, Interno e Externo, e estas três subdivisões estendem às aplicações de *Yin/Yang* na prática clínica.

Interior e Exterior

Estes dois princípios referem-se à profundidade da doença e, também, à direção da evolução da doença, assim as doenças externas estão situadas nas camadas superficiais do corpo e tendem a aprofundar-se para dentro do corpo, enquanto as doenças internas são as que ocorrem no interior do corpo e podem se originar em níveis mais profundos.

Os Padrões Externos da doença estão associados com a invasão do corpo por um ou mais Fatores de Doença Externos que geralmente são agudos, de começo repentino e duração curta, apresentando sintomas, tais como, temor ao vento e ao frio, febre e calafrios, dor de cabeça, congestão nasal, garganta irritada ou dolorida e pulso superficial.

Os Padrões Internos podem surgir em conseqüência da penetração de Fatores de Doença Externos das camadas superficiais para o interior do corpo; também pela invasão direta aos *Zang Fu* por Fatores Externos ou pelas Desarmonias Internas dos *Zang Fu*. Estes Padrões são geralmente mais sérios e crônicos, de duração mais longa e começo mais insidioso. Se ocorrer a febre, ela é geralmente mais intensa, sem medo do frio ou do vento; podem ocorrer vômitos e alterações na urina e nas fezes, pulso mais profundo, e alterações no corpo da língua, além das mudanças no revestimento lingual.

Frio e Calor

Os Padrões de Frio podem estar associados com a agressão do corpo pelos Fatores de Doença Externos, tais como, o Frio, o Vento e a Umidade ou podem se relacionar com padrões Internos, tais como, as deficiências de *Yang* ou de *Qi* do corpo, às vezes com as alterações específicas dos Órgãos.

Os Padrões de Calor podem aparecer pela invasão do corpo pelos Fatores Externos, tais como, o Calor, o Calor de Verão, o Vento, a Secura e a Umidade; podem surgir também pela transformação de Fatores Externos, tais como, o

Tabela 5.1 – Padrões de Desarmonia dos Oito Princípios.

Yin	*Yang*
Interior	Exterior
Frio	Calor
Deficiência	Excesso

46 Conhecimento

Vento e o Frio no interior do corpo ou relacionar-se com os padrões Internos, por exemplo, a Deficiência de *Yin*, ou com Umidade-Calor.

Os Padrões de Frio apresentam os sintomas de frio nos membros, temor ao frio, face branca, secreções e urina abundantes e claras, fezes aquosas, falta de sede, movimentos retardados e pulso retardado e duro, e língua pálida com revestimento branco. O desconforto ou a dor piora com o frio e melhora com o calor, enquanto os sintomas de Calor são geralmente o oposto daqueles do frio; a pele torna-se vermelha, quente, temor ao calor, secreções e urina reduzidas, constipação, sede, excitabilidade, movimentos rápidos, pulso rápido e língua vermelha com revestimento amarelo. O desconforto e a dor geralmente pioram com o calor e melhoram com o frio.

Deficiência e Excesso

O conceito de Deficiência refere-se geralmente quando existem padrões internos crônicos associados com a debilidade de uma ou mais Substâncias e de um ou mais *Zang Fu*. Por isso, os padrões de Deficiência caracterizam-se por uma fraqueza geral e um estado de vazio que é indiferente se a deficiência é de *Yin* ou de *Yang*. No quadro de Deficiência, os fatores antipatogênicos estão enfraquecidos e os fatores patogênicos fortes relativamente.

O quadro de Excesso pode surgir pela agressão do corpo pelos Fatores de Doença Externos, em que a luta entre os fatores patogênicos e antipatogênicos é forte, pois os fatores antipatogênicos ainda não foram lesados. O Excesso pode também surgir pela atividade excessiva de um ou mais *Zang Fu*, ou mesmo pode se manifestar em decorrência da obstrução local que forma o acúmulo de *Qi*, *Xue* e de *Jin Ye*.

A Deficiência de *Qi* tem a característica de ser crônica, com fraqueza e cansaço, força inconsistente, voz, respiração e movimentos fracos ou enfraquecidos, pulso fraco, vazio, e língua com pouco ou sem revestimento. O Excesso caracteriza-se por ser agudo, com voz, respiração e movimentos fortes, violentos, desconforto agravado pela pressão, pulso forte, cheio e língua com revestimento grosso.

Os sintomas principais que refletem o estado de Interior, Exterior, Frio, Calor, Deficiência e Excesso encontram-se resumidos na Tabela 5.2.

Yin e Yang

Na Medicina Tradicional Chinesa, a concepção do *Yin* e do *Yang* são a base da fisiologia, da patologia e do diagnóstico diferencial. Todos os fatores podem ser vistos em termos da desarmonia fundamental de *Yin* e de *Yang*. Alguns exemplos dos sintomas de desarmonia de *Yin* e de *Yang* encontram-se resumidos na Tabela 5.3.

O Padrão de Desarmonia *Yin* pode ser subdividido em padrões de Frio, de Deficiência e de Interior, e os Padrões de Desarmonia *Yang* podem ser subdivididos em padrões de Calor, Excesso e Exterior (ver Tabela 5.1).

As combinações dos Padrões de *Yin* ou de *Yang* com os padrões dos outros Oito Princípios, ou um com o outro, serão discutidas posteriormente.

Combinações dos Padrões dos Oito Princípios

A dicotomia de *Yin* e de *Yang* é muito limitada para classificar os padrões de Desarmonias encontrados na prática clínica, por isso é estendida para os Oito Princípios; do mesmo modo, as oito categorias também seriam poucas,

Padrões de Doença 47

Tabela 5.2 – Principais sintomas de Interior, Exterior, Frio, Calor, Deficiência e Excesso.

Padrão	Sintomas	Pulso	Língua
Interior	Geralmente crônico, com começo mais gradual e duração mais longa, e alterações na urina e nas fezes; febre, se presente, pode ser severa, sem aversão ao frio	Profundo	Mudanças no corpo da língua e no revestimento lingual
Exterior	Geralmente agudo, com começo repentino e duração mais curta e menos alterações na urina e nas fezes; febre a calafrios, com temor ao vento frio ou calor	Superficial	Mudanças no revestimento da língua
Frio	Temor ao frio, membros frios, face branca, movimento retardado, comportamento quieto, sem sede, sem transpiração, urina clara, abundante, diarréia	Retardado, duro	Revestimento lingual branco, corpo mais ou menos pálido
Calor	Temor ao calor, pele vermelha quente, movimento rápido, excitabilidade, sede, transpiração, urina escura, constipação	Rápido	Revestimento amarelo, corpo mais ou menos vermelho
Deficiência	Geralmente crônico, com cansaço e voz, respiração e movimentos fracos; desconforto geralmente aliviado por pressão	Vazio	Pouco ou nenhum revestimento
Excesso	Geralmente agudo, com voz rude alta, movimentos e respiração pesados; desconforto geralmente agravado por pressão	Cheio	Revestimento grosso

Tabela 5.3 – Sintomas de Desarmonia de *Yin* e de *Yang*.

Tipo de sintoma	*Yin*	*Yang*
Geral	Face pálida, friorento, temor ao frio, desconforto aliviado pelo calor e pela pressão, sem sede ou preferência por bebidas quentes	Face vermelha, sente-se quente, temor ao calor e pressão, sede e preferência por bebidas frias
Energia	Cansado, fraco	Potente, inquieto
Comportamento	Menos ativo, quieto, retraído	Mais ativo, barulhento, atirado
Respiração e voz	Respiração pouco profunda fraca, voz fraca	Respiração pesada profunda, voz rude alta
Digestão	Apetite reduzido, distensão abdominal	Apetite aumentado, dor em queimação no epigástrio
Excreção	Urina abundante, clara, diarréia	Urina escassa, escura, constipação
Reprodução	Menos ativo sexualmente, menstruação pálida escassa, leucorréia branca	Mais ativo sexualmente, menstruação vermelha intensa, leucorréia amarela
Pulso	Profundo, retardado, vazio	Superficial, rápido, cheio
Língua	Corpo pálido; revestimento úmido, fino branco	Corpo vermelho; revestimento seco, grosso, amarelo

mas isto é compensado pelo uso das combinações dos Padrões dos Oito Princípios.

Entretanto, por convenção, nem todas as combinações possíveis são usadas, por exemplo, o Calor Excessivo, o Frio Excessivo, o Calor Deficiente, o Frio

48 *Conhecimento*

Deficiente, o Calor Externo, o Frio Externo, o Calor Interno, o Frio Interno, o *Yin* Deficiente e o *Yang* Deficiente são categorias mais comumente usadas; ao passo que o *Yin* Externo, o *Yin* Interno, o *Yang* Externo, o *Yang* Interno, Excesso Externo, etc. são pouco utilizados.

Exterior e Calor, Interior e Calor; Exterior e Frio, Interior e Frio

Estes padrões de combinações, geralmente conhecidos como Calor Externo, Calor Interno, Frio Externo e Frio Interno, já foram discutidos na Capítulo 4. Eles indicam se os Fatores de Doença de Calor e Frio são predominantemente de origem Externa ou Interna. Nestas quatro combinações, a classificação de acordo com os Fatores de Doença se sobrepõe com a classificação de acordo com os Oito Princípios, visto que as categorias de Calor e Frio ocorrem em ambas as classificações.

Os sintomas dos quatro padrões combinados encontram-se resumidos na Tabela 5.4.

Estes padrões combinados são compostos pelos sintomas de um dos padrões contribuidores além dos sintomas do outro padrão associado, assim, o padrão de Calor Externo é composto de sintomas Exteriores, tais como, o pulso superficial e o revestimento fino da língua, além de sintomas próprios do Calor, tais como, pulso rápido e revestimento lingual amarelo. O padrão de Frio Externo também apresenta os sintomas Exteriores, porém em combinação com os do Frio, tais como, o pulso duro e revestimento lingual branco.

Excesso e Calor, Deficiência e Calor, Excesso e Frio, Deficiência e Frio

A harmonia perfeita, estando o *Yin* e o *Yang* em equilíbrio e sem deficiências das Substâncias, este estado pode ser resumido como se segue na Figura 5.1A.

Na Figura 5.1A, *Yin* e *Yang*, Água e Fogo, Frio e Calor estão em perfeito equilíbrio, porém na prática **não** é a situação mais freqüente, de modo que na situação usual, o *Yin* e o *Yang* nem sempre estão em perfeito equilíbrio, também ocorrendo que uma ou mais Substâncias estejam deficientes. De modo que a condição humana normal é de um grau maior ou menor de depleção e de desequilíbrio, tal como é mostrado na Figura 5.1B, em que o *Yin* e o *Yang* geralmente estão deficientes, enquanto os níveis relativos deles estão mudando continuamente.

Se o *Qi* estiver deficiente, tanto o *Yin* como o *Yang* também estarão deficientes, havendo uma tendência de aumentar a Deficiência de *Yang*. Se o *Xue* estiver deficiente, tanto o *Yin* como o *Yang* estarão deficientes, havendo uma tendência relativa de aumentar a Deficiência de *Yin*. Estes relacionamentos encontram-se resumidos na Figura 5.2.

Tabela 5.4 – Comparação dos sintomas de Frio Interno e Externo, e Calor Interno e Externo.

Frio Externo	**Frio Interno**
Calafrios e febre	Sem febre
Agudo	Crônico
Pulso duro, tendendo para o profundo	Pulso duro profundo
Língua com revestimento fino branco	Língua com revestimento grosso branco

Calor Externo	**Calor Interno**
Febre aguda, com medo de vento	Febre mais alta ou mais crônica, sem medo de vento
Pulso rápido superficial	Pulso rápido cheio
Língua vermelha com revestimento amarelo fino	Língua mais vermelha com revestimento mais amarelo e mais grosso

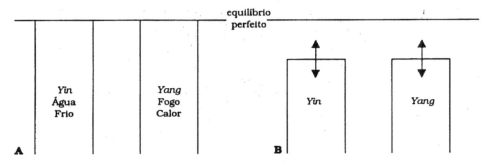

Figura 5.1 – A) Equilíbrio perfeito de *Yin/Yang* (situação não freqüente). B) Padrão variável de desequilíbrio (situação freqüente).

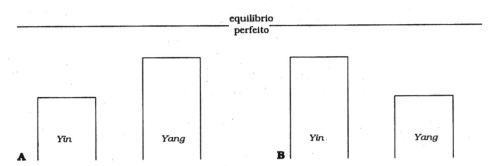

Figura 5.2 – Equilíbrio *Yin/Yang* e Deficiências de *Qi* e de *Xue*. A) *Xue* Deficiente. B) *Qi* Deficiente.

O *Yin* e o *Yang* não são opostos, mas sim, um sustenta e complementa o outro, de modo que, uma relativa Deficiência de *Yin* pode eventualmente levar à deficiência tanto de *Yin* como de *Yang*, embora a Deficiência de *Yin* fique relativamente maior. De modo semelhante, uma deficiência relativa de *Yang* pode levar à Deficiência de *Yin*, assim como de *Yang*, com o predomínio do *Yang*.

Este princípio é freqüentemente aplicado no tratamento, assim, no caso de Deficiência de *Yang* dos Rins não é suficiente fortalecer a fração *Yang* dos Rins, é necessário fortalecer também o *Yin* dos Rins, apesar de que a ênfase do tratamento esteja no tratamento do *Yang* dos Rins. A analogia aqui é de um lampião de óleo,[3] em que o óleo é o *Yin* e a chama é o *Yang*. Se ocorre o aumento do *Yang*, isto é, se a chama for aumentada, o óleo do lampião vai queimar por pouco tempo. É necessário, então, aumentar também o óleo, que é o *Yin*, para que o lampião possa queimar por mais tempo.

Excesso de Calor (Excesso de *Yang*), Deficiência e Calor (*Yin* Deficiente)

Estes dois padrões são também conhecidos como Excesso de Calor e de Calor Deficiente.

Calor Excessivo (Yang Excessivo)

O padrão de Calor Excessivo, tal como mostrado na Figura 5.3A, mostra que o Calor e o *Yang* estão em verdadeiro Excesso. Decorrido algum tempo, este Calor Excessivo vai lesar o *Yin* e os líquidos do corpo que resulta no padrão mostrado na Figura 5.3B.

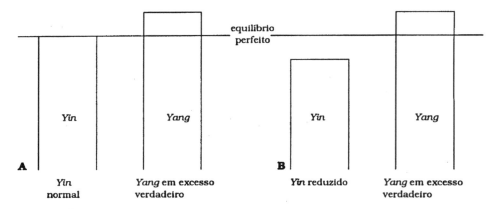

Figura 5.3 – Equilíbrio Yin/Yang e Calor Excessivo (Yang Excessivo). A) Calor Excessivo (Yang Excessivo). B) Calor Excessivo prolongado (Yang Excessivo prolongado).

O quadro de Calor Excessivo é uma combinação dos padrões de Excesso e de Calor, por isso apresenta sintomas de Excesso, tais como, pulso cheio e língua com revestimento grosso juntamente com os sintomas de Calor, por exemplo, pulso rápido e revestimento de língua amarelo. Os sintomas deste padrão combinado estão esboçados na Tabela 5.5.

O Calor Excessivo é um padrão Yang puro, visto que tanto os padrões de Excesso que contribuem como, o Calor, provêm do mesmo Yang. Os dois padrões de Calor e de Excesso se complementam, por isso os sintomas são fortes, potentes e cheios.

Calor Deficiente (Yin Deficiente)

O padrão de Calor Deficiente ou de Yin Deficiente está geralmente representado nos livros como na Figura 5.4A, em que o Yang está em nível normal,

Tabela 5.5 – Comparação dos sintomas de Frio Excessivo e Deficiente, e Calor Excessivo e Deficiente.

Frio Excessivo (Yin Excessivo)	**Frio Deficiente** (Yang Deficiente)	**Calor Deficiente** (Yin Deficiente)	**Calor Excessivo** (Yang Excessivo)
Membros frios, temor ao frio, desconforto aliviado pelo calor e agravado pela pressão	Membros frios, temor ao frio, desconforto aliviado pelo calor e pela pressão	Febre vespertina, malar corado, sensação de calor nas palmas das mãos e plantas dos pés	Febre alta, corpo inteiro vermelho e quente, desconforto aliviado pelo frio, agravado pela pressão
Movimentos potentes retardados	Movimentos fracos lentos, cansaço, hipersônia	Movimentos fracos rápidos, inquietação, insônia	Movimentos potentes rápidos, inquietação, delírio
Nenhuma transpiração	Transpiração diurna	Transpiração noturna	Transpiração
Urina abundante clara	Urina abundante clara	Urina escassa escura	Urina escassa escura
Fezes aquosas	Fezes aquosas	Constipação	Constipação
Pulso cheio, retardado, profundo	Pulso vazio, retardado	Pulso rápido, superficial	Pulso rápido, cheio
Língua pálida, revestimento branco, grosso	Língua pálida, revestimento branco, grosso	Língua vermelha, pouco ou sem revestimento	Língua vermelha escura, revestimento amarelo grosso

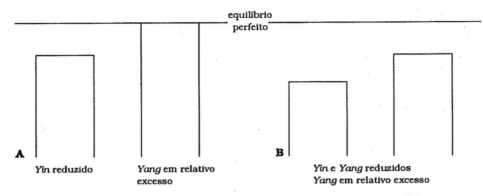

Figura 5.4 – Equilíbrio Yin/Yang e Calor Deficiente (Yin Deficiente). A) Calor Deficiente (Yin Deficiente ideal). B) Calor Deficiente (Yin Deficiente real).

mas em Excesso relativamente ao Yin que está deficiente. No entanto, o Yin Deficiente geralmente é um padrão de deficiência crônica, de modo que vai promover a deficiência tanto de Yin como de Yang, assim, a representação mais realística é aquela mostrada na Figura 5.4B, onde tanto o Yin como o Yang estão deficientes, porém o Yang está relativamente em Excesso.

O padrão de Calor Deficiente é uma combinação dos padrões de Deficiência e de Calor, por isso apresentam sintomas de deficiência, tais como, pulso vazio, superficial e língua com pouco ou nenhum revestimento e de Calor, por exemplo, pulso rápido com língua vermelha (ver Tabela 5.5). Trata-se de um padrão misto, pois um dos padrões é o Yin e o outro Yang, por isso, a Deficiência de Yin modifica os sintomas Yang de Calor, de modo que somente a região malar fica vermelha em contraste com o padrão de Calor Excessivo em que todo o rosto fica vermelho.

O quadro de Calor Deficiente (Yin Deficiente) é geralmente crônico e está associado com os Fatores de Doença Internos, ao passo que Calor Excessivo é freqüentemente agudo associado com Fatores de Doença Externos.

O padrão de Calor Deficiente é comumente conhecido como o de Yin Deficiente, pois o Yin é insuficiente para controlar o Yang, ou Água é insuficiente para controlar o Fogo, por isso apresenta sintomas de Calor, porém, associado com os sintomas de fraqueza básica, assim o paciente pode estar inquieto, excitado e falante, com insônia e irritabilidade, como acontece no caso de Calor Excessivo, mas no caso Calor Deficiente os sintomas não são tão potentes, e estão sujeitos a se alternar com sintomas de cansaço e de esgotamento, de modo que o Calor Deficiente freqüentemente está associado com as desarmonias crônicas dos Zang Fu, principalmente com a Deficiência do Yin dos Rins, ao passo que o Calor Excessivo com estados febris agudos.

Excesso e Frio (Yin Excessivo), Deficiência e Frio (Yang Deficiente)

Estes dois padrões são conhecidos também como Frio Excessivo e Frio Deficiente.

Frio Excessivo (Yin Excessivo)

No padrão de Frio Excessivo, o Frio e o Yin estão em Excesso real (ver Fig. 5.5A), conseqüentemente, o excesso de Frio vai lesar o Yang, resultando no padrão ilustrado na Figura 5.5B.

O quadro de Frio Excessivo (Yin Excessivo) é uma combinação dos padrões de Excesso que é do Yang e o de Frio, que corresponde a Yin, por isso ocorrem alguns sintomas de Excesso, tais como, o pulso profundo e o revestimento

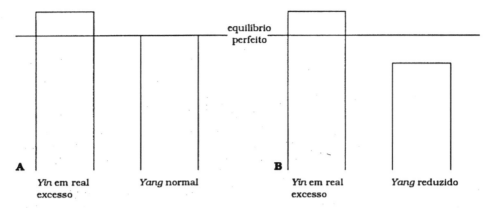

Figura 5.5 – Equilíbrio *Yin/Yang* e Frio Excessivo (*Yin* Excessivo). A) Frio Excessivo (*Yin* Excessivo). B) Frio Excessivo prolongado (*Yin* Excessivo prolongado).

lingual espesso e sintomas de Frio, por exemplo, pulso profundo e revestimento de língua branco. O aspecto *Yin* e o aspecto *Yang* modificam-se entre si que é diferente do que acontece com o padrão de Calor Excessivo, onde os fatores contribuidores são *Yang* e se complementam, assim, no Calor Excessivo, os movimentos do pulso e do corpo são fortes e rápidos, ao passo que no Frio Excessivo, são fortes, mas retardados (ver Tabela 5.5).

Frio Deficiente (Yang Deficiente)

O padrão de Frio Deficiente ou de *Yang* Deficiente está geralmente representado nos livros como na Figura 5.6A, em que o *Yin* apresenta-se como normal, mas estando em relativo excesso sobre o *Yang* que está deficiente. No entanto, a Deficiência de *Yang* é geralmente um quadro de deficiência crônica e este estado vai conseqüentemente levar à deficiência tanto de *Yin* como de *Yang*, na qual tanto o *Yin* como o *Yang* são deficientes, mas o *Yang* é relativamente mais deficiente e o *Yin* está em relativo excesso (Fig. 5.6B).

O quadro clínico de Frio Deficiente é uma combinação da Deficiência de *Yin* com o padrão de *Yin* de Frio, resultando em um padrão *Yin* puro, do mesmo modo que Calor Excessivo é um padrão de *Yang* puro.

Tanto o Frio como a deficiência são estados *Yin* e ambos tendem a provocar a lentidão e a fraqueza da circulação de *Qi* e de *Xue*, de modo que estes dois

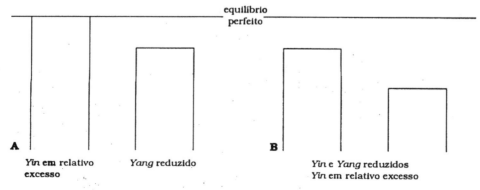

Figura 5.6 – Equilíbrio *Yin/Yang* e Frio Deficiente (*Yang* Deficiente). A) Frio Deficiente (*Yang* Deficiente). B) Frio Deficiente (*Yang* Deficiente).

contribuem para os sintomas de Frio, tais como, a língua pálida e a fraqueza e a lentidão dos movimentos do pulso e do corpo.

O padrão de Frio Excessivo, a origem é geralmente externa, enquanto a deficiência do Frio, a origem é mais interna, embora os Fatores de Doença tanto Internos quanto Externos possam contribuir para dois padrões (págs. 32 e 33).

O quadro de Frio Deficiente é comumente conhecido como *Yang* Deficiente, pois a ocorrência de insuficiência do Calor (*Yang*) desequilibra o Frio (*Yin*), ao mesmo tempo, a insuficiência de *Yang* não pode aquecer, mover e reter a Água, fato este que pode levar ao acúmulo de Umidade e provocar poliúria. O padrão de *Yang* Deficiente está acompanhado de sintomas de vazio e de fraqueza, em contraste com os sintomas de plenitude e de força que acompanham o Frio Excessivo.

Nos padrões de *Yin* Deficiente e *Yang* Deficiente, o Excesso de *Yin* ou de *Yang* é somente relativo ou aparente; ao passo que nos padrões de Frio Excessivo e Calor Excessivo, o Excesso de *Yin* (Frio) ou de *Yang* (Calor) é verdadeiro.

Colapso de Yin ou de Yang

O *Yin* Deficiente pode se transformar num padrão chamado Colapso de *Yin* (*Yin* Dominado) e o *Yang* Deficiente pode se tornar Colapso de *Yang* (*Yang* Dominado), cujos sintomas estão resumidos na Tabela 5.6.

O Colapso de *Yin* pode surgir de uma perda excessiva de *Jin Ye*, tal como acontece em transpiração excessiva, vômitos ou hemorragias. Este quadro é de uma situação de emergência, onde o *Yin* tem que ser fortificado, a fim de evitar o Colapso em conseqüência do total esgotamento. O Colapso de *Yin* ou de *Yang* é mais grave do que a Deficiência de *Yin* ou de *Yang*, podendo lesar o corpo mais intensamente, e estas duas formas de Colapso podem, rapidamente, transformar-se um no outro.

Calor Verdadeiro e Frio Falso; Frio Verdadeiro e Calor Falso

Estes dois padrões também são formas extremas do desequilíbrio *Yin*/*Yang*. O padrão de Calor Verdadeiro e Frio Falso pode surgir durante uma doença de Calor extremo, manifestando-se pelos sintomas de Calor Excessivo, tais como, muita sede, delírio, pulso rápido, cheio e língua seca com revestimento amarelo, então, de repente os membros podem ficar frios, enquanto os outros sintomas permanecem inalterados. Este fato deve-se ao grande esgotamento do *Yin* e do *Jin Ye*, e que, de repente, são direcionados para as extremidades pela ação expansiva do Fogo e do *Yang* Excessivos, por isso, é dito que o Calor é verdadeiro e o Frio Falso.

O quadro de Frio Verdadeiro e Calor Falso pode surgir durante uma doença de Frio Excessivo, que se manifesta pela presença de membros frios e pulso tênue, então, de repente, o paciente torna-se agitado, como se tivesse uma desarmonia

Tabela 5.6 – Colapso de *Yin* e Colapso de *Yang*.

Colapso de Yin	Colapso de Yang
Face corada; pele, mãos e pés quentes, temor ao calor; inquietação; sede e preferência pelas bebidas frias; transpiração viscosa; respiração rápida	Face pálida; pele e membros frios, temor ao frio; desleixo; preferência por bebidas quentes, transpiração fria intensa; respiração fraca
Pulso disperso ou leve e rápido	Pulso tênue, sem força
Língua vermelha e seca com pouco ou nenhum revestimento	Língua pálida e úmida

54   *Conhecimento*

de Calor. Este fato sucede porque o *Yin* e o *Jin Ye* são maiores, enquanto o *Yang* e o Fogo muito pequenos, de modo que o *Yang* não pode penetrar o corpo, permanecendo na superfície do corpo onde, temporariamente, dá a aparência de Calor, portanto é um quadro de Frio Verdadeiro e de Falso Calor.

Contradições aparentes

O padrão de sintomas manifestados por um paciente na clínica, pode freqüentemente parecer complexo, confuso e contraditório. Os sintomas de Calor podem estar misturados com os sintomas de Frio, assim como podem haver sintomas tanto de *Yin* Deficiente como de *Yang* Deficiente e os sintomas de Interior e de Deficiência podem coexistir com aqueles do Exterior e do Excesso.

Interno e Externo

Como já analisado no Capítulo 4, as causas tanto Internas como Externas podem contribuir para o aparecimento de um Padrão de Desarmonia, tal como ocorre no caso de Frio Interno e Externo interagindo-se a Deficiência de *Yang* dos Rins (Fig. 4.1), no caso de Calor Interno e Externo interagindo-se a Deficiência de *Yin* dos Rins (Fig. 4.2) e com a Umidade Interna e Externa interagindo-se a Deficiência de *Qi* do Baço/Pâncreas (Fig. 4.3). Os Fatores Externos que invadem o corpo podem mudar de natureza, assim, o Vento-Frio pode se transformar em Calor; após a invasão este Calor pode progredir mais profundamente e passar a ter características mais Internas do que Externas. Estas transformações estão descritas na classificação dos Seis Estágios (Doenças devido ao Frio) e nas classificações de *Wei Qi Yin Xue* e de *San Jiao* (Doenças devido ao Calor). A discussão destas três classificações principais não é o propósito deste livro.

Deficiência e Excesso

Um paciente pode ter sintomas de Deficiência global de *Qi* e de *Xue*, além disso, pode ter sintomas de Excesso devido à estagnação local e de acúmulo de *Qi, Xue* ou *Jin Ye* e em uma determinada região do corpo, em conseqüência a um trauma ou à invasão local de Frio e de Umidade. Ao mesmo tempo pode apresentar sintomas aparentes de Excesso com deficiência básica genuína, como ocorre no padrão de *Yin* Deficiente (Calor Deficiente). Do mesmo modo, pode apresentar padrões de Excesso em um *Zang Fu*, com manifestação simultânea de padrões de deficiência em outro *Zang Fu*. Assim, pode haver uma deficiência de Baço/Pâncreas que leva à produção de Mucosidade associada com o padrão de retenção excessiva de Mucosidade no Pulmão (*Fei*).

Além de estarem interligados, os padrões de Excesso e de Deficiência podem se transformar um no outro, assim, no caso de asma crônica do tipo Deficiente, isto é, envolvendo as deficiências do *Qi* dos Rins e do Pulmão, este estado predispõe o corpo à agressão pelo Frio Externo. Esta agressão pode desencadear uma crise aguda de asma do tipo Excesso. Este Padrão de Excesso que é temporário, geralmente transforma-se mais tarde em asma do tipo Deficiência. De modo que ocorre um padrão de deficiência interna básica e crônica com períodos de agudização do tipo Excesso Externo.

Frio e Calor, *Yin* e *Yang*

A ocorrência simultânea de sintomas de *Yin* Deficiente e de *Yang* Deficiente foi analisada no Capítulo 3 (pág. 22) e no Caso Clínico 7 (pág. 246).

Qualificação das classificações dos Oito Princípios

Até o momento, os sintomas do Padrão de Desarmonia de um indivíduo foram classificados em termos de *Yin/Yang*, Oito Princípios e as combinações dos padrões destes uns com os outros. Entretanto, esta classificação dos Oito Princípios é geralmente relacionada em termos dos Padrões de Desarmonia de outras categorias, tais como, os Fatores de Doença, Substâncias, Canais e Colaterais (*Jing Luo*) e Órgãos e Vísceras (*Zang Fu*), e os exemplos desta relação dos Oito Princípios são apresentados na Tabela 5.7.

De modo que poderia haver sintomas de uma desarmonia Interna em termos da classificação dos Oito Princípios, por exemplo, padrão crônico com começo insidioso, alterações na urina e nas fezes e língua com revestimento grosso. Entretanto, se usar as categorias do Fator de Doença, a classificação do padrão em termos dos Oito Princípios pode ser qualificada ou mesmo ampliada, assim, as sensações de peso e de plenitude na cabeça e no tórax, pulso escorregadio e língua com revestimento gorduroso indicam a influência perniciosa do tipo Umidade, e que na classificação do padrão do paciente torna-se agora Umidade Interna.

De modo semelhante, um padrão que é da deficiência em termos dos Oito Princípios que se manifesta pela fraqueza, com pulso fraco e língua com revestimento fino, pode ser qualificado em termos dos Padrões de Desarmonia das Substâncias, assim, pode haver a calvície precoce, perda de dentes e o envelhecimento precoce indicando uma desarmonia de *Jing*, de modo que a classificação global do padrão é, portanto, de *Jing* Deficiente.

O paciente pode também ser classificado em termos dos padrões dos outros sistemas, por exemplo, as Seis Divisões, *Wei Qi Ying Xue*, *San Jiao*, os Oito Canais Extras, os Cinco Movimentos, os Dez Eixos Celestiais e os Doze Ramos Terrestres. Entretanto, na prática clínica, os sistemas fundamentais para a classificação dos Padrões de Desarmonia do paciente são:

Yin/Yang	Oito Princípios	Fatores de Doença
Substâncias	*Jing Luo*	*Zang Fu*

Padrões de Doença Comuns

A Medicina Tradicional Chinesa descreve vários Padrões de Doença Comuns, os quais podem envolver algumas ou todas as cinco principais categorias de desarmonia apresentadas acima, e estes padrões apresentados em alguns livros chineses modernos[9,13,18] são uma mistura curiosa de sintomas presentes, síndromes ou doenças ocidentais e padrões de doença chineses (Tabela 5.8).

Assim, todas as três categorias foram incluídas sob a frase Padrões de Doença Comuns, visto que elas se sobrepõem e freqüentemente não existe distinção clara. A confusão surge do uso de termos ocidentais, com suas

Tabela 5.7 – Relação da classificação dos Oito Princípios.

Relação	Exemplos
Fatores de Doença	Umidade Interna, Vento-Frio Externo
Substâncias	*Jing* Deficiente, Calor no *Xue*
Jing Luo	Invasão do Fígado e dos Canais pelo Frio Externo
Zang Fu	*Yin* dos Rins Deficiente, *Yang* do Coração Hiperativo

56 Conhecimento

Tabela 5.8 – Componentes de Padrões de Doença Comuns.

Componente	Exemplo
Sintoma presente	Insônia, edema, dor de cabeça
Síndrome ou doença ocidental	Malária, artrite, hipertireoidismo
Padrão de Doença Chinês	Padrão *Wei*, padrão *Bi*, *Xiao Chuan*

conotações médicas ocidentais como aproximações para os termos chineses, os quais, por sua vez, podem ter significados um tanto diferentes. Por exemplo, o termo ocidental asma é usado como uma tradução para o padrão chinês *Xiao Chuan*, mas os dois conceitos são diferentes, baseados em teorias de saúde e doença muito diferentes. Além disso, algumas síndromes ocidentais não têm o equivalente na Medicina Tradicional Chinesa, por exemplo, colecistite e colelitíase, em que os sintomas destas síndromes ocidentais estão incluídos nos padrões chineses que se aproximam de icterícia, dor hipocondríaca e algumas formas de dor gástrica. Além do mais, uma síndrome ocidental pode incluir uma variedade de padrões chineses, por exemplo, hipertireoidismo pode incluir até seis padrões chineses diferentes. Do mesmo modo, um padrão chinês pode abranger várias síndromes ocidentais, por exemplo, o Fogo no Fígado está relacionado em algumas formas de hipertensão essencial, glaucoma, menorragia e distúrbios emocionais.

Resumo

Neste capítulo foi analisada a classificação dos Padrões de Desarmonia na Medicina Tradicional Chinesa. A classificação dos Oito Princípios foi discutida com algum detalhe, pois ela é o estágio inicial do diagnóstico diferencial, e também os métodos de diagnóstico pela análise da língua e do pulso são descritos em termos dos Oito Princípios. A patologia e os Padrões de Desarmonia dos *Zang Fu* são analisados em termos dos Oito Princípios dos Fatores de Doença e das Substâncias.

Parte
2

Zang Fu (Órgãos e Vísceras)

Capítulo
6

Zang Fu (Órgãos e Vísceras)

Os conceitos de *Zang Fu* formam o âmago central da Medicina Tradicional Chinesa; o estudo da fisiologia e da patologia são em termos dos *Zang Fu* que podem ser considerados como os sistemas de órgãos da Medicina Tradicional Chinesa, embora não se refira tanto às estruturas quanto aos inter-relacionamentos funcionais e que não há necessariamente uma correspondência íntima entre as concepções dos *Zang Fu* com o sistema de órgãos da Medicina Ocidental.

Origens de confusão

No passado houve uma considerável confusão sobre a compreensão dos *Zang Fu* pelas seguintes razões: falta de informação precisa sobre a Medicina Tradicional Chinesa; o uso de conhecimento asiático não-chinês; ênfase excessiva e aplicação errônea da Teoria dos Cinco Movimentos; acréscimos teóricos dos ocidentais à teoria chinesa e aplicação do pensamento ocidental e dos conceitos ocidentais à Medicina Tradicional Chinesa.

Nos tempos iniciais do estudo da Acupuntura havia falta de informações adequadas e precisas sobre a fisiologia e patologia da Medicina Tradicional Chinesa, e para compensar esta falta, material do Japão, Coréia, Vietnam e outros lugares foi incorporado, e em alguns casos, foi posteriormente suplementado pelas teorias locais. A mistura resultante era geralmente incorreta, inadequada e confusa, e, por definição, não era a Medicina Tradicional Chinesa.

Um exemplo específico disto foi o uso excessivo e errôneo da Teoria dos Cinco Movimentos, freqüentemente traduzida erroneamente como a Teoria dos Cinco Elementos, que surgiu da falta de conhecimento dos Padrões dos Oito Princípios e da fisiologia dos *Zang Fu*. Pelo fato de haver uma análise recente da importância da Teoria dos Cinco Movimentos feita por Kaptchuk e Bensky,[12] ela não será analisada em profundidade.[9,18]

O problema remanescente será a tendência de aplicar os processos do pensamento ocidental e dos conceitos ocidentais à Medicina Tradicional Chinesa.

60   Zang Fu *(Órgãos e Vísceras)*

O pensamento ocidental tende a ser redutivo e analítico, tentando separar uma das outras partes do fenômeno, a fim de estudar cada parte em isolado, enquanto o pensamento chinês tende a ser intuitivo e sintético, agrupando os fenômenos juntos em padrões de inter-relacionamentos funcionais.

A concepção da Medicina Tradicional Chinesa é um sistema de lógica, completo e auto-suficiente que não precisa da adição de conceitos de outras fontes, a fim de funcionar satisfatoriamente tanto na teoria como na prática. De fato, a mistura de conceitos chineses e ocidentais ou a má interpretação e tradução errônea dos conceitos chineses, em termos da terminologia ocidental, leva somente à confusão. Por exemplo, a mente ocidental pensa no fígado como um objeto sólido, físico, e vê sua função em termos da sua estrutura bioquímica, histológica e anatômica. Se o conceito chinês, *Gan*, é traduzido como fígado, então a mente ocidental tende a ver o sistema de órgãos chinês nestes termos ocidentais, conquanto as funções de *Gan* não são as mesmas das do fígado da Medicina Ocidental. A concepção chinesa, não vê as funções de *Gan* como armazenamento de glicogênio, ferro, cobre e vitamina B_{12}; nem como produtos de heparina e de protrombina, mas como função principal de promover o fluxo livre de *Qi*.

Embora alguns sistemas de órgãos ocidentais, por exemplo os tecidos endócrinos, não tenham o equivalente em chinês e um sistema *Fu*, o *San Jiao* é puramente um conceito de relações fisiológicas, sem um órgão físico associado. As tentativas de ligar as glândulas endócrinas específicas a um *Zang Fu* específico, ou o *San Jiao* a um sistema ocidental específico, não melhoram a prática clínica e geralmente causam mais dificuldades.

Neste livro, os nomes chineses dos *Zang Fu* são usados em toda parte e quanto mais cedo os nomes chineses forem adotados no ocidente e o uso de termos ocidentais na Medicina Tradicional Chinesa forem abandonados, mais cedo a confusão e a idéia errônea ocidentais em relação aos *Zang Fu* vão desaparecer.

Doze *Zang Fu*

Neste livro não foi descrito os *Zang Fu* em termos dos órgãos da Medicina Ocidental nem da Teoria dos Cinco Movimentos, mas sim em termos de *Yin/Yang* e de transformação e circulação das Substâncias.

A função dos *Zang Fu* é a de receber o ar, os alimentos e as bebidas do ambiente externo e transformá-los em Substâncias e em produtos supérfluos, estes são excretados e as Substâncias são circuladas por todo o corpo, mesmo sobre a superfície dele, e, no corpo, as Substâncias circulam tanto dentro como fora da rede dos Canais e Colaterais (*Jing Luo*), para abastecer todas as estruturas do corpo; além disso, os *Zang Fu* são também responsáveis por manter uma interação harmoniosa entre o corpo e o ambiente externo.

Os Seis *Zang* e seus *Fu* acoplados são apresentados na Tabela 6.1, juntamente com o nome chinês, nome ocidental e abreviação ocidental para cada um.

Zang (Órgãos) e *Fu* (Vísceras)

Os *Zang* apresentam características *Yin*, são mais sólidos e internos e os responsáveis pela formação, transformação, armazenamento, liberação e regulação das Substâncias puras que são o *Qi, Xue, Jing, Jin Ye e Shen* (espírito).

Tabela 6.1 – *Zang Fu*.

Palavras chinesas	Zang Aproximação portuguesa	Abreviação	Palavras chinesas	Fu Aproximação portuguesa	Abreviação
Shen	Rins	R	*Pang Guang*	Bexiga	B
Pi	Baço/Pâncreas	BP	*Wei*	Estômago	E
Gan	Fígado	F	*Dan*	Vesícula Biliar	VB
Xin	Coração	C	*Xiao Chang*	Intestino Delgado	ID
Fei	Pulmão	P	*Da Chang*	Intestino Grosso	IG
Xin Bao	Pericárdio	CS	*San Jiao*	Triplo Aquecedor	TA

Os *Fu* apresentam características *Yang*, são mais ocos e externos e são responsáveis pela recepção e armazenamento de alimentos e bebidas, pela passagem e absorção de seus produtos de transformação e pela excreção dos resíduos.

Os *Zang* não se comunicam diretamente com o meio exterior, têm a função de transformar os produtos impuros dos *Fu* em substâncias puras as quais armazenam e as libertam. Existem exceções, por exemplo, o *Fei* (Pulmão), embora *Zang*, comunica-se diretamente com o ambiente externo através das vias aéreas, e a Vesícula Biliar (*Dan*), embora *Fu*, recebe, armazena e excreta uma substância pura, a bile; o *San Jiao* (Triplo Aquecedor) não é associado com um órgão físico, mas pode ser considerado em termos de certos inter-relacionamentos funcionais dos outros *Zang Fu*; e o Pericárdio (*Xin Bao*) é desconsiderado como um sistema *Zang*, sendo suas funções incluídas no *Xin* (Coração).

Os Cinco *Zang* – *Xin*, *Fei*, *Pi*, *Gan* e *Shen* – são o coração da Medicina Chinesa e mais importantes do que os seis sistemas *Fu*. A percepção dos padrões de Doença dos cinco sistemas *Zang* forma o tema central de diagnóstico e de tratamento da Medicina Tradicional Chinesa.

Pares de *Zang Fu* (Órgãos e Vísceras)

Os acoplamentos dos sistemas *Zang* e *Fu* têm importância clínica considerável, enquanto alguns não são considerados. Por exemplo, existem ligações muito estreitas entre o *Gan* e o *Dan*, entre o *Pi* e o *Wei* e entre o *Shen* e o *Pang Guang*. Entretanto, as ligações entre *Xin* (Coração) e o *Xiao Chang* (Intestino Delgado), e *Fei* (Pulmão) e *Da Chang* (Intestino Grosso) são mais tênues e os Padrões de Desarmonia de *Xiao Chang* e de *Da Chang* são incluídos nos Padrões de Desarmonia de *Pi* e do *Wei* e são tratados pelos pontos de Acupuntura dos Canais *Pi* e *Wei*. As ligações entre o *Xin Bao* (Pericárdio) e *San Jiao* (Triplo Aquecedor) são vagas; o *Xin Bao* não é geralmente considerado como separado do *Xin* (Coração) no contexto de doença crônica e as funções de *Xin Bao* na proteção de *Xin* e de *San Jiao* na regulação das vias das Águas, estão bem separadas.

Dan, *Wei* e *Pang Guang* apresentam poucos Padrões de Desarmonia separados dos seus respectivos *Zang*. A fisiologia e patologia destes *Fu* estão incluídas principalmente nos de sistema *Zang* dominante, embora se dê uma ênfase maior à parte *Yang*, que são os aspectos *Yang* relacionados com a digestão e a excreção. Enquanto estes três *Fu* têm relativamente pouca existência separados do sistema *Zang*, seus Canais apresentam uma variedade maior de sinais e de sintomas independentes, visto que os Canais de Bexiga (*Pang Guang*), da Vesícula Biliar (*Dan*) e do *Wei* (Estômago) são os maiores do corpo.

Resumo

Os *Zang Fu* constituem a essência da Medicina Tradicional Chinesa, situando-se no centro da estrutura organizacional do corpo. Para evitar confusão sobre este tópico, é essencial aderir aos conceitos e padrões do pensamento chinês e não misturar estes com conceitos de qualquer outro sistema. Por exemplo, os *Zang Fu* da Medicina Tradicional Chinesa são um conjunto de conceitos completamente diferente dos órgãos da Medicina Ocidental e não devem ser confundidos com eles.

Neste capítulo, foram mencionadas as funções dos *Zang Fu* e comparados os *Zang* e os *Fu*. Foi analisado que alguns dos acoplamentos habituais de *Zang* e de *Fu* podem ter sido adotados mais por razões de clareza teórica, do que por observações clínicas.

Capítulo
7

Rins (*Shen*) e Bexiga (*Pang Guang*)

Rins (*Shen*)

Funções

1. Armazenam a Essência ou a Energia Ancestral (*Jing*)
   a) Controlam o nascimento, crescimento, desenvolvimento e reprodução
   b) Controlam os ossos
2. Base do *Yang* e do *Yin*
3. Controlam a Água
4. Controlam a recepção do *Qi*
5. Abrem-se nas orelhas e manifestam-se nos cabelos

O estudo sobre os Órgãos e as Vísceras (*Zang Fu*) inicia-se com o dos Rins, uma vez que este Órgão é a raiz da vida, do *Qi* e a base do *Yang* e do *Yin* e também da Água e do Fogo do corpo.

Armazena a Essência (*Jing*)

A Essência ou a Energia Ancestral (*Jing*) pré-natal dos pais é a origem do corpo, por isso os Rins (*Shen*) são denominados de Raiz da Vida, uma vez que o *Qi* pré-natal é a base do *Qi* pós-natal, por isso os Rins (*Shen*) são a raiz do *Qi*.

A Essência pré-natal é a origem de todas as partes do corpo, anterior à divisão em *Yin* e *Yang*, conseqüentemente, os Rins (*Shen*) dão origem e constituem a base do *Yang* e do *Yin*, da Água e do Fogo do corpo.

A Essência pré-natal é considerada insubstituível; pode ser conservada, porém não substituída, enquanto a Essência pós-natal pode repor o *Qi* através de alimentos e de bebidas.

Áreas de confusão

Surgem as confusões para os estudantes ocidentais devido à superposição dos quatro conceitos relatados:

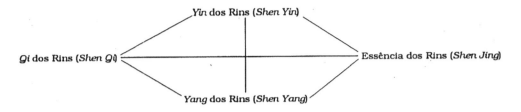

Para esclarecer esta confusão, serão discutidos a seguir os quatro conceitos:

Qi dos Rins (*Shen Qi*) e Essência dos Rins (*Shen Jing*)
Qi dos Rins (*Shen Qi*) e Yang dos Rins (*Shen Yang*)
Essência dos Rins (*Shen Jing*) e Yang dos Rins (*Shen Yang*)
Essência dos Rins (*Shen Jing*) e Yin dos Rins (*Shen Yin*)

Qi dos Rins (Shen Qi) e Essência dos Rins (Shen Jing)

O termo Qi dos Rins (*Shen Qi*) pode ser usado no sentido amplo, para incluir a Essência dos Rins em que engloba todas as atividades dos Rins, embora, na clínica, possa ser usado no sentido mais restrito do Qi dos Rins (*Shen Qi*) como oposição à Essência dos Rins (*Shen Jing*). Ainda não está claro o sentido predominante quando se usa o termo "Qi dos Rins (*Shen Qi*)". Na prática clínica existe uma superposição considerável entre este dois conceitos, assim, a Deficiência da Essência dos Rins e a Deficiência de Qi dos Rins, em alguns casos, são usadas como sinônimas, embora a primeira esteja mais ligada a problemas de reprodução e de desenvolvimento e a última com a Deficiência de receber o Qi e a Deficiência de Yang dos Rins.

Qi dos Rins (Shen Qi) e Yang dos Rins (Shen Yang)

O termo Qi dos Rins (*Shen Qi*) pode ser utilizado novamente no sentido amplo, incluindo-se o Yang e o Yin dos Rins, embora na clínica possa ser usado no sentido mais restrito, por exemplo, o quadro de Deficiência de Qi dos Rins (*Shen Qi*) pode progredir para quadros mais graves de Deficiência de Yang dos Rins e não para o quadro de Deficiência de Yin dos Rins.

Essência dos Rins (Shen Jing) e Yang dos Rins (Shen Yang): Essência dos Rins (Shen Jing) e Yin dos Rins (Shen Yin)

A Essência dos Rins (*Shen Jing*), como foi exposta na página 14, possui as funções Yin e Yang que se superpõem com as de Yin dos Rins (*Shen Yin*) e de Yang dos Rins (*Shen Yang*), embora o Yin e o Yang dos Rins tenham características mais gerais, enquanto o Yang e o Yin da Essência dos Rins (*Shen Jing*) estejam relacionados com as áreas da Essência que é a reprodução, desenvolvimento, ossos, etc.

A Essência dos Rins (*Shen Jing*) controla o nascimento, crescimento, desenvolvimento, o cérebro e o Sangue (*Xue*). A base material para a formação da Essência relacionada com Tecidos, por exemplo, a medula óssea, o cérebro, o sangue e esperma, provém do Yin da Essência (*Jing Yin*) que os umedece e os nutre. A parte Yang da Essência é a responsável pelo aquecimento, movimentos e atividades dos processos relacionados à Essência.

Função da Essência (Jing)

A Essência ou a Energia Ancestral (*Jing*) circula nos Canais de Energia e nos Colaterais, promovendo, principalmente, as atividades dos Oito Canais

Extraordinários, dos Órgãos e das Vísceras (*Zang Fu*) e do corpo, essencialmente Vísceras Curiosas. A Energia Ancestral (*Jing*) tem ligação especial com estas Vísceras, embora nem todas sejam mantidas pela nutrição por esta energia (*Jing*), mas em algumas delas, por exemplo, a formação da medula e do Sangue (*Xue*) é feita pela Energia Ancestral (*Jing*).

Essa Energia (*Jing*) que está circulando no sistema de Canais provém da função harmônica das matérias do corpo, assim, a parte *Yang* da Energia Ancestral (*Jing Yang*) está envolvida com o *Qi* do Estômago (*Wei Qi*) na proteção do corpo contra as agressões externas e pode se relacionar com a Energia Fonte (*Yuan Qi*) e com o *Yang* dos Rins (*Shen Yang*) para promover a formação, a transformação e o transporte do *Qi*, do Sangue (*Xue*) e do Líquido Orgânico (*Jin Ye*) do corpo.

Comando dos ossos

A medula óssea é formada pela parte *Yin* de Essência dos Rins (*Shen Jing*) e origina-se o cérebro que é o "Mar da Medula" e a medula óssea, originada a partir do Sangue (*Xue*). Conseqüentemente, a própria formação e a atividade dos ossos e do cérebro são dependentes das funções dos Rins e de um suprimento suficiente de Energia Ancestral (*Jing*). Os Rins (*Shen*) são os responsáveis pela harmonia dos movimentos do corpo, e, se a Energia Ancestral dos Rins (*Shen Jing*) estiver deficiente, poderá haver distúrbios de desenvolvimento e de atividade dos ossos e das articulações, conseqüentemente, dos movimentos.

Embora na concepção da Medicina Tradicional Chinesa, o Órgão (*Zang*) relacionado com a consciência, memória e espírito seja o Coração (*Xin*), este Órgão é a "residência da consciência (*Shen*)", porém no sentido mais limitado, conforme algumas autoridades, é o cérebro que está relacionado com a consciência. O cérebro está conectado com os orifícios dos sentidos, especificamente com aqueles relacionados com os olhos e as orelhas, e se o *Qi* da cabeça está desordenado, os orifícios dos sentidos tornam-se desequilibrados, e neste caso, não se ouve bem e nem poderá enxergar direito e poderá ter vertigens e perda de consciência.

Controlam nascimento, crescimento, desenvolvimento, reprodução e envelhecimento

No aspecto pré-natal, a Energia Ancestral (*Jing*) é a responsável pela transmissão da herança, ou em termos ocidentais, pela transmissão das características genéticas dos pais, seja via espermatozóide ou ovócito, para os descendentes.

Os Rins (*Shen*) unem-se com o útero através do Envoltório Energético do Útero (*Bao Mai*), Canal da Concepção (*Ren Mai*) e Canal Penetrante (*Chong Mai*) e são vitais para os processos da concepção, da gravidez e do parto. A Energia Ancestral dos Rins ou a Essência dos Rins (*Shen Jing*) é a responsável pela formação do *Yin* e do *Yang* que é a origem do *Qi* do corpo e controla os ciclos que promovem o crescimento e a diferenciação. No livro "Nei Ching" está referido que o ciclo de crescimento e de desenvolvimento é de 7 anos para a mulher e de 8 anos para o homem, envolvendo os ossos e dentes, cabelos, o sistema reprodutor, a maturidade sexual e o seu declínio e o envelhecimento.

Formação do *Yang* e do *Yin*

Os Rins (*Shen*) são a base do *Yin* e do *Yang*, da Água e do Fogo que estão presentes no corpo e nos Órgãos e Vísceras (*Zang Fu*). O *Yang* dos Rins (*Shen Yang*) é a fonte do *Yang* de todos os Órgãos e Vísceras (*Zang Fu*), e o *Yin* dos Rins é a fonte de todos os *Yin*. As confusões podem surgir em conseqüência de superposição dos seguintes conceitos:

66 Zang Fu *(Órgãos e Vísceras)*

Yang	*Yin*
Yang dos Rins (*Shen Yang*)	*Yin* dos Rins (*Shen Yin*)
Fogo dos Rins	Água dos Rins
Essência *Yang* dos Rins (*Shen Jing Yang*)	Essência *Yin* dos Rins (*Shen Jing Yin*)
Ming Men	
Energia Fonte (*Yuan Qi*)	

Alguns autores consideram o *Ming Men* a Porta da Vida, pelo fato de ser imaterial e estar localizado entre os Rins, como Fogo do corpo, enquanto outros, associam o *Ming Men* com o rim direito, mas, de qualquer modo, é considerado responsável pelo aquecimento e pelas atividades do corpo. Na prática clínica, as manifestações do Fogo dos Rins, do *Yang* dos Rins, o *Ming Men* e *Yuan Qi* são, freqüentemente, semelhantes. A parte *Yang* da Energia Ancestral dos Rins (*Shen Jing*), também pode estar associada com as energias acima ou mais especificamente com o sistema reprodutor.

Controle dos Rins (*Shen*) sobre a Água

Os Rins (*Shen*) controlam tanto o Fogo do corpo, o *Ming Men*, quanto a Água do corpo, os Líquidos Orgânicos (*Jin Ye*), constituindo a base do Fogo e da Água do corpo e controlam o equilíbrio destes dentro do corpo. As concepções de Água e do Líquido Orgânico (*Jin Ye*) foram detalhadas na página 14.

Comparando o significado de Água e de *Yin*, este é mais profundo do que da Água que é apenas uma das manifestações do *Yin*. Além disso, o *Yin* tem a função de umidificar e resfriar e também a função de nutrir e de produzir matérias que constituem a base de formação de estruturas do corpo.

A divisão em *Yin* e *Yang* inclui a do Fogo e da Água que pode manifestar-se com Secura e Umidade e, conseqüentemente, como inflamação e edema.

A Deficiência de *Yang* está associada com a do edema *Yin*, assim como com o Excesso de Umidade, acúmulos de líquidos e com o edema.

A Deficiência de *Yin* está associada com as condições de Excesso de Secura e de Calor, assim como com a Deficiência de Líquidos Orgânicos (*Jin Ye*) e com a inflamação.

Um exemplo específico da relação especial entre os Rins (*Shen*) e o Pulmão (*Wei*) na circulação do Líquido Orgânico (*Jin Ye*) é mostrado na Figura 7.1.

A Deficiência do *Yin* dos Rins pode resultar na Deficiência do *Yin* do Pulmão, fato este que pode levar à inflamação pulmonar, enquanto a Deficiência do *Qi* e do *Yang* dos Rins, associada com a Deficiência de *Yang* do Pulmão pode desencadear na má circulação do Líquido Orgânico, levando ao quadro de edema.

Os Rins (*Shen*) controlam o metabolismo do Líquido Orgânico (*Jin Ye*) e a circulação deste dentro do corpo, através das conexões com outros Órgãos e Vísceras (*Zang Fu*), fato este relacionado na Figura 7.2.

Os alimentos e as bebidas recebidos no Estômago (*Wei*) são transformados, pela ação do Baço/Pâncreas (*Pi*) e especialmente pelo Estômago (*Wei*), em frações puras e impuras do Líquido Orgânico (*Jin Ye*). A parte mais densa e impura passa para o Intestino Delgado (*Xiao Chang*) e depois para a Bexiga (*Pang Guang*) e para o Intestino Grosso (*Da Chang*) para o armazenamento das impurezas e para a excreção. O Baço/Pâncreas encaminha a parte mais pura e leve, semelhante a um vapor que sobe, para o Pulmão (*Fei*) onde ocorre a separação. A fração mais leve é dispersada pelo Pulmão (*Fei*) para a pele e a mais densa é distribuída através do corpo pelo Pulmão (*Fei*). Quando os

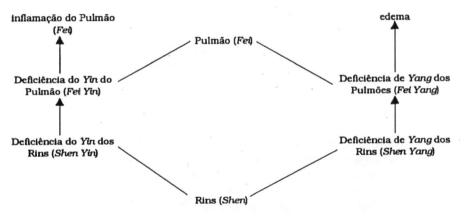

Figura 7.1 – Rins (*Shen*), Pulmão (*Fei*) e Líquido Orgânico (*Jin Ye*).

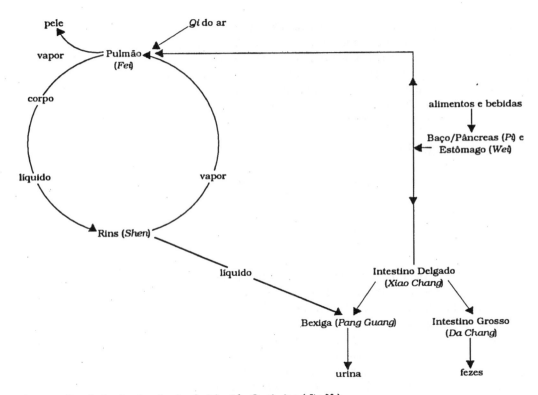

Figura 7.2 – Ciclo da circulação do Líquido Orgânico (*Jin Ye*).

líquidos circulantes tornam-se impuros, eles são encaminhados pelo Pulmão (*Fei*) para os Rins (*Shen*), onde são separados em componentes mais densos e mais leves. O primeiro, é passado para a Bexiga (*Pang Guang*) para o armazenamento onde possivelmente ocorre alguma transformação e reabsorção e posteriormente é feita a excreção. A fração mais leve, pura, é transformada pelos Rins (*Shen*) e enviada para o Pulmão (*Fei*), onde faz parte novamente do ciclo da circulação dos líquidos (*Jin Ye*). E, neste ciclo, o *Yang* dos Rins, seja através de *Yuan Qi* (Energia Fonte) ou do *Ming Men*, é o responsável pelas funções *Yang* de aquecimento, das atividades e dos movimentos, principalmente nas três áreas:

68   Zang Fu *(Órgãos e Vísceras)*

1. Transformação e Transporte dos alimentos e dos líquidos pelo Baço/ Pâncreas *(Pi)* e pelo Estômago *(Wei)*.
2. Transformação do Líquido Orgânico *(Jin Ye)* pelos Rins *(Shen)* e o encaminhamento para o Pulmão *(Wei)*.
3. Processamento do Líquido Orgânico *(Jin Ye)* na Bexiga *(Pang Guang)*.

Comanda a recepção do *Qi*

O Pulmão *(Fei)* encaminha o *Qi* para os Rins *(Shen)* que o recebe e o mantém. Se um dos Órgãos ou ambos estiverem Deficientes, o Pulmão não encaminha o *Qi* para os Rins e, tampouco, os Rins recebem o *Qi*, permanecendo o *Qi* no Pulmão *(Fei)* que se torna tumultuado, e este Órgão não pode realizar as suas funções de Dispersão e de Descida do *Qi*, e o processo de respiração que depende do Pulmão *(Fei)* e dos Rins *(Shen)* torna-se dificultoso, ocasionando a dispnéia, a asma, etc.

Abrem-se nas orelhas e manifestam-se no cabelo

Os Rins *(Shen)* não são os únicos Órgãos *(Zang Fu)* relacionados com as orelhas, como visto na página 176, e nem são os únicos órgãos dos sentidos influenciados pelos Rins *(Shen)*, conforme o livro *"Nei Ching"* existe uma inter-relação especial entre os Rins *(Shen)* e as orelhas. Embora a Energia Ancestral dos Rins *(Shen Jing)* não seja a única que afeta o crescimento dos cabelos (ver pág. 173), tem uma importância tradicional.

Quadros de Desarmonia

Deficiência da Energia Ancestral dos Rins *(Shen Jing)*
Deficiência do *Yang* dos Rins *(Shen Yang)*
Deficiência do *Yin* dos Rins *(Shen Yin)*
Rins *(Shen)* falham em receber o *Qi*
Transbordamento da Água

As bases patológicas dos Rins são as Deficiências do *Qi* dos Rins, da Energia Ancestral dos Rins *(Shen Jing)*, do *Yang* e do *Yin* do Rins *(Shen Yang* e *Shen Yin)*, e também a incapacidade dos Rins *(Shen)* em receber o *Qi* e controlar a Água.

Existe uma superposição considerável entre os quatro conceitos de *Qi* dos Rins *(Shen Qi)*, Ancestral dos Rins *(Shen Jing)*, *Yin* e o *Yang* do Rins *(Shen Yin* e *Yang)* e, também, entre as quatro Deficiências: do *Qi* dos Rins *(Shen Qi)*, da Ancestral dos Rins *(Shen Jing)*, do *Yin* e do *Yang* dos Rins *(Shen Yin* e *Yang)*. Aqui, a Deficiência de Energia Ancestral dos Rins *(Shen Jing)* abrange as Deficiências do *Qi* dos Rins e da Ancestral, sem a influência de *Yin* ou de *Yang*.

A Deficiência de Yang dos Rins *(Shen Yang)* refere-se à Deficiência de *Yang* tanto do *Qi* dos Rins quanto da Energia Ancestral; de modo semelhante a Deficiência de *Yin* dos Rins *(Shen Yin)* refere-se à Deficiência de *Yin* tanto do *Qi* dos Rins quanto da Energia Ancestral *(Shen Jing)*. O significado dado a cada um desses quadros, só pode ser analisado com o estudo cuidadoso dos *sintomas* de cada um deles.

Origens dos quadros de Desarmonia dos Rins *(Shen)*

A origem das Desarmonias dos Rins *(Shen)* está sumarizada na Figura 7.3.

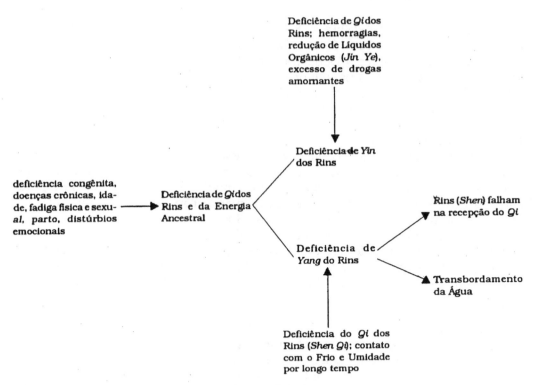

Figura 7.3 – Origens das Desarmonias dos Rins (*Shen*).

Deficiência da Energia Ancestral Pré-Natal

Se a Energia Ancestral dos pais for deficiente, poderá resultar na Deficiência desta Energia na criança, da mesma forma ocorre um igual processo quando os pais são de mais idade, fadigados ou doentes antes da concepção ou quando a criança é prematura.

Fadiga sexual

O que é considerado excesso sexual para uma pessoa pode não ser para outra, isto depende do estado de saúde da pessoa em particular e naquele momento. Se a pessoa é jovem com constituição forte e com boa saúde, estará mais apta para maior atividade sexual do que uma pessoa com mais idade, doente ou com constituição fraca. Entretanto, é a qualidade da atividade sexual que é importante e não a quantidade. O ato sexual quando realizado em estado de fadiga ou com emoções reprimidas, além de constituir um fator de doença, dispersa, também, a Essência (*Jing*).

No livro "Nei Ching" refere como inverno o período de fechamento e de armazenamento, quando as Energias do corpo aprofundam-se e o *Yang* não pode ser perturbado, então, neste período, as atividades sexuais devem ser reduzidas. Na primavera, quando o *Yang* está se manifestando e tornando-se mais ativo, é o período em que a atividade sexual pode atingir o máximo.

A Deficiência da Essência (*Jing*) em virtude do excesso sexual é, tradicionalmente, maior nos homens que nas mulheres, embora ocorra em ambos; e a mulher sofre a perda da Essência (*Jing*) por ocasião do parto, principalmente quando os partos são seguidos.

70 Zang Fu (Órgãos e Vísceras)

O excesso sexual debilita a Essência (*Jing*), podendo também levar à depleção do *Yang* dos Rins (*Shen Yang*) ou do *Yin* dos Rins (*Shen Yin*). Se a tendência inicial é de ter a Deficiência do *Yin* dos Rins (*Shen Yin*), o excesso sexual agravará esta condição e promoverá a perda do Líquido Orgânico (*Jin Ye*), e para aqueles que têm a tendência à Deficiência de *Yang* dos Rins, ocorrerá a depleção do *Ming Men* e do Fogo.

Distúrbios emocionais

O *Yang* dos Rins (*Shen Yang*) pode ser lesada pelo excesso de medo ou de pavor que pode se manifestar pela perda súbita de controle esfincteriano urinário e fecal ou perda temporária da capacidade de *Yang* de manter as estruturas dentro do corpo. Um estado de medo crônico pode causar enurese em crianças pela lesão do *Yang* dos Rins (*Shen Yang*), enquanto nas pessoas com tendência para a Deficiência do *Yin* dos Rins (*Shen Yin*) pode levar ao quadro de Deficiência de *Yin* deste Órgão quando submetidas a estado de ansiedade-medo crônica, podendo resultar em sintomas de agitação e de insônia que é conseqüente à lesão subseqüente do *Yin* do Coração (*Xin Yin*), ver página 130.

Outros fatores

A Essência (*Jing*) decresce naturalmente com a idade, mas este processo pode ser agravado pela doença e pelo excesso de trabalho, e estes dois fatores irão causar a Deficiência dos outros Órgãos/Vísceras (*Zang Fu*), tais como o Baço/Pâncreas (*Pi*) e o Estômago (*Wei*), resultando num déficit de reposição da Essência pós-natal.

Deficiência da Essência dos Rins (*Shen Jing*)

Sinais

Ossos	Retardo ou fechamento incompletos das fontanelas nas crianças, desenvolvimento físico lento, pouco desenvolvimento do esqueleto, fragilidade óssea, lombalgia, fraqueza dos joelhos, dentes fracos
Cérebro	Desenvolvimento cerebral lento, raciocínio e memória fracos, senilidade precoce, atordoamento cerebral
Orelhas	Surdez, tinidos
Reprodução	Atividade sexual fraca, amenorréia, infertilidade, etc.
Cabelo	Queda precoce e embranquecimento dos cabelos
Pulso	Profundo e fraco
Língua	Vários aspectos

Patologia

O quadro clínico acima evidencia que os sinais de Deficiência de Essência dos Rins (*Shen Jing*), o *Yin* e o *Yang* são igualmente deficientes, não havendo sintomas de Calor ou de Frio. Na prática, observa-se que o *Yin* e o *Yang* não estão deficientes igualmente, havendo o predomínio de um outro. Neste livro, os sintomas clínicos de Deficiência do *Yang* da Essência (Energia Ancestral) estão agrupados com os da Deficiência de *Yang* dos Rins e aqueles do *Yin* com a Deficiência de *Yin* dos Rins. Alguns textos clássicos omitem esta categoria de

Deficiência da Essência dos Rins (*Shen Jing*)[5], referindo-se somente aos quadros de Deficiência de *Yang* dos Rins e Deficiência do *Yin* dos Rins e dos seus quadros derivados.

Os sintomas de Deficiência da Energia Ancestral dos Rins (*Shen Jing*) incluem os distúrbios de nascimento, de desenvolvimento, de reprodução e de envelhecimento, principalmente dos sistemas de formação e de função governada pelos Rins (*Shen*): ossos, cérebro, orelhas e cabelos. Assim, a Deficiência desta energia resulta na debilidade da medula, que resulta na fraqueza dos ossos e do cérebro.

Um sinal da Deficiência dos Rins é a presença de pulso fraco e profundo, mas as características da língua variam de acordo se existe uma deficiência predominante de *Yin* ou de *Yang*.

Tratamento

O princípio do tratamento é o de fortalecer a Essência dos Rins (*Shen Jing*), usando-se o método de tonificação e utilizando-se os seguintes pontos de Acupuntura:

R-3 (*Taixi*)
B-23 (*Shenshu*) } Fortalecem os Rins (*Shen*)
VC-4 (*Guanyuan*)
E-36 (*Zusanli*)   Fortalece restabelecendo a Essência Adquirida
B-11 (*Dazhu*)   Ponto de influência dos ossos, fortalece os ossos
VB-39 (*Xuanzhong*) Ponto de influência da medula, fortalece os ossos

Outros podem ser associados para o tratamento de patologia específica, assim os pontos TA-17 (*Yifeng*) para o tratamento de tinidos, R-10 (*Yingu*) para os problemas do joelho ou VG-3 (*Yaoyangguan*) para as doenças da coluna lombar.

Doenças mais comuns

A Deficiência da Energia Ancestral dos Rins (*Shen Jing*) pode ser o componente de várias doenças, tais como, o Retardo no desenvolvimento físico e mental em crianças, infertilidade, tinidos e envelhecimento precoce.

Deficiência de *Yang* dos Rins (*Shen Yang*)

Sinais

Deficiência Geral do *Yang*	Claro, tez pálida, temor ao frio, membros frios, apatia, lassitude
Deficiência da Essência (*Jing*)	Dolorimento e frio na região lombar, fraqueza e frio nos joelhos, diminuição da atividade sexual, impotência, infertilidade, espermatorréia, dentes frouxos, surdez
Líquidos Orgânico (*Jin Ye*)	Polaciúria, incontinência urinária, oligúria e edema
Deficiência do *Yang* do Baço/ Pâncreas (*Pi Yang*)	Diminuição do apetite, fezes soltas, lassitude, debilidade
Pulso	Profundo, fraco, retardado
Língua	Pálida, mole, às vezes, com revestimento fino e branco

72 Zang Fu *(Órgãos e Vísceras)*

Patologia

O *Yang* tem as funções de aquecer, de movimentar e de ativar todos os processos do corpo, além de proteger e manter-se unido às substâncias do corpo. Em conseqüência, a Deficiência do *Yang* resulta na insuficiência de aquecimento promovendo a sensação de frio no corpo; fraqueza dos movimentos contribui para a lassitude e para a manifestação do pulso profundo, fraco e retardado. A tez pálida e a língua mole e fraca resultam da deficiência de circulação de *Qi* e de Sangue *(Xue)* para a face e para a língua.

A Deficiência de *Yang* dos Rins *(Shen Yang)* pode ou não envolver a Deficiência da Energia Ancestral *(Jing)*. Se estiver, haverá concomitantemente sintomas desta Deficiência, principalmente no que se refere ao seu aspecto *Yang*. Como conseqüência deste fato, haverá a sensação de frio na região lombar e nos joelhos e, também, distúrbios de reprodução e, às vezes, das orelhas, dentes, etc.

Os Rins *(Shen)* conservam a vontade, e se os Rins, principalmente a sua parte *Yang*, estiverem enfraquecidos pode levar à debilidade das atividades levando à apatia ou, em caso específico da reprodução, à diminuição da atividade sexual. Outra função do *Yang* é a de manter e conter os elementos e as estruturas, e, se estiver deficiente, poderá ocorrer a espermatorréia, perda de esperma sem ereção ou ausência de orgasmo.

A Deficiência do *Yang* dos Rins pode resultar na incapacidade de conter a urina, promovendo a incontinência urinária ou o aumento da freqüência urinária. Se houver uma Deficiência concomitante com a do *Yang* do Baço/Pâncreas, pode ocasionar a falência das funções de Transformação e de Transporte do Líquido Orgânico *(Jin Ye)* provocando a oligúria e o edema. A Deficiência de *Yang* do Baço/Pâncreas *(Pi Yang)* pode provocar, também, a perda de apetite e o aparecimento de fezes soltas. Esta situação pode levar, também, a uma Deficiência do *Qi* e do Sangue *(Xue)* que resulta na má nutrição dos músculos e, conseqüentemente, à lassitude e à debilidade do corpo, à presença de pulso fraco, de língua pálida com revestimento branco e fino.

Quadros derivados

A Deficiência de *Yang* dos Rins *(Shen Yang)* pode envolver um ou mais dos quatro padrões chineses derivados:

> Deficiência da Energia Ancestral *Yang* dos Rins
> *Qi* dos Rins *(Shen Qi)* sem a firmeza
> Os Rins *(Shen)* falham na recepção do *Qi*
> Água transbordante

Deficiência da Energia Ancestral Yang *dos Rins*

Cada um dos quatro padrões derivados possui sinais de Deficiência de *Yang* dos Rins *(Shen Yang)*, juntamente com os sintomas específicos dela. Assim, a Deficiência da Energia Ancestral *Yang* dos Rins tem os sintomas básicos da Deficiência do *Yang* dos Rins: fraqueza e frio na região lombar e nos joelhos, temor ao frio, pulso fraco, profundo e retardado, tez pálida, língua mole com o seu revestimento fino e branco, ao lado dos sintomas da Deficiência de Energia Ancestral dos Rins da sua parte *Yang* que são concernentes à reprodução e ao desenvolvimento, como já discutido anteriormente.

Qi dos Rins (Shen Qi) sem a firmeza

Este quadro clínico apresenta sintomas relacionados com a falta de função *Yang* no Líquido Orgânico *(Jin Ye)* associada com os sintomas básicos de

Deficiência de *Yang* dos Rins (*Shen Yang*), tais como, a espermatorréia e a incontinência urinária que pode ser intensa, levando ao quadro de poliúria, polaciúria com incontinência, enurese, jato urinário fino ou gotejamento pós-miccional. Se a Deficiência de *Yang* dos Rins (*Shen Yang*) estiver associada com a do Baço/Pâncreas pode fazer com que o *Yang* não consiga manter os órgãos, resultando, então, em prolapso (ver pág. 87).

Rins falham na recepção do Qi

Juntamente com os sintomas básicos de Deficiência de *Yang* dos Rins (*Shen Yang*), este quadro clínico apresenta sinais relacionados com a debilidade dos Rins de receber o *Qi* da respiração encaminhado pelo Pulmão (*Fei*). Este *Qi* torna-se a contracorrente retornando ao Pulmão, e resulta na dificuldade respiratória inspiratória e respiração curta que se agrava com o esforço, tosse e asma. Neste quadro, a Deficiência de *Yang* dos Rins (*Shen Yang*) pode também provocar a poliúria e a incontinência urinária, principalmente durante a crise de asma, em virtude da debilidade do *Yang* dos Rins (*Shen Yang*) em manter a urina dentro da Bexiga (*Pang Guang*). A relação íntima que existe entre os Rins e o Pulmão de mobilizar o *Qi* faz com que, se existir uma tendência à Deficiência dos Rins (*Shen*), leve à Deficiência do Pulmão (*Fei*) e vice-versa, por isso, estes dois padrões de desarmonia ocorrem conjuntamente.

Água transbordante

Neste quadro clínico pode haver uma ocorrência simultânea de Deficiência de *Yang* dos quatro Órgãos (*Zang*):

> Deficiência de *Yang* dos Rins (*Shen Yang*)
> Deficiência de *Yang* do Baço/Pâncreas (*Pi Yang*)
> Deficiência de *Yang* do Pulmão (*Fei Yang*)
> Deficiência de *Yang* do Coração (*Xin Yang*)

Nestes casos, além dos sintomas básicos de *Yang* dos Rins, estão associados com os da insuficiência de *Yang* do metabolismo e da circulação do Líquido Orgânico (*Jin Ye*), por exemplo, na redução, na eliminação e no aparecimento do edema. Se o *Yang* dos Rins (*Shen Yang*) falha em dar suporte ao *Yang* do Baço/Pâncreas (*Pi Yang*), ocorre, então, a falha nas funções de Transformação e de Transporte do Baço/Pâncreas no que se refere ao Líquido Orgânico (*Jin Ye*), podendo, então, resultar em distensão abdominal pelo acúmulo de líquidos. Se o *Yang* dos Rins (*Shen Yang*) falha em dar suporte ao *Yang* dos Pulmões (*Fei Yang*) aparecem primeiramente os sintomas mútuos de debilidade dos Rins e do Pulmão, descritos em capítulos próprios, manifestando-se pela respiração curta, tosse e asma; secundariamente aparece a falha nas funções dos Rins e do Pulmão na circulação do Líquido Orgânico (*Jin Ye*) (ver Fig. 7.2, pág. 67), resultando no catarro abundante aquoso, edema de face e ruptura geral da harmonia do Líquido Orgânico (*Jin Ye*). Se a Deficiência de *Yang* do Coração (*Xin Yang*) estiver envolvida, haverá a combinação destes sintomas com os da palpitação, respiração curta e com o edema.

Este quadro clínico é o de Deficiência transformado em Excesso, isto é, a Deficiência de *Yang* dos Rins transforma-se em Excesso local, principalmente o acúmulo de Líquido Orgânico (*Jin Ye*).

Tratamento

O princípio de tratamento é o de fortalecer e de aquecer o *Yang* dos Rins (*Shen Yang*), utilizando-se os métodos de tonificação e a moxa e tratar os padrões adicionais.

74 Zang Fu *(Órgãos e Vísceras)*

Deficiência geral de Yang *dos Rins*

R-3 *(Taixi)* ⎫ Fortalecem os Rins *(Shen)* e, se for utilizada a moxa,
B-23 *(Shenshu)* ⎭   fortalecem o *Yang* dos Rins
VC-4 *(Guanyuan)* ⎫ Fortalecem os Rins, principalmente o *Yang* dos Rins
VG-4 *(Ming Men)* ⎭   *(Shen Yang)*
VC-6 *(Qihai)*   Fortalece a circulação do *Qi*, principalmente se é utiliza-
        da a moxa; dispersa o Frio e a Umidade

Deficiência da Energia Ancestral Yang (Jing Yang)

Neste quadro, além dos pontos de Acupuntura gerais, outros padrões devem ser acrescidos na dependência da desarmonia predominante, assim, para o tratamento da infertilidade, associar os seguintes pontos: R-13 *(Qixue)*, M-CA-18 *(Zigong)*.

Qi *dos Rins sem firmeza*

Na enurese, devem ser associados, além dos pontos básicos, os seguintes pontos: VG-20 *(Baihui)* e BP-6 *(Sanyinjiao)*. O ponto *Baihui*, principalmente quando se aplica a moxa, fortalece o *Yang*, fazendo com que os líquidos mantenham-se nos órgãos e fluam para cima. O ponto *Sanyinjiao*, neste contexto, fortalece o *Qi* dos três Canais *Yin* da perna, ajudando a Bexiga *(Pang Guang)* a reter os líquidos.

Rins falham na recepção do Qi

No tratamento da asma, por exemplo, os pontos VC-17 *(Shanzhong)*, VC-21 *(Xuanji)* e VC-22 *(Tiantu)* podem ser associados para tratar o *Qi* a contracorrente do Pulmão, facilitando a função de Descida do Pulmão *(Fei)*. O ponto E-36 *(Zusanli)* pode ser utilizado para nutrir o Baço/Pâncreas *(Pi)* e o Estômago *(Wei)*, assim como os Rins *(Shen)*.

Água transbordante

Para o tratamento de edema, podem ser associados os pontos BP-6 *(Sanyinjiao)*, BP-9 *(Yinlingquan)* e VC-9 *(Shuifen)* para fortalecer o *Qi* e eliminar a Umidade. O ponto B-53 *(Weiyang)*, o ponto união inferior *(Ho)* do Triplo Aquecedor, pode ser utilizado para remover a obstrução da via das Águas, enquanto o ponto B-20 *(Pishu)*, quando aplicada a moxa, tem o efeito de aquecer e fortalecer o *Yang* do Baço/Pâncreas, de transformar o Líquido Orgânico *(Jin Ye)* e de eliminar a Umidade. Os pontos P-7 *(Lieque)* e B-13 *(Feishu)* fortalecem a função de Difusão e de Descida do Pulmão *(Fei)* e o ponto B-15 *(Xinshu)* pode ser utilizado com o método de tonificação ou aplicação de moxa para fortalecer o *Yang* do Coração *(Xin Yang)*.

Quadro clínico da doença

O quadro de Deficiência de *Yang* dos Rins abrange uma gama de patologia: neurastenia, hipofunção tireoidiana e adrenal, diabetes insípido, impotência sexual, lombalgia, nefrite crônica, incontinência urinária, infertilidade, asma, enfisema, doença cardiorrespiratória, insuficiência cardíaca, edema e diarréia crônica, doenças crônicas das orelhas.

Deficiência de *Yin* dos Rins *(Shen Yin)*

Sintomas

Gerais de   Rubor malar, sede, constipação, urina escura, palma das
Deficiência *Yin*   mãos e planta dos pés quentes

Rins (Shen) e Bexiga (Pang Guang) 75

Deficiência da Essência *Yin*	Fraqueza nos joelhos e nas costas, dolorimento, tontura, memória fraca, espermatorréia com sonhos, ejaculação precoce
Pulso	Fino e rápido
Língua	Avermelhada sem revestimento, às vezes, língua gretada

Patologia

Os sintomas deste padrão são aqueles de Deficiência do *Yin* com o Calor e de Deficiência da Essência dos Rins (*Shen Jing*) relacionados à sua parte *Yin*. Dependendo da situação, pode haver uma predominância de sintomas, assim, se o Líquido Orgânico (*Jin Ye*) é lesado gravemente pelo Calor e pela Secura, o quadro de Deficiência de *Yin* dos Rins pode evoluir para o de Fogo dos Rins, cujos sintomas são relacionados num outro padrão de desarmonia, com sinais graves de Calor principalmente no alto do corpo. O Calor e a Secura associados com a Deficiência de *Yin* resulta em sintomas, tais como, emagrecimento, sede, pulso rápido e fino, língua avermelhada com pouco revestimento.

Se a Deficiência predominante for o *Yang* da Energia Ancestral, pode haver, então, como foi mencionado anteriormente, uma diminuição no desejo sexual, impotência e espermatorréia sem a ereção ou sem o orgasmo.

Se a Deficiência predominante for a parte *Yin* da Energia Ancestral (*Jing Yin*) pode resultar em agitação mental e sexual e superexcitação. Este fato, pode resultar em ejaculação precoce, poluição noturna com sonhos ou em sono agitado, apesar de que isto pode ser observado em condição de Excesso, comparável com os padrões de Deficiência de *Yang* da Energia Ancestral (*Jing Yang*), tornando-se mais evidente a Deficiência, apesar de que em ambas as condições, as Deficiências de *Yin* e de *Yang* da Energia Ancestral estão baseadas na Deficiência. Por isso, a Deficiência de *Yin* pode dar uma hiperatividade sexual, fator que ajudará a agravar a Deficiência fundamental do *Yin* e da Energia Ancestral (*Jing*).

Transpiração

A transpiração resultante da Deficiência de *Yin* deve ser diferenciada daquela da Deficiência de *Yang*. Nas condições de Deficiência crônica, a transpiração pode ocorrer durante o dia, sem exercícios, ou durante a noite. A transpiração diurna pode significar que o *Wei Qi* (Energia de Defesa) não está controlando os poros cutâneos e não consegue manter o Líquido Orgânico dentro do corpo devido à Deficiência de *Qi*, principalmente, do *Yang* e esta Deficiência pode provocar a transpiração excessiva diurna, pois, é o período de máxima atividade do *Yang* e ele não pode controlar os poros cutâneos. Durante a noite, quando o *Yin* deve ser dominante e o corpo torna-se menos ativo, se não houver o *Yin* suficiente para controlar o Calor, provocará a abertura dos poros cutâneos, resultando, então, na transpiração noturna. A transpiração ocasionada pela Deficiência de *Yin* tende a ser associada com os sintomas de Calor e aquela devido à Deficiência de *Yang*, com os sintomas de Frio.

Tratamento

O princípio do tratamento é o de fortalecer o *Yin*, utilizando-se dos métodos de tonificação, porém sem a aplicação de moxa, e para apaziguar o Fogo, usando-se os métodos de dispersão e tratando os outros padrões que possam estar predominantes. São utilizados os seguintes pontos de Acupuntura:

R-3 (*Taixi*)	Fortalece os Rins, principalmente o *Yin* dos Rins (*Shen Yin*)

76 Zang Fu *(Órgãos e Vísceras)*

B-23 *(Shenshu)*	Fortalece os Rins, e pode dispersar o Calor do Aquecedor Superior
VC-4 *(Guanyuan)*	Fortalece os Rins, e usado principalmente para a Deficiência de *Yang* dos Rins, podendo fortalecer, também, o *Yin* dos Rins
R-6 *(Zhoahai)*	Fortalece o *Yin*, elimina o Calor
BP-6 *(Sanyinjiao)*	Fortalece o *Yin* dos Rins e do Fígado; associado com P-7 *(Lieque)* fortalece *Yin* dos Rins e o Pulmão
R-1 *(Yongquan)* ⎱ R-2 *(Rangu)* ⎰	Ajudam no apaziguamento do Fogo e acalma o espírito e a hiperatividade de *Yang* do Fígado e do corpo

Outros pontos podem ser associados a esses básicos, dependendo da desarmonia individual. Assim, no tratamento de uma hipertensão arterial essencial, do tipo Deficiência de *Yin*-Hiperatividade de *Yang*, pode ser acrescido os seguintes pontos:

VB-20 *(Fengchi)*	Acalma o *Yang* Hiperativo
IG-11 *(Quchi)* ⎱ E-36 *(Zusanli)* ⎰	Situados nos Canais *Yang*; drenam o Excesso de Calor nos Canais *Yang*
F-3 *(Taichong)*	Acalma o *Yang* Hiperativo do Fígado e o Vento

Doenças mais comuns

A Deficiência de *Yin* dos Rins *(Shen Yin)*, tanto quanto a do *Yang* dos Rins *(Shen Yang)*, abrange uma gama de patologia: hipertensão arterial essencial, taquicardia, hipertireoidismo, diabetes melito, lombalgia, nefrite crônica, infecções crônicas urogenitais, distúrbios menstruais, tuberculose pulmonar, doenças crônicas das orelhas.

Resumo (Tabela 7.1)

A função dos Rins *(Shen)* de armazenar a Essência *(Jing)* é de fundamental importância para o corpo e a sua Deficiência *(Shen Jing)* pode resultar na desarmonia do nascimento, desenvolvimento, crescimento, reprodução, ossos, cérebro, orelhas e cabelos.

Os Rins *(Shen)* formam o *Yin* e o *Yang* do corpo, por isso, a Deficiência relativa do *Yang* ou do *Yin* dos Rins pode afetar o equilíbrio destas duas energias de outros Órgãos e Vísceras *(Zang Fu)*. Em conseqüência disto, os padrões de Deficiência de *Yin* ou de *Yang* dos Rins estão, freqüentemente, associados com um ou mais padrões de Deficiência de *Yin* ou de *Yang* de outros Órgãos e Vísceras *(Zang Fu)*.

Existe uma associação entre as funções dos Rins sobre a Via das Águas e as atividades de outros Órgãos e Vísceras *(Zang Fu)* relacionados com o metabolismo do Líquido Orgânico *(Jin Ye)*. No entanto, a Deficiência dos Rins é, com freqüência, associada com a desarmonia de outros Órgãos e Vísceras *(Zang Fu)*.

Existe um estreita associação na respiração entre o Pulmão *(Fei)* que encaminha o *Qi* para baixo e os Rins *(Shen)* que o recebe e o mantém embaixo. Muitas vezes as Deficiências de *Qi* dos Rins e do Pulmão *(Fei)* estão associadas.

As relações estreitas entre os Rins *(Shen)* e a Bexiga *(Pang Guang)* levam a ter associação de quadros clínicos entre estes *Zang Fu* e, daí, o uso dos pontos

Tabela 7.1 – Quadro de Desarmonia dos Rins (*Shen*).

Padrões	Sintomas	Pulso	Língua
Deficiência de Essência dos Rins (*Shen Jing*)	Dolorimento lombar, joelhos fracos, retardo de crescimento, infertilidade, perda de dentes, cabelosgrisalhos, memória fraca, tontura, tinidos	Profundo, fraco	Várias características
Deficiência de *Yang* dos Rins (*Shen Yang*)	Lombalgia, joelhos fracos, sensação de frio, impotência e diminuição de atividade sexual	Profundo, retardado, fraco	Pálida, mole, revestimento branco e fino
Qi dos Rins sem firmeza	Igual ao anterior, enurese, espermatorréia	Profundo, retardado, fraco	Pálida, mole, revestimento fino e branco
Rins falham na recepção de *Qi*	Igual à de Deficiência de *Yang* dos Rins, asma, respiração curta, tosse	Profundo, retardado, fraco	Pálida, mole, revestimento fino e branco
Água transbordante	Igual ao anterior, oligúria, edema, catarro copioso e aquoso, palpitação	Profundo	Pálida
Deficiência de *Yin* dos Rins	Dolorimento lombar, joelhos fracos, vermelhidão malar, sede, ejaculação precoce	Fino, rápido	Vermelha, gretada, sem revestimento
Umidade-Calor na Bexiga (*Pang Guang*)	Disúria, polaciúria com retenção, sede, febre, dor lombar	Rápido, escorregadio	Vermelha amarelado, revestimento gorduroso

de Acupuntura situados no Canal dos Rins para tratar as desarmonias da Bexiga (*Pang Guang*), e, por outro lado, o uso de pontos do Canal da Bexiga para tratar as dos Rins (*Shen*).

Bexiga (Pang Guang)

Funções

Existe uma relação muito estreita entre os Rins (*Shen*) e a sua Víscera (*Fu*) acoplada. A Bexiga (*Pang Guang*) tem a função de receber, de armazenar e de transformar previamente os líquidos do corpo para serem excretados como urina. O líquido recebido por esta Víscera é a fração impura recebida pelos Rins (*Shen*) encaminhada pelo Pulmão (*Fei*) e pelos Intestinos (*Chang*). A função da Bexiga (*Pang Guang*) de reter e transformar os líquidos depende do *Qi* dos Rins (*Shen Qi*), principalmente da sua parte *Yang*. Se estiverem Deficientes, a Bexiga (*Pang Guang*) perde a propriedade de reter os líquidos, podendo ocasionar a enurese, a incontinência urinária, etc. e de modo alternado, pode ocorrer a dificuldade de micção com retenção urinária.

A função primária do Triplo Aquecedor (*San Jiao*) é a de circular e metabolizar o Líquido Orgânico (*Jin Ye*), por isso, existe uma ligação funcional entre a Bexiga (*Pang Guang*) e o Aquecedor Inferior. Se houver a debilidade do Triplo Aquecedor em fazer fluir o Líquido Orgânico, isto é, obstruindo a circulação Via das Águas, pode haver o acúmulo e estagnação da Umidade que podem se transformar em Umidade-Calor, podendo agravar se houver concomitantemente a Deficiência de *Qi* do Fígado e se houver, também, o Calor e a Umidade-Calor nos Canais do Fígado (*Gan*) e da Vesícula

78   Zang Fu (Órgãos e Vísceras)

Biliar (Dan). Pode ocorrer também que o Fogo do Coração vá para baixo em direção ao Intestino Delgado (Xiao Chang) e daí, dirigir-se para a Bexiga (Pang Guang), fazendo-se uma ligação patológica entre esta Víscera com o Intestino Delgado (Xiao Chang) e o Coração (Xin). Por isso, a Bexiga (Pang Guang), através da circulação e do metabolismo do Líquido Orgânico, está ligada na fisiopatologia com todos os Órgãos e Vísceras (Zang Fu).

Padrões de Desarmonia

O mais importante quadro é o da Umidade-Calor na Bexiga (Pang Guang) que, algumas vezes, está dividido em subquadros. Em alguns textos é referido no quadro de Deficiência de Qi da Bexiga (Pang Guang), porém, neste livro, consta no quadro de Deficiência de Yang dos Rins.

Umidade-Calor na Bexiga (Pang Guang)

Sintomas

Os sintomas variam de acordo com o quadro clínico de cada paciente, tendo por base a Deficiência ou o Excesso, a predominância da desarmonia dos Órgãos e das Vísceras e da preponderância do Calor ou do Frio, na Deficiência de Yin ou de Yang. Por exemplo, se a Umidade se transforma em Mucosidade e a ação do Calor sobe, esta energia pode resultar na formação de cálculos.

De maneira geral, neste padrão apresenta-se com urina escura, e, às vezes, hematúria e presença de cálculos renais, enquanto a micção pode ser freqüente, com dificuldade, urgência miccional ou com disúria que pode estar associada com os sintomas de Calor, tais como, sede, febre, pulso rápido e língua vermelha com o revestimento lingual amarelado, e, pode ter, também, sintomas de Umidade, tais como, pulso escorregadio e língua com o seu revestimento gorduroso.

Origens

A estagnação da Umidade pode ser originada pela Depressão do Qi do Fígado, Deficiência do Triplo Aquecedor, Deficiência do Qi do Pulmão, Deficiência do Yang do Baço/Pâncreas ou pela agressão externa pelo Frio e Umidade (Fig. 7.4).

A Deficiência de Qi dos Rins pode interagir com a do Pulmão, como já explicado anteriormente, assim como a Deficiência do Yang dos Rins pode contribuir para a de Yang do Baço/Pâncreas, facilitando a invasão da Umidade e do Frio Externo. A retenção única de Frio e de Umidade no Aquecedor Inferior pode, eventualmente, lesar o Yang dos Rins (Shen Yang), assim como a retenção por longo tempo de Umidade-Calor pode lesar o Yin dos Rins (Shen Yin).

A depressão do Qi do Fígado (Gan Qi) pode originar o Fogo do Fígado, assim como os distúrbios emocionais podem causar ou agravar o Fogo do Fígado e do Coração e levar também, à Deficiência dos Rins (Shen), do Fígado (Gan) e do Yin do Coração. O Fogo resultante pode mover-se para baixo e afetar a Bexiga (Pang Guang), na qual pode originar ou agravar a Umidade-Calor.

Tratamento

O princípio de tratamento é o de circular o Qi da Bexiga (Pang Guang Qi), expulsando a Umidade-Calor do Aquecedor Inferior, e tratar as desarmonias adicionais. O método de tratamento pode ser de dispersão , de harmonização

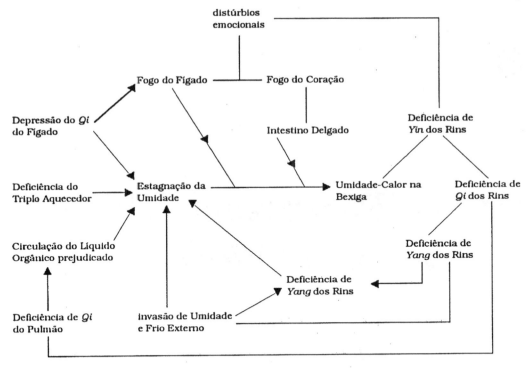

Figura 7.4 – Origens de Umidade-Calor na Bexiga (*Pang Guang*).

ou de tonificação, dependendo da situação e podem ser utilizados os seguintes pontos de Acupuntura:

B-23 (*Shenshu*)	Fortalece os Rins, harmoniza a Via das Águas, principalmente do Aquecedor Inferior
B-28 (*Pangguangshu*)	Fortalece a Bexiga e dispersa o *Qi* do Aquecedor Inferior
VC-3 (*Zhongji*)	Ponto alarme (*Mo*) da Bexiga e ponto de intersecção dos três Canais *Yin* da perna com o Canal *Ren* (Vaso da Concepção)
BP-6 (*Sanyinjiao*)	Harmoniza os Rins e o Fígado e fortalece o Baço/Pâncreas
BP-9 (*Yinlingquan*)	Dispersa a estagnação do Aquecedor Inferior, principalmente a Umidade-Calor

Todos os pontos limpam a Umidade e o Calor da Bexiga (*Pang Guang*) e do Aquecedor Inferior. No caso de haver a predominância do quadro de Excesso, esses pontos podem ser dispersados ou harmonizados.

Padrões de Doença Comuns

No quadro de Umidade-Calor na Bexiga (*Pang Guang*) estão incluídos a cistite, a prostatite, cálculos vesicais e doenças inflamatórias da bexiga e do trato urinário.

Capítulo
8

Baço/Pâncreas (*Pi*) e Estômago (*Wei*)

Baço/Pâncreas (*Pi*)

Funções

1. Regula a Transformação e o Transporte
2. Regula a parte carnosa dos músculos e os membros
3. Governa o Sangue (*Xue*)
4. Mantém os órgãos fixos
5. Abre-se na boca e manifesta-se nos lábios

Depois do *Qi* dos Rins (*Shen*) que é a base das energias pré-natal do corpo, o *Qi* do Baço/Pâncreas (*Pi*) é considerado a base da vida pós-natal.

Regula a Transformação e o Transporte

Os alimentos e as bebidas, sob a influência do *Qi* de Baço/Pâncreas (*Pi*), são digeridos e separados em frações puras e impuras. As frações impuras passam do Intestino Delgado (*Xiao Chang*) para o Intestino Grosso (*Da Chang*) onde se faz a absorção e depois à Bexiga (*Pang Guang*) para a excreção. A fração pura é enviada, à custa do Baço/Pâncreas (*Pi*) para o Pulmão (*Fei*), onde é transformada em Energia (*Qi*), Sangue (*Xue*) e Líquido Orgânico (*Jin Ye*) (Fig. 3.6, pág. 18).

Se a função do Baço/Pâncreas está harmoniosa, haverá suficientemente a Energia (*Qi*), o Sangue (*Xue*) e o Líquido Orgânico (*Jin Ye*) para as necessidades do corpo. Se as funções de Transformação e de Transporte estão deficientes, isto é, as funções do *Qi* do Baço/Pâncreas estão enfraquecidas, poderá haver, então, a deficiência de Energia (*Qi*) e de Sangue (*Xue*), e, possivelmente, a estagnação de Líquido Orgânico (*Jin Ye*) sob a forma de Umidade e de Mucosidade. Pelo fato de ser o Baço/Pâncreas (*Pi*) o principal Órgão (*Zang*) da digestão, nestes casos, poderá haver também, alterações desarmônicas alimentares.

Regula a parte carnosa dos músculos e os membros

Se as funções de digestão, de movimento, de Transporte e de Transformação do *Qi* do Baço/Pâncreas (*Pi*) estiverem harmoniosas haverá uma boa provisão de Energia (*Qi*) e de Sangue (*Xue*) e estas serão transportadas adequadamente para as partes dos músculos que se tornam nutridos e firmes e os membros superiores e inferiores tornam-se energizados e quentes, aptos para os movimentos. Se ocorrer uma deficiência e inadequação na função de Transporte de Energia (*Qi*) e de Sangue (*Xue*), os músculos não receberão adequadamente a nutrição, perdendo a sua tonicidade e se tornam fracos, finos e até mesmo atrofiados. Assim, os membros enfraquecem e se tornam frios e o corpo letárgico.

A relação entre o conceito de carne regulado pelo Baço/Pâncreas (*Pi*) e o do músculo e dos tendões regulados pelo Fígado (*Gan*) será discutida na página 173.

Governa o Sangue (*Xue*)

O Baço/Pâncreas (*Pi*), além do seu papel vital na formação do Sangue (*Xue*), governa-o, no sentido de mantê-lo dentro dos vasos sangüíneos. Se o *Qi* do Baço/Pâncreas, principalmente o *Yang Qi*, for deficiente, o Sangue (*Xue*) não poderá ser mantido dentro dos vasos sangüíneos (*Xue Mai*), manifestando-se pelos vários tipos de hemorragias, tais como, melena, epistaxes, menorragias.

Mantém os órgãos fixos

Uma função restrita ao *Yang Qi* do Baço/Pâncreas é a de ajudar a sustentar e a manter os órgãos no interior do corpo. Se ocorrer a Deficiência de *Yang Qi* do Baço/Pâncreas (*Pi Yang*), poderá haver a ptose de vários órgãos, principalmente dos situados no assoalho pélvico e os abdominais, tais como, a ptose do útero, do ânus, da vesícula biliar, do estômago e dos rins.

Abre-se na boca e manifesta-se nos lábios

Se o *Qi* do Baço/Pâncreas (*Pi*) estiver deficiente, poderá haver a perda do paladar e os lábios poderão tornar-se descorados e secos. Se associar o Calor no Baço/Pâncreas (*Pi*) e no Pulmão (*Fei*), os lábios poderão tornar-se secos e com rachaduras.

Líquidos Orgânicos, Umidade e Mucosidade

O Baço/Pâncreas (*Pi*) governa a Transformação e o Transporte dos Líquidos Orgânicos (*Jin Ye*) fazendo-os adequadamente e faz parte do metabolismo destes líquidos (ver Fig. 7.2, pág. 67). Se o *Qi* do Baço/Pâncreas for deficiente, o Líquido Orgânico (*Jin Ye*) não pode ser transformado adequadamente, podendo tornar-se turvo e impuro. Por outro lado, se a função de transporte for deficiente, o Líquido Orgânico (*Jin Ye*) pode-se acumular, formando, então, o edema e o aparecimento da Umidade, a qual pode-se estagnar transformando-se em Umidade-Calor, e se o Líquido Orgânico (*Jin Ye*) que se estagna for turvo, poderá condensar-se e transformar-se em Mucosidade.

A idéia que se dá à Mucosidade (*Tan*) é diferente ao do conceito ocidental. A Umidade é molhada, pesada, macia, enquanto a Mucosidade é mais pesada e mais espessa, podendo causar bloqueios e obstruções. A Mucosidade pode ser a causa, assim como o resultado de uma desarmonia energética.

A Mucosidade forma-se pela evolução da Umidade, por isso, ambas aparecem juntas e está geralmente relacionada com a Deficiência do Baço/

Pâncreas (Pi), e, principalmente, com a associação de Deficiência de Yang Qi do Baço/Pâncreas (Pi Yang) e dos Rins (Shen Yang). Assim como o Baço/Pâncreas forma a Mucosidade, o Pulmão armazena-a e esta energia pode ser a causa, assim como resultar-se da deficiência da função de Dispersão do Pulmão (Fei), com isso, aumentando o catarro no pulmão, na garganta, nariz e nos seios paranasais (ver pág. 146). A Mucosidade na garganta pode manifestar-se pela sensação de inchaço na garganta, de "semente de ameixa" descrito na Medicina Tradicional Chinesa, e isto está associado com a Deficiência do Qi do Fígado (Gan Qi) (ver pág. 104), a qual pode também estar envolvida na estagnação que resulta na concentração de Mucosidade, resultando em inchaço subcutâneo, linfadenopatia ou aumento da tireóide que podem, posteriormente, causar obstruções e bloqueios na circulação de Energia (Qi).

A Umidade-Mucosidade refere-se à presença concomitante de Umidade e de Mucosidade; a Mucosidade-Frio é a presença de Mucosidade associada com o Frio Interno ou Externo e Mucosidade-Calor ou Mucosidade-Fogo é a associação da Mucosidade com o Calor Interno ou Externo. Se a Mucosidade ficar estagnada por um tempo longo, pode aumentar o Calor da Mucosidade-Calor, assim como a Umidade pode se transformar em Umidade-Calor. A Mucosidade-Vento é a combinação das características da Mucosidade com o Vento-Interno (Fig. 8.1).

A Mucosidade pode combinar-se com o Vento-Externo e com o Frio que pode obstruir a circulação de Energia (Qi) e de Sangue (Xue) que provoca a má nutrição dos Canais de Energia e dos Colaterais (Jing Luo) podendo resultar em paralisia cerebral. Se houver o excesso de Vento, a Mucosidade pode combinar-se com ele e com o Calor Interno do Fígado (Gan) rompendo-se o equilíbrio dos Canais de Energia e dos Colaterais, podendo causar a hemiplegia. Se a Mucosidade obstruir os orifícios do Coração (Xin), o espírito (Shen) ficará perturbado e poderá desencadear a insanidade, a depressão ou a perda da consciência (ver pág. 133). Se a Mucosidade subir, o Qi da cabeça poderá ficar desordenado pela obstrução nos orifícios dos sentidos quando o paciente poderá ficar com tontura ou perder a consciência como ocorre na epilepsia.

No caso da obstrução dos orifícios do Coração (Xin) ou dos sentidos, a Mucosidade está combinada com o Fogo e Vento Interno, provocando o Fogo do Coração, o Fogo do Fígado ou estado febril (ver pág. 115).

A Umidade, assim como a Mucosidade estão acompanhadas geralmente de pulso escorregadio e língua com um revestimento gorduroso, por isso, o

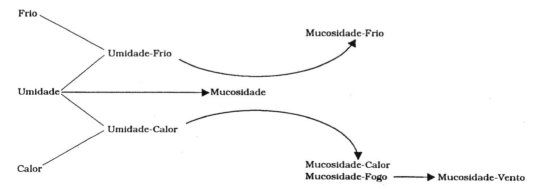

Figura 8.1 – Tipos de Mucosidade.

diagnóstico diferencial entre a Umidade e a Mucosidade depende de outros sintomas associados.

Padrões de Desarmonia

Qi do Baço/Pâncreas (Pi) Deficiente
Yang Qi do Baço/Pâncreas Deficiente
Baço/Pâncreas (Pi) não governa o Sangue (Xue)
Desmoronamento de Qi do Baço/Pâncreas
Invasão do Baço/Pâncreas pelo Frio e Umidade
Acúmulo de Umidade-Calor no Baço/Pâncreas (Pi)
Mucosidade turva estorva a cabeça

As bases da Desarmonia do Baço/Pâncreas (Pi) devem-se à tendência deste Órgão ficar com a Deficiência de Qi e de Yang e a sua propensão de ser invadido pela Umidade e Frio.

As desarmonias do Baço/Pâncreas são geralmente de Deficiência, embora a Deficiência deste Órgão e do seu Yang possam resultar em fraqueza nas funções de Transformação e de Transporte dos Líquidos Orgânicos (Jin Ye), provocando um acúmulo de Umidade, formando assim, edema localizado ou sistêmico. Este fato pode ser considerado como uma Deficiência que se transforma em Excesso, ou mais precisamente Excesso com Deficiência básica. Uma condição que se aproxima do Excesso verdadeiro é quando ocorre a invasão do Frio-Umidade Externa ou pelo Calor-Umidade no Baço/Pâncreas (Pi), embora esta invasão possa ser predisposta por Deficiência básica de Qi e de Yang do Baço/Pâncreas (Pi Qi e Pi Yang).

Origens

A Deficiência de Qi pré-natal pode resultar na Deficiência de Qi pós-natal, enquanto a Deficiência de Qi dos Rins (Shen Qi) pode resultar na Deficiência de Qi do Baço/Pâncreas (Pi Qi), e a fraqueza inata dos Rins e do Baço/Pâncreas pode originar uma Deficiência de Qi do Baço/Pâncreas (Pi Qi). Uma doença crônica que enfraqueça o corpo e, em particular, a digestão dos alimentos, provocará uma Deficiência no Qi do Baço/Pâncreas, assim como o trabalho excessivo, a preocupação, a fadiga mental enfraquecem o Qi deste Órgão. O mesmo ocorre quando o Qi do Fígado (Gan Qi) agride o Qi do Baço/Pâncreas (Pi Qi).

A Deficiência do Qi do Baço/Pâncreas (Pi Qi) pode ser piorada quando se faz uma alimentação desregrada, comer excessivamente e em horas irregulares ou quando se consomem alimentos que não se está acostumado. O uso de alimentos de sabores fortes, gordurosos e ingestão de bebidas alcoólicas podem contribuir para a ocorrência de uma variedade de desarmonias, tais como, a formação de Umidade-Calor no Baço/Pâncreas (Pi), no Fígado (Gan) e de Fogo Crescente no Pulmão (Fei). O consumo excessivo de alimentos crus e frios e de bebidas pode agravar a Deficiência de Yang Qi do Baço/Pâncreas (Pi Yang) ou pode resultar na invasão de Frio e de Umidade neste Órgão (Pi). Obviamente, em se falando da nutrição, o que é considerado inadequado ou excessivo para uma pessoa pode não ser para a outra e as necessidades nutricionais dependem de cada pessoa, da idade e de uma série de circunstâncias. No entanto, quando a massa corpórea torna-se desproporcional, excessiva ou distribuída irregularmente, pode eventualmente prejudicar o Qi do Baço/Pâncreas (Pi Qi).

O Frio Externo e Umidade e, eventualmente, o Calor Externo e Umidade podem agredir o Baço/Pâncreas (Pi); no primeiro caso, esta invasão pode ser facilitada pela Deficiência do Yang Qi do Baço/Pâncreas (Pi Yang) ou pelos fatores que levam a esta Deficiência. A Deficiência do Qi do Baço/Pâncreas (Pi Qi) e do seu Yang (Pi Yang) podem prejudicar a função deste Órgão (Pi) em governar o Sangue (Xue), levar à falência do seu Qi (Pi Qi) ou levar à deficiência das funções de Transformação e de Transporte. Estes, podem levar à fraqueza de Qi e de Sangue (Qi e Xue), à estagnação e à turvação dos Líquidos Orgânicos (Jin Ye), promovendo o acúmulo da Umidade que pode se transformar em Mucosidade (Fig. 8.2).

Deficiência de Qi do Baço/Pâncreas (Pi Qi)

Sintomas

Perda de apetite, anorexia, dor e distensão abdominal leve que são aliviadas pela pressão, edema, fezes soltas, atrofia muscular, fraqueza dos membros, cansaço, tez amarelada, pulso vazio e língua mole com fina camada branca.

Patologia

Os sintomas de Deficiência de Qi do Baço/Pâncreas (Pi Qi) são basicamente de Deficiências de Energia (Qi), de Sangue (Xue), de Desarmonias de Líquido

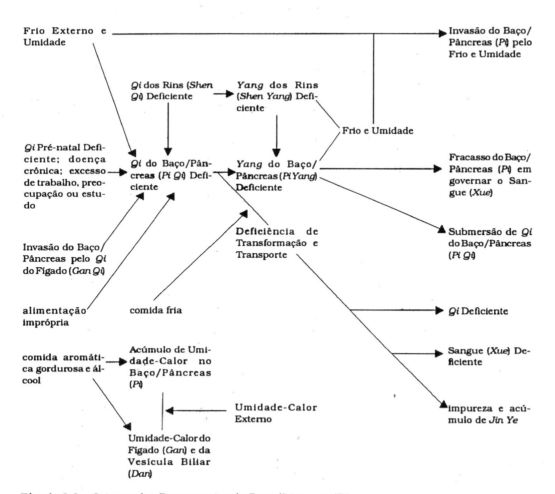

Figura 8.2 – Origens das Desarmonias do Baço/Pâncreas (Pi).

Orgânico (*Jin Ye*) e de fraqueza do sistema digestivo. A patologia é essencialmente de Deficiência, mesmo quando pela debilidade da função do Líquido Orgânico (*Jin Ye*) de Transformação e de Transporte promova a estagnação e o excesso de Umidade. A fraqueza do Baço/Pâncreas (*Pi*) resulta em má digestão, perda de apetite e anorexia, enquanto a debilidade da função digestiva deste Órgão (*Pi*), a deficiência em transformar e transportar o Líquido Orgânico (*Jin Ye*) e a dificuldade do *Qi* do Baço/Pâncreas (*Pi Qi*) e de seu *Yang* (*Pi Yang*) em reter as substâncias no interior do tubo digestivo, manifestam-se sob a forma de diarréia e fezes soltas e, principalmente, fezes contendo partículas de alimentos não digeridos. A distensão abdominal e edema são resultados da debilidade da função do Baço/Pâncreas (*Pi*) de transformar e de transportar o Líquido Orgânico (*Jin Ye*) e a presença de dor abdominal que é aliviada pela pressão traduz a condição de Deficiência de *Qi*, enquanto a atrofia muscular, fraqueza dos membros, cansaço, face pálida ou amarelada, pulso vazio e língua grande pálida refletem as Deficiências de *Qi* e de Sangue (*Xue*) que são insuficientes para preencher e nutrir os músculos, a carne e os Canais de Energia e Colaterais (*Jing Luo*).

O revestimento da língua é uma manifestação da atividade do Baço/Pâncreas (*Pi*); durante a transformação do alimento em essências puras, quantidades pequenas de impurezas emanam e se acumulam na língua. Um revestimento fino representa um estado de anormalidade ou de Deficiência, enquanto o branco reflete a presença de Frio Externo ou Interno e, neste caso, o revestimento fino e branco traduz a Deficiência da função do Baço/Pâncreas (*Pi*).

Tratamento

O princípio do tratamento é o de fortalecer o *Qi* do Baço/Pâncreas (*Pi Qi*), utilizando-se do método de tonificação e, muitas vezes, com a aplicação de moxa. Assim, no caso de debilidade das funções digestivas, com os sintomas descritos anteriormente, poderiam ser utilizados os seguintes pontos de Acupuntura:

E-36 (*Zusanli*)	Para fortalecer a função do Baço/Pâncreas (*Pi*) e do Estômago (*Wei*), a formação e a circulação do *Qi* e de Sangue (*Xue*), com isto fortalecendo tanto a debilidade digestiva como a fraqueza geral do corpo
VC-12 (*Zhongwan*)	Para fortalecer e harmonizar o *Qi* do Baço/Pâncreas (*Pi*) e do Estômago (*Wei*) e para eliminar a Umidade
B-20 (*Pishu*)	Para promover as funções de Transformação e de Transporte do Baço/Pâncreas (*Pi*) e de eliminar a Umidade

Estes são os três pontos de Acupuntura básicos, mas é claro que, a escolha dos pontos, varia de acordo com o estado do paciente.

Padrões de Doença Comuns

Fraqueza geral, anemia, fraqueza digestiva geral, gastrite crônica, úlcera gástrica ou duodenal, diarréia crônica. Este padrão pode aparecer em algumas formas de miastenia.

Deficiência do *Yang* do Baço/Pâncreas (*Pi Yang*)

Sintomas

Os sintomas de Deficiência do *Yang* do Baço/Pâncreas (*Pi Yang*) são semelhantes aos da Deficiência do *Qi* deste Órgão (*Pi*), porém, acrescidos de

86   Zang Fu *(Órgãos e Vísceras)*

sintomas do Frio, tais como, o frio nos membros, temor ao frio, dor abdominal que melhora com o calor ou com a pressão, má digestão, fezes líquidas, tendência à retenção urinária e edema. O pulso pode ser profundo e lento, assim como fraco, e a língua pode ter um revestimento que é mais espesso do que no caso de Deficiente de *Qi* do Baço/Pâncreas (*Pi Qi*), podendo estar gordurosa.

Patologia

Além dos sintomas de Deficiência e de debilidade do Baço/Pâncreas, nessa forma ocorrem também sintomas de Frio pela presença de Deficiência do *Yang* e que é, na maioria das vezes, um estado evolutivo da Deficiência do *Qi* do Baço/ Pâncreas (*Pi Qi*) quando os sintomas tornam-se mais graves. Assim, a má digestão com fezes líquidas refletem um grau maior de debilidade da função de Transformação e de Transporte dos alimentos e do Líquido Orgânico (*Jin Ye*). De modo semelhante, o revestimento de cor branca-gordurosa ou branco e mais espesso refletem o Frio Interno, assim como uma maior Deficiência de Transformação e de Transporte dos Líquidos Orgânicos (*Jin Ye*), provocando o acúmulo de Umidade e talvez da Mucosidade. A característica do pulso de ser profundo e retardado reflete a insuficiência de *Yang*, pois não consegue elevar-se e mover o *Qi* do corpo e do pulso.

Tratamento

O princípio do tratamento é o de fortalecer e aquecer o *Yang* do Baço/ Pâncreas (*Pi Yang*) através dos métodos de tonificação e de moxa. Os pontos de Acupuntura são iguais ao tratamento de Deficiência de *Qi* do Baço/Pâncreas, porém, dando-se mais ênfase para a moxa. Se esta Deficiência estiver associada com a do *Yang* dos Rins, devem ser utilizados os pontos, tais como, B-23 (*Shenshu*), VG-4 (*Ming Men*) e VC-4 (*Guanyuan*), fazendo-se a tonificação e a moxa a fim de fortalecer o *Yang Qi* dos Rins e o *Yang* do corpo e, em especial, o Baço/Pâncreas.

Características da Doença

As características desta desarmonia são semelhantes as das Deficiências do *Qi* do Baço/Pâncreas (*Pi Qi*), embora, neste caso, os sintomas tendam a ser mais graves, incluindo-se os sintomas de Frio e, provavelmente, de Deficiência do *Yang* dos Rins (*Shen Yang*), com o aparecimento de edema e de retenção urinária. A separação dos padrões de Deficiência de *Yang Qi* e do *Qi* do Baço/Pâncreas é um tanto arbitrária, uma vez que eles estão intimamente interligados, e com freqüência na prática, os dois padrões ocorrem concomitantemente.

Qi do Baço/Pâncreas não governa o Sangue (*Xue*)

Sintomas

Neste caso, alguns sintomas de Deficiência de *Qi* do Baço/Pâncreas estão inclusos os de Deficiência de *Yang* deste Órgão, além de hemorragias principalmente da parte inferior do corpo, tais como, a melena, a hemorragia uterina e púrpura.

Patologia

Os sintomas resultam da Deficiência de *Qi* e de *Yang* do Baço/Pâncreas (*Pi*) que resultam em insuficiência destas duas energias que não conseguem manter o Sangue (*Xue*) dentro dos vasos sangüíneos (*Xue Mai*), o que provoca extravasa-

Baço/Pâncreas (Pi) e Estômago (Wei) 87

mento de sangue. Esta forma de hemorragia está associada com quadro clínico de Deficiência e de Frio que é diferente do tipo de hemorragia associado ao Calor e ao Excesso, tal como ocorre nas desarmonias do Fígado (*Gan*).

Tratamento

O princípio de tratamento é o de fortalecer o *Qi* e o *Yang* do Baço/ Pâncreas (*Pi*) para que estas duas energias, o *Qi* e o *Yang*, governem o Sangue (*Xue*), assim como o *Yang* dos Rins deve ser fortalecido para poder nutrir o *Yang* do Baço/Pâncreas (*Pi Yang*). A técnica utilizada é a de tonificação e aplicação de moxa, assim, na hemorragia uterina anormal utilizam-se os quatro pontos que são importantes: VC-4 (*Guanyuan*), BP-6 (*Sanyinjiao*), B-23 (*Shenshu*) e R-8 (*Jiaoxin*).

Esses quatro pontos de Acupuntura fortalecem o Baço/Pâncreas (*Pi*) e os Rins (*Shen*) e regulam o *Chong Mai* e o *Ren Mai*, e assim podem governar o Sangue (*Xue*). A associação de VC-4 (*Guanyuan*) e de BP-6 (*Sanyinjiao*) fortalece os Rins (*Shen*), o Baço/Pâncreas (*Pi*), o Fígado (*Gan*), *Ren Mai* e *Chong Mai*, e, com isto, restauram a função de armazenamento e de controle do Sangue (*Xue*), enquanto B-23 (*Shenshu*) e R-8 (*Jiaoxin*) fortalecem a função de *Yang* dos Rins (*Shen Yang*) de adstringência e de manter o Sangue (*Xue*) dentro dos vasos sangüíneos (*Xue Mai*). O ponto R-8 (*Jiaoxin*) é um ponto empírico que mostrou ser eficaz nesta patologia. Os pontos utilizados no tratamento da hemorragia uterina são diferentes no caso de serem provocados pelo Calor e pelo Excesso (ver capítulo correspondente).

Os seguintes pontos de Acupuntura podem ser associados quando da necessidade, que devem ser usados em tonificação ou com a aplicação de moxa:

VC-6 (*Qihai*) — Para fortalecer o *Qi* e o *Yang*
E-36 (*Zusanli*) ⎫
B-20 (*Pishu*) ⎭ — Para reduzir a hemorragia pelo fortalecimento da função do Baço/Pâncreas (*Pi*)
B-17 (*Geshu*) — Ponto de influência do Sangue (*Xue*)
VG-4 (*Ming Men*) ⎫
R-7 (*Fuliu*) ⎭ — Para fortalecer o *Yang Qi*

Outros pontos podem ser utilizados na dependência dos sintomas associados e da necessidade particular do paciente naquele momento.

Padrões de Doença Comuns

Hemorragia uterina funcional anormal, sangramento das hemorróidas, hemofilia.

Desmoronamento de *Qi* do Baço/Pâncreas (*Pi Qi*)

Sintomas

O Desmoronamento de *Qi* do Baço/Pâncreas (*Pi Qi*) apresenta algumas características (sintomas) da Deficiência de *Qi* e de *Yang* do Baço/Pâncreas associadas com a ptose dos órgãos da parte inferior do corpo, por exemplo, a ptose do ânus, da vagina, do útero, da vesícula biliar e do estômago, com sensação de repuxo no abdome inferior e pode estar associado com sintomas de diarréia crônica grave e de incontinência urinária.

Patologia

Os sintomas resultam da falência da função de *Yang* e de *Qi* de manter os Órgãos.

88 · Zang Fu *(Órgãos e Vísceras)*

Tratamento

O princípio do tratamento é o de fortalecer o *Qi* e o *Yang*, principalmente dos Rins (*Shen*) e do Baço/Pâncreas (*Pi*) e utilizando os pontos de Acupuntura específicos para a ptose do órgão específico ou dos órgãos acometidos. Assim, para o tratamento da ptose gástrica existem vários métodos, sendo que na maioria procura-se fazer uma inserção horizontal, na camada muscular abdominal, de agulhas de Acupuntura longas, unindo de modo geral, dois ou mais pontos, tais como, o N-TA-18 (*Weishangxue*), VC-4 (*Guanyuan*), VC-6 (*Qihai*), VC-12 (*Zhongwan*) e E-36 (*Zusanli*). Estes dois últimos pontos são estimulados em tonificação e é aplicada a moxa para fortalecer o Aquecedor Médio.

Padrões de Doença Comuns

Inclui a ptose de órgãos internos, hemorragias, diarréia e incontinência urinária.

Invasão do Baço/Pâncreas (*Pi*) pelo Frio e Umidade

Origens

O Frio Externo, como fator climático, pode penetrar o corpo, assim como através do consumo excessivo de alimentos crus e frios e de bebidas geladas, tais como, ingerir água gelada, sorvetes e consumir alimentos e bebidas tirados diretamente da geladeira, são fatores que enfraquecem a função do Baço/ Pâncreas (*Pi*), sejam eles consumidos no inverno ou no verão, e, de acordo com a Medicina Tradicional Chinesa, deveriam ser evitados.

A Umidade Externa pode-se tornar um fator patogênico, especialmente em comunidade rural em que ocorre a presença de neblina e de nevoeiro, em áreas montanhosas, perto de rios ou pela manhã antes do nascer do Sol, e também constitui risco para aqueles que trabalham em locais úmidos, dentro da água ou que moram em locais úmidos e para aqueles que, depois de uma transpiração intensa, permanecem com roupas úmidas.

A invasão e a penetração do Frio e da Umidade Externos ocorrem somente quando o corpo está enfraquecido, devido à constituição física ou sob os efeitos de outros fatores de doença, tais como, um traumatismo, fadigas ou distúrbios emocionais, a menos que esteja cronicamente exposto a níveis extremos de Frio e de Umidade.

A presença de Frio ou de Umidade pode aumentar, eventualmente, a Deficiência de *Yang* e assim aumentar mais o Frio Interno, uma vez que a falta de *Yang* incapacita o aquecimento e o movimento, ou mesmo pode aumentar a Umidade Interna, pela inadequada função de Transformação e de Transporte do Baço/Pâncreas (*Pi*), ocasionando, então, o acúmulo do Líquido Orgânico (*Jin Ye*). Desta maneira, o Frio e a Umidade podem se associar e freqüentemente ocorrem ao mesmo tempo, constituindo estas duas energias uma combinação comum entre os fatores externos da doença.

Subdivisões da agressão do Frio e da Umidade

O quadro de Invasão do Baço/Pâncreas (*Pi*) pelo Frio e Umidade pode ser subdividido se ocorre a predominância de Frio ou de Umidade; se for o primeiro haverá uma associação com o quadro de Retenção de Líquidos Orgânicos no Estômago (*Wei*) pelo Frio (ver pág. 94) e com o quadro de Deficiência de *Yang* (ver pág. 85); se for a predominância de Umidade, o quadro é de Umidade Interna ou Externa, em que o primeiro quadro é, às vezes, denominado de

"Umidade que oprime o Baço/Pâncreas (*Pi*)", e o outro, de "Umidade Externa que obstrui" (Fig. 8.3).

A Deficiência de *Yang* dos Rins (*Shen Yang*) pode favorecer ou associar-se à Deficiência de *Yang* do Baço/Pâncreas (*Pi Yang*) e as duas podem aumentar o Frio e a Umidade Internos. De modo alternativo, estas duas formas de energia podem aumentar a Deficiência de *Yang* dos Rins e do *Yang* do Baço/Pâncreas, promovendo a invasão no Baço/Pâncreas (*Pi*) que é o quadro de Deficiência (*Xu*) transformando-se em Excesso (*Shi*) que, geralmente, é uma desarmonia crônica de início insidioso.

O Frio e a Umidade Externos podem invadir o Baço/Pâncreas (*Pi*), manifestando-se por um quadro mais repentino e de início súbito do que o da *Deficiência*. No entanto, a Deficiência de *Yang* do Baço/Pâncreas (*Pi Yang*) e a do *Yang* dos Rins (*Shen Yang*) podem fazer com que o Frio e a Umidade Externos invadam o Baço/Pâncreas (*Pi*), fazendo com que coexistam os quadros de agressão Interno e Externo. Assim, pode haver um agravamento clínico repentino do estado de Deficiência crônica pela invasão da Umidade e do Frio Externos, resultando num quadro temporário de Excesso.

Sintomas

As manifestações clínicas são de letargia, perda de apetite e de paladar, sensações de peso nos membros ou na cabeça, de opressão torácica e de estufamento abdominal. Podem estar acompanhadas de secreções abundantes e turvas, tais como, urina turva e escura, leucorréia, diarréia, viscosidade nos olhos e erupções líquidas na pele, podendo ocorrer retenção ou gotejamento de urina, edema. O pulso apresenta-se escorregadio e, talvez, retardado; a língua torna-se pálida com o revestimento grosso branco-gorduroso.

Patologia

Os sintomas desta síndrome são os de Deficiência de *Qi* do Baço/Pâncreas (*Pi Qi*) e do *Yang* do Baço/Pâncreas (*Pi Yang*), mas caracterizam-se pelos sintomas da Umidade e alguns deles são originados do acúmulo e da turvacidade do Líquido Orgânico (*Jin Ye*) que resultaram da fraqueza da função de Transformação e de Transporte do Baço/Pâncreas (*Pi*). A Umidade, também, pode estar associada com o acúmulo e, neste caso, pode resultar em estagnação e obstrução na circulação do *Qi* que resulta, por exemplo, em sensação de plenitude do tórax e do abdome e polaciúria. O Líquido Orgânico (*Jin Ye*) impuro faz a urina ficar turva; o aparecimento de viscosidade nos olhos, o simples acúmulo de Líquidos Orgânicos (*Jin Ye*), resulta em formação de edema, diarréia e erupções fluídas na pele.

O pulso escorregadio está associado com a presença de Umidade ou de Mucosidade e o pulso retardado com o Frio; a língua descorada aparece nas Deficiências do *Qi* do *Yang* do Baço/Pâncreas, e o revestimento lingual grosso

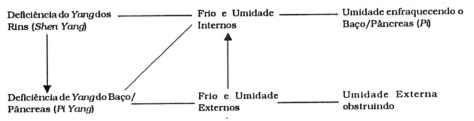

Figura 8.3 – Origem das Desarmonias da Umidade do Baço/Pâncreas (*Pi*).

e gorduroso aparece na presença de Umidade Interna ou da Mucosidade e o revestimento branco com o Frio.

Alguns dos sintomas são decorrentes da Umidade estar prejudicando a função do Baço/Pâncreas (*Pi*) e, desta maneira, aparecem os sintomas, tais como, letargia generalizada, perda de apetite e incapacidade do Baço/Pâncreas de distinguir os cinco sabores.

Tratamento

O princípio de tratamento é o de fortalecer o Baço/Pâncreas (*Pi*) e o Estômago (*Wei*), a fim de dissolver a Umidade, além de aquecer o *Qi* e o *Yang* para dispersar o Frio. Todos os pontos de Acupuntura são utilizados em tonificação ou aplica-se a moxa. Assim, para o tratamento de enterites crônicas, causadas pela invasão do Baço/Pâncreas pelo Frio e Umidade, podem ser utilizados os seguintes pontos:

VC-6 (*Qihai*)	Fortalece o *Qi* e retém os líquidos e revigora a circulação de *Qi* para dispersar a Umidade
VC-12 (*Zhongwan*)	Revigora o *Qi* e o *Yang* do Baço/Pâncreas, ajudando nas funções de Transformação e de Transporte do Baço/Pâncreas
E-25 (*Tianshu*)	Regula o *Qi* do Estômago (*Wei*) e dos Intestinos (*Chang*) e quando associado a VC-12 (*Zhongwan*) fortalece o Baço/Pâncreas e reduz a Umidade
E-37 (*Shangjuxu*)	Ponto *Ho*, união inferior do Intestino Grosso (*Da Chang*), harmoniza o *Qi* do Estômago (*Wei*) e dispersa a Umidade

Padrões de Doença Comuns

Inclui as gastrenterites crônicas, disenteria e hepatite.

Umidade-Calor acumula no Baço/Pâncreas (*Pi*)

Esta patologia pode ser subdividida em dois grupos, na dependência do predomínio da Umidade ou do Calor. Assim, no primeiro, caracteriza-se pela ausência de sede ou pouca vontade de beber; pulso que não é especialmente rápido e nem a língua está avermelhada; no segundo, apresenta-se com sede, o pulso está rápido e a língua avermelhada.

Esta patologia pode, também, ser subdividida na dependência da origem da Umidade-Calor ser Externa ou Interna. Esta, geralmente é crônica, de início insidioso e pode aparecer pelo consumo excessivo crônico de alimentos gordurosos, de ingestão de bebidas alcoólicas, e, a Externa aparece repentinamente, de início súbito e pode aparecer pelo contato com o clima quente e úmido ou pelo consumo de alimentos contaminados.

Pode ser feita posteriormente uma subdivisão observando-se se ocorre ou não a obstrução do fluxo de bile. Se não ocorrer, os sintomas e o tratamento serão semelhantes aos do Fogo do Estômago (ver pág. 96), e se houver a obstrução de bile que resulta em icterícia e gosto amargo na boca, neste caso, os sintomas e o tratamento são similares aos da Umidade-Calor no Fígado (*Gan*) e na Vesícula Biliar (*Dan*) (ver pág. 117).

Os sintomas de Calor não se associam freqüentemente com os do Baço/Pâncreas e em alguns textos clássicos não incluem a patologia de Umidade-Calor no Baço/Pâncreas (*Pi*), assim, a hepatite, as colecistites, cirroses são geralmente incluídas na patologia de Umidade-Calor no Fígado (*Gan*) e na Vesícula Biliar (*Dan*).

Sintomas

Podem se manifestar pela perda de apetite, letargia, sensação de peso ou de distensão, febrícula, sem vontade de beber, urina escassa e levemente amarelada, icterícia e gosto amargo na boca. A língua levemente avermelhada com um revestimento grosso, gorduroso e amarelado, e o pulso pode estar escorregadio e levemente rápido.

Patologia

Os sintomas são decorrentes da Umidade que se acumula e destrói o fluxo de *Qi*, o que provoca as sensações de peso e de distensão e de urina escassa. Também aparecem os sintomas de Umidade prejudicando a função do Baço/Pâncreas, tais como, a perda de apetite e a letargia; os de Calor, representados pela febrícula, sede moderada, urina levemente amarelada, pulso levemente rápido e língua avermelhada com o revestimento lingual amarelado. Se o fluxo da bile estiver obstruído aparecem o pulso flutuante, língua com revestimento grosso, gorduroso, sinais estes que representam o acúmulo de Umidade dentro do corpo.

Tratamento

Para o tratamento da hepatite pela Umidade-Calor no Fígado (*Gan*) e na Vesícula Biliar (*Dan*) e para o tratamento de úlcera do estômago pelo Fogo do Estômago, ver os capítulos correspondentes.

Padrões de Doença Comuns

Inclui as gastrenterites crônicas ou recentes, hepatite aguda, colecistite e cirrose.

Mucosidade turva estorva a cabeça

Esta manifestação é um desenvolvimento particular da Umidade no Baço/Pâncreas (*Pi*) e ocorre pelo fato de ser a Mucosidade mais pesada que a Umidade, por isso, o sintoma é caracterizado por tontura, associado com sensação de peso na cabeça. Este quadro aparece na hipertensão arterial ocasionada pela obstrução provocada pela Mucosidade e Umidade e que envolve a sensação de congestão torácica, palpitações, tontura, náuseas e vômitos, pulso escorregadio e língua com o revestimento grosso e gorduroso. Para o tratamento da hipertensão, além dos pontos gerais, tais como, VB-20 (*Fengchi*), IG-11 (*Quchi*), E-36 (*Zusanli*) e F-3 (*Taichong*), são utilizados os pontos CS-6 (*Neiguan*), E-40 (*Fenglong*) e BP-9 (*Yinglingquan*) para dispersar o Excesso de Umidade e de Mucosidade.

VB-20 (*Fengchi*) F-3 (Taichong)	Acalmam o *Yang* do Fígado e o Vento do Fígado e acalmam a mente
IG-11 (*Quchi*) E-36 (*Zusanli*)	Eliminam o Vento e harmonizam a circulação de *Qi* e de Sangue (*Xue*) e drenam o Excesso nos Canais de Energia *Yang*
E-40 (*Fenglong*)	Transforma a Mucosidade
CS-6 (*Neiguan*)	Expande o *Qi* do Tórax, acalma o Coração (*Xin*) e a mente e acalma o Estômago (*Wei*)
BP-9 (*Yinglingquan*)	Elimina as estagnações e a Umidade

92 Zang Fu *(Órgãos e Vísceras)*

Esta patologia normalmente não é incluída em textos clássicos e a sua devida importância que é dada neste livro. As desarmonias, envolvendo as obstruções nas Mucosidades dos "Orifícios do Coração" ou dos orifícios ou dos sentidos, são incluídas em patologia, tais como, "Seqüelas de Ataque do Vento" (ver pág. 113), insanidade (ver pág. 132) e epilepsia (ver pág. 113).

Resumo

As características da desarmonia do Baço/Pâncreas (*Pi*) são basicamente as da Deficiência principalmente do *Qi* e do *Yang*. Os estados de Deficiência do *Qi* e do *Yang* do Baço/Pâncreas evoluem para o Desmoronamento do *Qi* do Baço/Pâncreas e da inabilidade deste Órgão de governar o Sangue (*Xue*). As Deficiências de *Qi* e do *Yang* do Baço/Pâncreas podem ser agravadas ou predispor-se à invasão pelo Frio e Umidade Externos.

A diferenciação entre os sintomas de Umidade e de Frio é realizada, por exemplo, entre as sensações de peso ou de dor, temor à umidade ou ao frio, pulso flutuante ou retardado e língua gordurosa ou não. A invasão do Frio e da Umidade Externos no Baço/Pâncreas pode dar uma característica de Excesso ou se houver um estado de Deficiências básicas do *Qi* e do *Yang* do Baço/Pâncreas pode levar ao quadro de Deficiência transformando-se em Excesso (Tabela 8.1).

Alguns textos clássicos incluem um outro padrão de Excesso, o de Acúmulo de Umidade-Calor no Baço/Pâncreas, enquanto em outros são incluídos em

Tabela 8.1 – Quadro de Desarmonia do Baço/Pâncreas.

Características	Sintomas	Pulso	Língua
Deficiência de *Qi* do Baço/Pâncreas (*Pi Qi*)	Cansaço, fraqueza muscular, tez amarelada, perda de apeti-te, anorexia, distensão abdomi-nal, edema, fezes soltas	Vazio	Pálida, mole, reves-timento fino branco
Deficiência de *Yang* do Baço/Pân-creas (*Pi Yang*)	Igual ao da Deficiência de *Qi* do Baço/Pâncreas e frio e dores abdominais que aliviam com o calor, membros frios	Vazio, retardado, profundo	Igual acima, revesti-mento branco
Inabilidade do Baço/Pâncreas (*Pi*) em governar o Sangue (*Xue*)	Igual ao da Deficiência de *Qi* do Baço/Pâncreas e púrpura, hemorragia uterina ou retal	Vazio	Igual acima
Desmoronamento de *Qi* do Baço/Pâncreas	Igual ao da Deficiência de *Qi* do Baço/Pâncreas e ptose de úte-ro, de ânus ou de estômago, diarréia crônica	Vazio	Igual acima
Invasão do Baço/Pâncreas pelo Frio e Umidade	Igual ao da Deficiência de *Qi* do Baço/Pâncreas e sensação de peso nos membros e na cabeça; plenitude de tórax e de abdome, retenção urinária, leucorréia	Flutuante, retardado	Descorada, revesti-mento gorduroso, grosso e branco
Acúmulo de Umi-dade-Calor no Baço/Pâncreas	Sensação de plenitude torácica e/ou abdominal, sede sem vontade de beber, urina amare-lada escassa, icterícia e gosto amargo	Flutuante, levemente rápido	Avermelhada, reves-timento grosso e amarelado

Umidade-Calor no Fígado (*Gan*) e na Vesícula Biliar (*Dan*). A síndrome de Mucosidade Turva Estorvando a Cabeça é uma outra que é referida em alguns livros.

Várias Desarmonias do Baço/Pâncreas podem ocorrer associadamente, por exemplo, as Deficiências de *Qi* do Baço/Pâncreas e de *Yang* do Baço/Pâncreas com a invasão do Baço/Pâncreas pelo Frio e pela Umidade. Por outro lado, as desarmonias do Baço/Pâncreas podem associar-se com as de outros Órgãos e Vísceras (*Zang Fu*), assim, a Deficiência de *Yang* dos Rins (*Shen Yang*) pode estar associada com a Deficiência de *Yang* do Baço/Pâncreas (*Pi Yang*), a agressão do Baço/Pâncreas pelo Fígado (*Gan*) pode estar associada com a Deficiência de *Qi* do Baço/Pâncreas (*Pi Qi*) e a invasão do Baço/Pâncreas pelo Frio e Umidade pode estar associada com a Retenção de Líquidos Orgânicos no Estômago (*Wei*) acometido pelo Frio. Para uma discussão suplementar sobre estas conexões, ver páginas 204 e 205.

Estômago (*Wei*)

Estômago (*Wei*) é a Víscera (*Fu*) que está tradicionalmente associada ao Baço/Pâncreas (*Pi*), que é muito íntima, havendo ligações bastante comuns tanto na fisiologia quanto na patologia.

Algumas das diferenças entre o Estômago (*Wei*) e Baço/Pâncreas (*Pi*) estão resumidas na Tabela 8.2.

Na prática, alguns dos aspectos do Estômago (*Wei*) e do Baço/Pâncreas (*Pi*) envolvem-se tão intimamente que são inseparáveis, por isso, são utilizados os pontos dos Canais e Colaterais do Baço/Pâncreas para tratar as desarmonias do Estômago (*Wei*) e pontos dos Canais e Colaterais do Estômago para tratar as desarmonias do Baço/Pâncreas (*Pi*).

Funções

O Estômago (*Wei*) é o mar dos grãos e da água, dos alimentos e dos líquidos, tem a função de receber e preparar o alimento e a bebida. A Transformação dos alimentos inicia-se no Estômago (*Wei*) em que a parte mais pura vai através da função do Baço/Pâncreas (*Pi*) para o Pulmão (*Fei*), onde torna-se Energia (*Qi*), Sangue (*Xue*) e Líquido Orgânico (*Jin Ye*). A parte mais densa, mais turva é encaminhada para o Intestino Delgado (*Xiao Chang*) para se fazer a digestão e separar o puro do impuro dos alimentos contidos nesta Víscera. As funções do

Tabela 8.2 – Comparação entre o Estômago (*Wei*) e o Baço/Pâncreas (*Pi*).

Estômago (*Wei*)	Baço/Pâncreas (*Pi*)
Yang	*Yin*
Víscera (*Fu*)	Órgão (*Zang*)
Oco	Sólido
Recebe alimentos e bebidas	Transforma alimentos e bebidas
Qi do Estômago desce	*Qi* do Baço/Pâncreas sobe
Subida do *Qi* do Estômago (*Wei Qi*) resulta em vômitos	Descida do *Qi* do Baço/Pâncreas resulta em diarréia
Estômago gosta da Umidade	Não gosta da Umidade
Não gosta da Secura	Gosta da Secura
Tende à Deficiência de *Yin* e sintomas de Calor	Tende à Deficiência de *Yang* e sintomas de Frio

Baço/Pâncreas (Pi) e do Estômago (Wei) são complementares, enquanto o primeiro governa o movimento de subida das frações mais puras do alimento, o segundo promove a descida das frações menos puras. Se a força de descida do Estômago (Wei) está prejudicada e o Qi do Estômago torna-se a contracorrente provocando arrotos, náuseas, vômitos, dor epigástrica, desconforto e distensão gástrica.

Padrões de Desarmonia

Retenção de líquidos no Estômago (Wei) devido ao Frio
Retenção de alimentos no Estômago (Wei)
Deficiência de Yin do Estômago (Wei Yin)
Fogo no Estômago

Nas condições em que o Baço/Pâncreas (Pi) tende à Deficiência de Yang e por isso, tende a ser afetado por Frio e Umidade, o Estômago (Wei) tende à Deficiência de Yin e às características de Calor e de Secura, entretanto, esta Víscera não mostra a tendência de ser agredida pelo Frio. Em outras palavras, o Estômago pode associar-se dependendo da situação, com as características de Deficiência de Yin e de Calor, com as de Deficiência de Yang e de Frio. Estas inter-relações estão resumidas na Figura 8.4 e serão discutidas mais adiante.

Retenção de líquido no Estômago (Wei) devido ao Frio

Sintomas

Dor e sensação de frio na região epigástrica que são agravadas pelo frio e melhoradas com o calor; ausência de sede, vômitos após a ingestão de alimentos, vômitos de líquidos claros, ruídos na região epigástrica, pulso profundo e fraco, língua descorada com o revestimento lingual branco e úmido ou gorduroso.

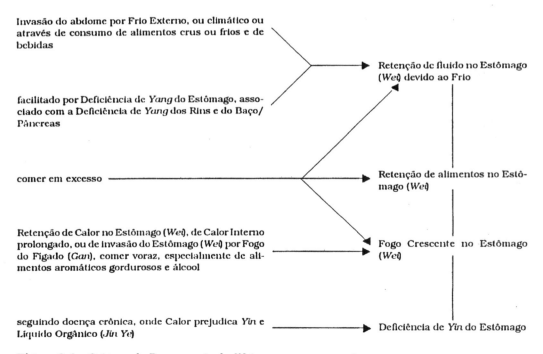

Figura 8.4 – Origens de Desarmonia do Wei.

Patologia

O acúmulo de Frio no Estômago (*Wei*) promove a estagnação de *Qi* que resulta em aparecimento da dor, e também pode prejudicar o *Yang* do Estômago (*Wei Yang*) que ocasiona a ausência de sede. O *Qi* contracorrente do Estômago pode ocasionar o vômito de líquido claro que estava retido no Estômago pelo fato de o Frio prejudicar os *Yang* do Estômago e do Baço/Pâncreas que são necessários para transformar e transportar os alimentos e a bebida. Os ruídos hidroaéreos da região epigástrica são decorrentes do movimento dos líquidos estagnados no Estômago. O pulso é retardado pela presença do Frio e pode estar fraco, pois o Frio pode afetar os *Yang* do Estômago e do Baço/Pâncreas. A língua está descorada pela Deficiência da função do Estômago e do Baço/Pâncreas e o revestimento lingual branco pela presença do Frio, úmido ou gorduroso pela presença de acúmulos de líquidos no Estômago (*Wei*).

Tratamento

O princípio de tratamento é o de aquecer e de fortalecer o Aquecedor Médio a fim de dispersar o Frio e para transformar e transportar os líquidos estagnados no Estômago (*Wei*). São utilizados os métodos de tonificação e a moxa. Assim, na gastroptose associada com a retenção de líquidos no Estômago pela presença de Frio, podem ser utilizados os seguintes pontos de Acupuntura:

VC-12 (*Zhonguan*)⎤ Esta associação dos pontos *Mu* e *Shu* do Estômago (*Wei*)
B-21 (*Weishu*) ⎦ harmoniza o *Qi* do Estômago, aquece o Aquecedor Médio e dispersa o Frio

E-21 (*Liangmen*)⎤ Regulam o *Qi* do Estômago (*Wei Qi*), dispersam a dor
E-36 (*Zusanli*) ⎦ gástrica e o vômito

VC-6 (*Qihai*) Associado com VC-12 (*Zhongwan*), aquece e fortalece o *Qi* e o *Yang* e dispersa o Frio

Retenção de alimentos no Estômago (*Wei*)

Sintomas

Perda de apetite, distensão e dor na região epigástrica, arrotos de mau cheiro, regurgitação ávida, fezes soltas ou constipação intestinal, fezes de mau cheiro, pulso escorregadio e língua com o seu revestimento grosso e gorduroso.

Patologia

Se o *Qi* do Estômago (*Wei Qi*) está obstruído, as funções de receber, armazenar e digerir alimentos desta víscera ficam lesadas, manifestando-se, então, pela perda de apetite e dor e distensão na região epigástrica. Os alimentos retidos podem fermentar-se e quando ocorrer o *Qi* contracorrente do Estômago aparece o arroto e a regurgitação que são de mau cheiro e ácidos, respectivamente. Igualmente, as fezes tornam-se de mau cheiro e o peristaltismo intestinal pode-se alterar e, dependendo da situação, manifestar-se pela diarréia ou pela constipação. O pulso escorregadio e a língua gordurosa refletem a retenção de Mucosidade e de Umidade.

Tratamento

O princípio do tratamento é o de revigorar o Aquecedor Médio para ajudar na digestão dos alimentos e de remover a estagnação. São usados os métodos de dispersão ou mesmo outras técnicas, utilizando-se os seguintes pontos de Acupuntura:

96   Zang Fu *(Órgãos e Vísceras)*

VC-10 *(Xiawan)*   Faz o *Qi* do Estômago descer

F-13 *(Zhangmen)*   Ponto *Mu* (alarme) do Baço/Pâncreas, fortalece este Órgão para digerir os alimentos

E-36 *(Zusanli)*   Domina a subida do *Qi* do Baço/Pâncreas e promove a descida do *Qi* do Estômago (*Wei Qi*)

Deficiência de *Yin* do Estômago (*Wei Yin*)

Sintomas

Perda de apetite, boca e lábios secos, vômito de líquido espesso, constipação intestinal, pulso fino e rápido, língua vermelha sem o revestimento.

Patologia

Sintomas de Deficiência de *Yin*, tais como, constipação intestinal, pulso fino e rápido, língua vermelha sem revestimento. Estes sintomas são acompanhados daqueles correspondentes à redução do Líquido Orgânico (*Jin Ye*) no Estômago (*Wei*) e na boca e lábios que são regulados pelo Baço/Pâncreas (*Pi*). A falta de apetite é um sintoma de Deficiência do Estômago e do Baço/Pâncreas.

Tratamento

O princípio do tratamento é o de nutrir o *Yin* do Estômago (*Wei Yin*) usando-se o método de tonificação sem utilizar a moxa. Os pontos de Acupuntura, tais como, E-36 (*Zusanli*), B-20 (*Pishu*), B-21 (*Weishu*) podem ser utilizados para fortalecer as funções do Estômago e do Baço/Pâncreas e, os seguintes pontos, BP-6 (*Sanyinjiao*) e R-3 (*Taixi*) para fortalecer o *Yin* do Estômago (*Wei Yin*) e o *Yin* de maneira geral.

A patologia descrita pode ser encontrada em determinados quadros de ansiedade e de fraqueza, acompanhada de sintomas de Deficiência de *Yin*, tais como, o emagrecimento, inquietação, nervosismo, insônia, dores de garganta e epigástrica.

Fogo no Estômago

Sintomas

Dor ardente no epigástrio, sede com preferência por bebidas geladas, vômitos de alimentos indigestos ou de líquidos azedos. Pode aparecer inchaço, dor, ulceração e sangramento das gengivas, mau hálito e constipação intestinal. O pulso pode estar bastante rápido, escorregadio e flutuante e a língua avermelhada com o revestimento lingual grosso, seco e amarelado.

Patologia

A maioria dos sintomas descritos são decorrentes do Calor. O Fogo situado no Estômago (*Wei*) pode ascender através do Canais e Colaterais do Estômago para acometer as gengivas que se inflamam e sangram, pode também fazer subir o *Qi* do Estômago (*Wei Qi*) provocando os vômitos e pode prejudicar o Líquido Orgânico (*Jin Ye*) causando a sede e a constipação.

O Calor Interno manifesta-se no pulso que se torna bastante rápido e a língua fica com o revestimento amarelado. Pode aparecer um pulso flutuante e uma língua com o revestimento grosso se o Calor estiver associado com a Umidade.

Tratamento

O ponto de Acupuntura E-44 (*Neiting*) é utilizado para remover o Calor, o Excesso e a dor do Estômago (*Wei*), o VC-12 (*Zhongwan*) para harmonizar o *Qi* do Estômago insubmisso e o F-3 (*Taichong*) para acalmar o Fígado e o Fogo do Fígado, se estiver presente. O E-21 (*Liangmen*) harmoniza o Estômago e o Baço/Pâncreas e é utilizado para tratar a dor epigástrica, principalmente quando a dor é mais lateral. Utiliza-se o método de dispersão, por exemplo, no tratamento de úlcera péptica associado com o Fogo do Estômago.

Outras Desarmonias do Estômago (*Wei*)

Em alguns textos são mencionadas desarmonias suplementares do Estômago (*Wei*), assim, a agressão do Estômago (*Wei*) pelo Fígado (*Gan*) é uma evolução da Depressão do *Qi* do Fígado e que pode estar associada intimamente com o quadro de estagnação de alimentos no Estômago, provocando a regurgitação ácida que é um sintoma do Fígado (*Gan*), discutido na página 104, sob a denominação de Invasão do Baço/Pâncreas pelo Fígado (*Gan*). A diferenciação predominante entre a agressão do Estômago (*Wei*) ou do Baço/Pâncreas (*Pi*) será feita de acordo com a existência do enfraquecimento dominante da função de descida do Estômago (*Wei*) que se manifesta por vômitos ou arrotos, ou existência da função deficiente de ascensão do Baço/Pâncreas que resulta em diarréia, borborigmos e flatulência.

Alguns textos clássicos incluem a patologia Estagnação de Sangue (*Xue*) no Estômago (*Wei*) que se manifesta com dor aguda, de caráter em facada, que é característica desta patologia, e a dor irradiando-se, às vezes, para a região dorsal. Esta dor é agravada pela pressão e pela alimentação, visto que a patologia é de Excesso. O paciente torna-se magro, com a tez do rosto escura e pode ter, periodicamente, hematêmese e melena. O pulso torna-se escorregadio, flutuante e tenso e a língua de cor púrpura com pontos avermelhados nos lados e, às vezes, um revestimento fino e amarelado. Esta patologia pode associar-se com o Calor, e, neste caso, romper os vasos sangüíneos ou coagular o Sangue (*Xue*) no Aquecedor Médio, fato este que causa dor aguda. Esta patologia pode estar presente na perfuração das úlceras do tubo digestivo.

Tabela 8.3 – Quadros de Desarmonias do Estômago (*Wei*).

Quadros	Sintomas	Pulso	Língua
Estagnação dos líquidos no Estômago (*Wei*) pelo Frio	Frio e dor no epigástrio que piora com o frio, vômitos de líquido claro	Retardado, fraco	Revestimento branco, úmido ou gorduroso
Estagnação de alimentos no Estômago (*Wei*)	Distensão e dor no epigástrio, regurgitação ácida, arrotos de mau cheiro	Escorregadio	Revestimento grosso, gorduroso
Deficiência de *Yin* do Estômago	Boca e lábios secos, vômitos com fluidos espessos, tez vermelha (malar), inquietação, ansiedade, insônia	Superficial, rápido	Vermelha, sem revestimento
Fogo no Estômago	Dor ardente no epigástrio, sede, desejo por bebidas geladas, gengivas inchadas e doloridas, mau hálito, constipação	Cheio, rápido	Vermelha, revestimento seco, grosso e amarelado

Resumo

Os quadros clínicos do Estômago podem ser de Deficiência, de Excesso, por exemplo, Fogo no Estômago, Estagnação de Alimentos no Estômago, Estagnação de Sangue no Estômago ou de Deficiência que se transforma em Excesso, por exemplo, Estagnação de Alimentos no Estômago. Este último quadro pode ser acelerado pela Deficiência de *Qi* do Estômago e do Baço/Pâncreas.

O quadro de Retenção do Líquido no Estômago pelo Frio pode se associar com o de Invasão do Estômago pelo Frio e pela Umidade e com a Deficiência básica dos Rins (*Shen*), do Estômago (*Wei*) e do *Yang* do Baço/Pâncreas. A Estagnação de Alimentos no Estômago pode estar associada com a Exaustão do *Qi* do Fígado; com o Frio como acontece na Estagnação de Líquidos no Estômago pelo Frio; ou com o Calor, como ocorre no Fogo do Estômago. O último padrão pode ser associado com as Deficiências do *Yin* do Estômago e dos Rins, como o Fogo no Fígado, Umidade-Calor no Fígado e na Vesícula Biliar ou com o Acúmulo de Umidade-Calor no Baço/Pâncreas.

Os Órgãos e Vísceras (*Zang Fu*) envolvidos nessas inter-relações patológicas são o Estômago, Baço/Pâncreas e o Fígado, como foram discutidos na página 205.

Capítulo
9

Fígado (*Gan*) e Vesícula Biliar (*Dan*)

Fígado (*Gan*)

Funções

1. Harmoniza o fluxo livre de *Qi*
2. Armazena o Sangue (*Xue*)
3. Harmoniza os Tendões (Músculos)
4. Abre-se nos olhos e manifesta-se nas unhas

Harmoniza o fluxo livre de *Qi*

Esta é a função mais importante do Fígado (*Gan*) e quando não consegue adequar esta função, torna-se a base da patologia do Fígado (*Gan*), que se manifesta com muitos dos sintomas característicos da desarmonia deste Órgão. Esta função está integrada com outros *Zang Fu*, assim o Baço/Pâncreas (*Pi*) regula a formação e a quantidade do *Qi* pós-natal, enquanto o Pulmão (*Fei*) e o Coração (*Xin*) governam a circulação do *Qi* pelo corpo e o Fígado (*Gan*) regula a uniformidade desta circulação.

O Fígado (*Gan*) não tem a capacidade de regular o volume ou a força da circulação de *Qi*, e na patologia, nem sempre está associado com os padrões de deficiência de *Qi*, no entanto, o Fígado, além de harmonizar o fluxo de *Qi*, promove a circulação livre e fácil das matérias pelo corpo, por isso, participa da harmonia e regularidade das funções do corpo e da mente; havendo quatro fases principais da função de fluxo livre deste órgão:

Harmonia das emoções
Harmonia da digestão
Secreção de bile
Harmonia de menstruação

100 Zang Fu *(Órgãos e Vísceras)*

Harmonia das emoções
O Fígado (*Gan*) controla o funcionamento harmonioso do corpo, além disso, a interação do indivíduo com o ambiente externo. Por isso, se a circulação de *Qi* e o fluxo das emoções são alterados, tornando-se desigual ou obstruído, poderá haver reações inadequadas, excessivas ou inapropriadas ao estímulo do meio ambiente, que se manifesta pela conduta inadequada e em desarmonia entre o indivíduo e o ambiente. Este fato envolve a integração das capacidades intelectuais de planejamento e a tomada de decisão emanadas, respectivamente, do Fígado (*Gan*) e da Vesícula Biliar (*Dan*).

Harmonia da digestão
A função de fluxo livre de *Qi* do Fígado (*Gan*) é necessária para a atividade digestiva do Baço/Pâncreas e do Estômago. Se este Órgão estiver em disfunção, por exemplo, havendo a estagnação de *Qi* do Fígado, pode afetar as funções do Baço/Pâncreas (*Pi*) e do Estômago (*Wei*) que são denominadas de "Fígado invade o Baço/Pâncreas e Estômago" resultando em vários distúrbios digestivos.

Secreção de bile
A função do Fígado (*Gan*) de manter o fluxo livre de *Qi* está também relacionada na secreção uniforme e harmoniosa de bile, por isso, se houver a desarmonia das funções do Fígado, haverá distúrbios da secreção de bile.

Harmonia de menstruação
A função do Fígado (*Gan*) de manter livre a circulação do Qi é também importante na fisiologia da menstruação, onde deve haver um fluxo uniforme e desobstruído de *Qi* e de Sangue (*Xue*), além disso está relacionada com outra função do Fígado que é o armazenamento de Sangue (*Xue*).

Armazena o Sangue (*Xue*)
O Fígado (*Gan*) armazena o Sangue (*Xue*) e regula a quantidade de Sangue em circulação a qualquer momento. Quando o corpo está em atividade, o Sangue move-se para fora do Fígado indo para a circulação sangüínea geral, e quando o corpo está em repouso, o Sangue (*Xue*) retorna ao Fígado (*Gan*). A alteração desta função pode resultar em redução de excesso de Sangue (*Xue*) em circulação, ou mesmo provocar oscilações no volume sangüíneo em circulação. As inter-relações de Sangue com o Fígado (*Gan*) e com os outros *Zang Fu* são discutidas na página 189.

Harmoniza os Tendões
O termo chinês *Jin* é freqüentemente traduzido como Tendões, mas pode se referir às denominações de tendões, de ligamentos e de músculos da Medicina Ocidental. Por isso, a palavra Tendões é escrita com letra maiúscula neste livro, quando se referir ao conceito chinês, visto que ela não corresponde aos tendões da terminologia ocidental.

Os Tendões, associados com a função do Fígado, referem-se mais ao aspecto contrátil da função do músculo, ao passo que a parte carnosa dos músculos, associada com a função do Baço/Pâncreas (*Pi*), refere-se mais à sua massa e à força. Se houver a deficiência de Sangue do Fígado, os Tendões não são adequadamente umedecidos e nutridos pelo Sangue (*Xue*) e em conseqüência a contração estará debilitada e desarmônica, resultando em rigidez, espasmos, tremores e entorpecimentos. As inter-relações da parte carnosa dos músculos e os Tendões são discutidos posteriormente nas páginas 173 e 174.

Figado (Gan) e Vesícula Biliar (Dan)   101

Abre-se nos olhos e manifesta-se nas unhas

Todos os Zang Fu estão envolvidos na função dos olhos, por isso, várias desarmonias dos Órgãos e Vísceras manifestam-se nos olhos. Tradicionalmente, o Qi do Fígado (*Gan Qi*) está associado com a função dos olhos em distinguir as cinco cores e o Sangue do Fígado (*Gan Xue*) com a boa visão, de modo que vários padrões de Desarmonia do Fígado podem afetar os olhos, tais como:

Sangue do Fígado (*Gan Xue*) Deficiente	visão embaçada, olhos secos
Fogo Crescente no Fígado (*Gan*)	olhos vermelhos, doloridos, irritados
Agitação de Vento do Fígado (*Gan*)	tremor do globo ocular

A inter-relação dos olhos com os Zang Fu será discutida posteriormente na página 176.

Se o Fígado armazenar e harmonizar o Sangue devidamente, as unhas tornam-se rosadas e bem formadas e as Desarmonias do Fígado podem resultar em unhas pálidas, fracas, quebradiças e enrugadas.

Padrões de Desarmonia do Fígado (*Gan*)

Depressão de *Qi* do Fígado (*Gan Qi*)
Sangue do Fígado (*Gan Xue*) Deficiente
Yang do Fígado (*Gan Yang*) Hiperativo
Fogo Crescente no Fígado (*Gan*)
Agitação de Vento Interno do Fígado (*Gan*)
Umidade-Calor no Fígado (*Gan*) e na Vesícula Biliar (*Dan*)
Estagnação de Frio no Canal do Fígado (*Gan Jing Luo*)

As bases da patologia do Fígado (*Gan*) são decorrentes de:

1. Depressão do fluxo livre de *Qi* do Fígado (*Gan Qi*) que resulta na Estagnação de *Qi* e de Sangue (*Xue*) e na disfunção da digestão, da menstruação, das emoções e da conduta.
2. Deficiência e Desarmonia do Sangue do Fígado (*Gan Xue*) que resulta em distúrbios dos Tendões, das unhas, dos olhos e da menstruação.
3. Tendência do Fígado à Deficiência de *Yin*, à Secura e ao Calor, à Hiperatividade do *Yang* e ao Fogo.
4. Agitação de Vento Interno do Fígado devido à Deficiência de Sangue do Fígado, à Hiperatividade do *Yang* e do Fogo Crescente no Fígado ou à febre intensa.
5. A combinação de Umidade e Calor interno ou externo, com a tendência do Fígado de se estagnar que provoca o acúmulo de Umidade-Calor no Fígado e na Vesícula Biliar.
6. A combinação de Umidade com o Frio resulta em Estagnação de Frio nos Canais e Colaterais do Fígado (*Gan Jing Luo*).

Origens

As principais origens e inter-relações dos Padrões de *Gan* de Desarmonia estão esboçadas na Figura 9.1. As origens de cada Padrão de Desarmonia serão discutidas a seguir.

Sintomas gerais de Desarmonia do Fígado (*Gan*)

Os sintomas de Desarmonia do Fígado são originados da disfunção de:

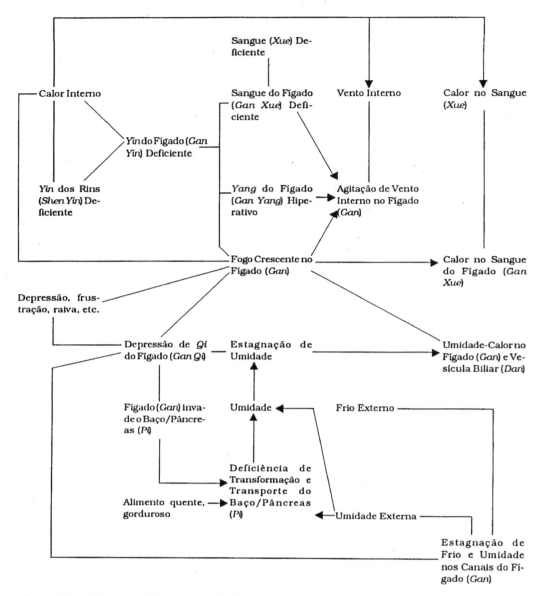

Figura 9.1 – Origens de Desarmonia de *Gan*.

1. Fígado (*Gan*), por exemplo, do fluxo livre de *Qi* que afeta a digestão, a emoção e a menstruação, além da armazenagem e da regulação do Sangue (*Xue*).
2. Tecidos e Orifícios controlados pelo Fígado (*Gan*), isto é, os Tendões, as unhas e os olhos.
3. Distribuição e de interconecções dos Canais e Colaterais do Fígado (*Gan Jing Luo*) que atravessam e conectam-se com a cabeça, com os olhos, com as regiões do hipocôndrio e do genital externo.

Desta maneira, os sintomas das disfunções do Fígado têm a propensão de se manifestar pelos distúrbios digestivos e emocionais, alterações menstruais, afecções dos tendões, dos olhos e da cabeça e as dores do hipocôndrio.

Depressão de Qi do Fígado (Gan Qi)

Origens

Esta síndrome é um dos padrões mais freqüentes na prática clínica, sendo provocada pelos estados emocionais, principalmente pela depressão, frustração, irritação e raiva. A relação entre as emoções e a Depressão de Qi do Fígado não é de causa e efeito, mas sim, de interação mútua, como esquematizado abaixo:

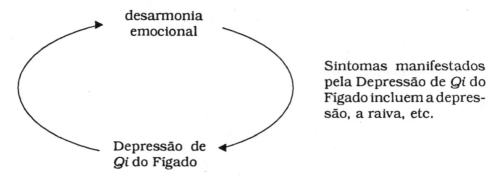

Sintomas manifestados pela Depressão de Qi do Fígado incluem a depressão, a raiva, etc.

Sintomas

Os sintomas mais significativos deste padrão de desarmonia são a depressão, a sensação de distensão e de fraqueza nos hipocôndrios, nos lados e no tórax, e a má digestão. Podem também estar relacionados com:

Canais e Colaterais (*Jing Luo*)	Sensação de distensão no hipocôndrio e no tórax, lamentação, sensação de opressão na garganta, inchaço ao longo do trajeto dos Canais e Colaterais do Fígado
Emoções	Depressão, frustração, irritação e raiva
Digestão	Pouco apetite, má digestão, náusea, arroto, regurgitação e vômito azedos, dor no epigástrio, distensão e dor abdominal, borborigmos, evacuações com fezes soltas
Bile	Icterícia, gosto amargo, vômito amarelo
Sistema ginecológico	Sintomas de tensão pré-menstrual, por exemplo, distensão e dor no abdome inferior e nos seios, irritabilidade, menstruação irregular e amenorréia ou dismenorréia, menstruação escassa, infertilidade
Pulso e língua	Pulso tenso; língua anormal ou púrpura

Patologia

Canais e Colaterais (Jing Luo) e geral

A debilidade da função de fluxo livre de Qi promovido pelo Fígado leva à estagnação e ao acúmulo de Qi, que provoca a sensação de distensão e dor ao longo do trajeto do Canal deste Órgão, cuja dor apresenta a característica de não ser grave, de ser migratória e intermitente e está bastante ligada ao aumento e à diminuição da perturbação emocional. Apesar de que, se a estagnação de Qi evolui para a de Sangue (Xue), a dor se torna mais intensa, com a sensação de

104 Zang Fu *(Órgãos e Vísceras)*

punhaladas e não é migratória e nem intermitente, tornando-se dor fixa. O pulso de tenso, transforma-se em tenso e irregular e a língua de cor normal muda para a cor púrpura e, às vezes, com pontos púrpuros.

A localização dos sintomas depende da região afetada pela estagnação, assim, se a estagnação de *Qi* ocorrer nos seios, no hipocôndrio e no abdome poderá haver a sensação de distensão e de dor nestes locais, ou mesmo a sensação de opressão no tórax, acompanhada por suspiros, enquanto a Depressão de *Qi* do Fígado pode invadir a garganta e combinar com a Mucosidade, causando a sensação de corpo estranho ou a sensação de bola na garganta, que está relacionado com o estado de depressão.

O *Qi* e o Sangue *(Xue)* podem estagnar-se em vários lugares ao longo do curso do Canal do Fígado, originando, então, dor e inchaços locais.

Emoções

As emoções tornam as vitalidades física, mental e emocional estagnantes e deprimidas, advindo deste fato o estado de depressão e de desânimo, intercalados por explosões de raiva e de irritação. Este fato enfatiza a importância dos distúrbios emocionais na gênese das doenças. Assim, a depressão pode precipitar as desarmonias digestivas e ginecológicas, e ao mesmo tempo provocar a dor e desconforto ao longo do trajeto dos Canais e Colaterais do Fígado *(Gan Jing Luo)*.

Digestão

Existe uma relação muito íntima entre o Fígado e a Vesícula Biliar, e entre o Baço/Pâncreas e o Estômago. Se a Depressão de *Qi* do Fígado invade o Baço/Pâncreas e o Estômago pode haver uma manifestação mista de sintomas destes Órgãos. Se o Fígado invade predominantemente o Estômago, o *Qi* tende a subir, causando a náusea, o arroto, a regurgitação azeda, o vômito e a dor gástrica, e se invadir predominantemente o Baço/Pâncreas, o *Qi* tende a descer, causando os borborigmos, as evacuações com fezes soltas e a dor abdominal.

Bile

Se a Depressão do *Qi* do Fígado deteriora a secreção de bile, além dos sintomas gerais de desarmonia digestiva (perda de apetite e náusea, e distensão no hipocôndrio) pode haver o aparecimento de icterícia, a sensação de gosto amargo e o vômito de líquido amarelo.

Sistema ginecológico

O Fígado *(Gan)* relaciona-se com o útero através dos Canais Curiosos *Ren Mai* e *Chong Mai* e estes três atuam no processo menstrual fazendo-se a circulação livre de *Qi* e de Sangue *(Xue)*. Se houver a Depressão de *Qi* do Fígado poderá haver a interrupção ou a não uniformidade da circulação de *Qi* e de Sangue *(Xue)* durante a menstruação, resultando em irregularidade menstrual ou mesmo a oligomenorréia que pode estar acompanhada de sensações de depressão e de irritação, de distensão e endurecimento do abdome e dos seios. Esta situação aparece geralmente antes da menstruação e vai cedendo quando ela se inicia. Se a estagnação de *Qi* está associada com a do Sangue *(Xue)*, a dor menstrual vai se tornando mais intensa, com a sensação de dor em golpes que é melhorada com a eliminação de coágulos de sangue. As inter-relações do Fígado com outros *Zang Fu* nos distúrbios ginecológicos são discutidas na página 206.

A Depressão de *Qi* do Fígado pode se manifestar isoladamente e ao mesmo tempo pode ser um precursor ou coexistir com outras Desarmonias do Fígado,

Figado (Gan) e Vesícula Biliar (Dan)   105

assim como ser um precursor de desarmonias de outros *Zang Fu*, por exemplo, do Baço/Pâncreas e do Estômago e pode estar combinada com uma variedade de síndromes dos *Zang Fu*.

Tratamento

O princípio do tratamento é o de fortalecer o *Qi* do Fígado, e dissolver a estagnação, usando-se o método da harmonização ou de dispersão, e este é usado mais em casos de dor intensa, como acontece na Estagnação de Sangue, enquanto a harmonização é usada para os casos mais brandos, como acontece na Estagnação de *Qi*. Os pontos de Acupuntura que serão usados dependem da combinação das desarmonias manifestadas pelo paciente, assim, no caso da patologia abaixo, são selecionados os seguintes pontos:

Tensão pré-menstrual e mastodinea

F-3 (*Taichong*)	Fortalece o Fígado (*Gan*) e harmoniza a circulação de *Qi* e de Sangue; alivia a dor
F-14 (*Qimen*)	Igual acima, principalmente para a dor nos hipocôndrios e nos seios, e como combinação com *Taichong*
E-18 (*Rugen*)	Específico para afecção dos seios

Dismenorréia devido à Estagnação do Sangue

F-3 (*Taichong*)	Para dispersar a Estagnação de *Qi* e de Sangue (*Xue*) e aliviar a dor
BP-8 (*Diji*)	Ponto de Acúmulo (*Xi*) de Baço/Pâncreas; harmoniza o Sangue (*Xue*) e o útero, principalmente para a dismenorréia, em combinação com o *Hegu*
IG-4 (*Hegu*)	Limpa os Canais e suprime a dor

Indigestão e dor gástrica

F-3 (*Taichong*)	Harmoniza o Fígado (*Gan*) para impedir a agressão do Baço/Pâncreas (*Pi*) e do Estômago (*Wei*) pelo *Qi* do Fígado
F-13 (*Zhangmen*)	Harmoniza o *Qi* do Fígado, regula a circulação de *Qi* e Sangue, ajuda a Transformação e o Transporte do Baço/Pâncreas (*Pi*). Ponto alarme do Baço/Pâncreas
BP-4 (*Gongsun*)	Harmoniza o Baço/Pâncreas e o Estômago; alivia a dor

Padrões de Doença Comuns

A Depressão de *Qi* do Fígado pode ser o componente de várias doenças: depressão, indigestão, colecistite, mastite, inchaços nos seios, tensão pré-menstrual, amenorréia, dismenorréia, etc.

Deficiência de Sangue do Fígado (*Gan Xue*)

Origens

Os fatores que desencadeiam a Deficiência de Sangue ou a Desarmonia do Fígado (*Gan*) podem causar também a Deficiência de Sangue do Fígado, tais como, a perda de sangue nas hemorragias; formação insuficiente de Sangue (*Xue*) como ocorre na Deficiência de Baço/Pâncreas (*Pi*) ou do *Yang* dos Rins (*Shen Jing*) e nas alterações do Fígado, do *Yin* e do *Jin Ye* ou por lesões do Calor como acontece nas doenças febris ou na síndrome de Fogo Crescente no Fígado.

106 Zang Fu *(Órgãos e Vísceras)*

Sintomas

Rosto	Pálido, sem brilho
Geral	Emagrecimento, tontura
Músculos	Fraqueza, entorpecimento, espasmo, tremores
Olhos	Olhos sem vida, visão embaçada, manchas no campo visual
Unhas	Pálidas, sem vida, quebradiças
Menstruação	Amenorréia ou menstruação escassa
Pulso e língua	Pulso tenso, fraco e irregular; língua pálida, mole e seca, com pouco ou sem revestimento lingual

Os sintomas característicos de Deficiência de Sangue do Fígado são a presença de face pálida, opaca, fraqueza e espasmo nos Tendões, unhas quebradiças e menstruação escassa. O pulso pode ser tenso, fraco e irregular; e a língua pálida e seca.

Patologia

O conceito de Sangue do Fígado *(Gan Xue)* refere-se às funções do Fígado *(Gan)* do armazenamento de Sangue *(Xue)* e regulação do volume circulatório de Sangue. A Deficiência de Sangue tem a conotação de Deficiência de Sangue do Fígado e estes dois padrões manifestam-se pelos sintomas de Deficiência de Sangue, ou seja, a tez pálida sem vida, indiferença, entorpecimento ou tremores fracos nos membros, emagrecimento e tontura, pulso fraco, irregular e língua mole, seca, pálida. No entanto, a concepção de Sangue do Fígado *(Gan Xue)* implica no envolvimento de Fígado na disfunção, por isso, apresenta sintomas de Fígado, tais como, pulso tenso, irregular, unhas pálidas, espasmo muscular, olhos sem vida, manchas no campo visual e menstruação escassa. Entretanto, os dois Padrões de Desarmonia, as Deficiências de Sangue do Fígado e de Sangue, são inerentes um ao outro, por isso, na prática clínica são freqüentemente usados como sinônimos.

Tratamento

O princípio do tratamento é o de fortalecer o Sangue *(Xue)* e a função do Fígado de armazená-lo. É usado o método de tonificação e a aplicação de moxa pode ser indicada, conquanto não haja sintomas de Calor no Sangue.

A Deficiência de Sangue do Fígado é freqüentemente associada com outras desarmonias, por exemplo, com a Deficiência do *Yin* do Fígado ou de Sangue, por isso, estes padrões devem ser também tratados. Por exemplo, em um caso de manchas no campo visual que é conseqüente às Deficiências de Sangue e de Sangue do Fígado, são selecionados os seguintes pontos de Acupuntura:

E-36 *(Zusanli)* B-20 *(Pishu)*	Promovem a formação de Sangue através do fortalecimento da função de Transformação do Baço/Pâncreas e do Estômago
F-3 *(Taichong)*	Revigora a função do Fígado
B-18 *(Ganshu)*	Fortalece o *Qi* do Fígado *(Gan Qi)* e "aviva os olhos"
VB-37 *(Guangming)*	Harmoniza o Fígado e limpa a visão

Se houver sintomas de *Qi* Deficiente pode ser aplicada a moxa, porém se for acompanhado por sintomas de *Yin* Deficiente, não deve ser feito tal procedimento, e os pontos mais apropriados são o BP-6 *(Sanyinjiao)* e R-6 *(Zhaohai)*.

Padrões de Doença Comuns

O padrão de Deficiência de Sangue do Fígado pode ser encontrado nas seguintes doenças: anemia, esgotamento nervoso, hipertensão, hepatite, hepatite crônica, amenorréia e alguns distúrbios crônicos de olhos.

Desarmonias relacionadas

A inabilidade da função do Fígado de harmonizar o Sangue está freqüentemente associada com a Deficiência de Sangue e pode também estar associada com a Depressão de *Qi* do Fígado, acarretando um armazenamento e o controle irregular do Sangue (*Xue*), resultando, por exemplo, em menstruação com o início e o fim irregulares. Por outro lado, a inabilidade do Fígado (*Gan*) de harmonizar o Sangue pode estar associada com o Calor do Sangue que ocasiona em circulação excessiva de Sangue, em uma tendência de provocar as hemorragias, tais como, a menorragia e a metrorragia que são conseqüentes ao Calor, ao passo que a hemorragia, devido à inabilidade do Baço/Pâncreas em manter o Sangue dentro dos Vasos Sangüíneos (*Xue Mai*), estaria acompanhada de sintomas de Frio e de *Yang* Deficiente.

A estagnação de Sangue provocada pela Depressão de *Qi* do Fígado (*Gan Qi*), ou aquela decorrente de outras causas, pode interagir com a Deficiência de Sangue do Fígado da seguinte maneira:

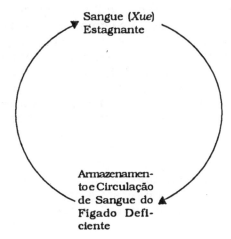

E a Deficiência de Sangue do Fígado pode ocasionar o aparecimento de Vento Interno do Fígado, discutido na página 113.

Yang do Fígado (*Gan Yang*) Hiperativo

Origens e inter-relações

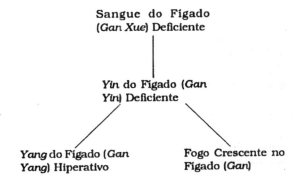

Os quatro Padrões de Desarmonia do Fígado (*Gan*) que são as Deficiências do Sangue e do *Yin* do Fígado, o *Yang* do Fígado Hiperativo e o Fogo Crescente no Fígado, na sua fisiopatologia estão todos entrelaçados, fato este que torna difícil separá-los na prática clínica.

108 · Zang Fu *(Órgãos e Vísceras)*

Estes quatro Padrões de Desarmonia podem ser representados conforme as correspondências:

Yin do Fígado (*Gan Yin*) Deficiente	———————	Sangue do Fígado (*Gan Xue*) Deficiente
Yin do Fígado (*Gan Yin*) Deficiente	———————	*Yang* do Fígado (*Gan Yang*) Hiperativo
Yin do Fígado (*Gan Yin*) Deficiente	———————	Fogo Crescente no Fígado (*Gan*)
Yang do Fígado Hiperativo	———————	Fogo Crescente no Fígado

O padrão central, disfunção *Yin* do Fígado (*Gan Yin*) Deficiente, não está colocado como um Padrão de Desarmonia principal do Fígado, pois é considerado como um precursor para originar ou acompanhar os outros três tipos de padrões de disfunção.

A presença de Calor Interno prolongado, de Deficiência de *Yin* dos Rins, perda de Sangue ou a Deficiência do Sangue, todos estes fatores podem evoluir para a Deficiência de *Yin* do Fígado que se manifesta pelos sintomas gerais de *Yin* Deficiente, tais como, palmas das mãos e plantas dos pés quentes, febre vespertina, pulso fraco, rápido, língua mole, vermelha e sintomas ligados ao Fígado, como por exemplo, manchas no campo visual e pulso irregular.

As deficiências de *Yin* do Fígado são os reflexos da relação fundamental de Deficiência de *Yin* e de Sangue com o Fígado (*Gan*) e também as relações com a Deficiência de *Jin Ye* traduzindo-se pelos sintomas de secura e o emagrecimento. As Deficiências de *Yin* do Fígado e de Sangue do Fígado formam um ciclo contínuo de transformação no qual um padrão pode predominar sobre o outro em determinado período de evolução. Assim, os sintomas de Calor com língua vermelha e pulso rápido indicam a predominância de Deficiência do *Yin* do Fígado, enquanto as manifestações de tez pálida, sem brilho, pulso tenso e língua pálida indicam a predominância da Deficiência do Sangue do Fígado.

Do mesmo modo, a Deficiência do *Yin* do Fígado, o *Yang* do Fígado Hiperativo e o Fogo Crescente no Fígado (*Gan*) podem ser vistos como uma evolução contínua que começa com o primeiro e que evolui para as formas de *Yang* Hiperativo, e depois para o Fogo Crescente do Fígado, acompanhados pelos sintomas correspondentes. Assim, num padrão de Deficiência de *Yin* do Fígado que originou o *Yang* Hiperativo do Fígado, pode haver a predominância de sintomas de *Yin* ou de *Yang*. Se houver a predominância do primeiro, haverá sintomas de Calor Deficiente e de sintomas comuns das Deficiências de *Yin* do Fígado e de Sangue do Fígado que se manifestam, por exemplo, pelo emagrecimento, pela visão embaçada e pelo pulso fraco, e se houver a predominância do *Yang*, que é o quadro de *Yang* do Fígado Hiperativo, poderá se manifestar pela cefaléia com poucos sintomas de Calor Deficiente e o pulso ficará mais forte e mais irregular.

Embora o padrão de *Yang* do Fígado Hiperativo tenha alguns sintomas de Excesso, pelo fato de ter origem na deficiência e no enfraquecimento, pode ser diferenciado do Fogo Crescente no Fígado pela intensidade maior dos sintomas que ocorre neste último caso. Assim, a cefaléia pouco latejante no *Yang* Hiperativo é aguda e intensa no Fogo Crescente do Fígado; ainda no primeiro caso, ocorrem pequenas explosões de raiva moderada, ao passo que no segundo pode haver violentos ataques de fúria. Do mesmo modo, os sintomas de Calor Deficiente no quadro de *Yin* do Fígado Deficiente tornam-se sintomas de Calor Excessivo no caso de Fogo Crescente no Fígado, por exemplo, o corpo

Fígado (Gan) e Vesícula Biliar (Dan)   109

inteiro fica quente e o rosto todo avermelhado, o pulso cheio e rápido, além disso, calor nas palmas das mãos e plantas dos pés, malar corado, o pulso vazio e rápido que são sintomas do Calor Excessivo de origem na Deficiência do *Yin* do Fígado.

Esta situação se torna mais complexa quando, além da coexistência dos quatro padrões mencionados acima, está associado também com o quadro de Depressão de *Qi* do Fígado ou quando a Deficiência de Sangue do Fígado, o *Yang* do Fígado Hiperativo e o Fogo Crescente no Fígado associam-se com a agitação do Vento Interno do Fígado, além de que padrões de Umidade podem se desenvolver a partir destes cinco padrões, gerando, por exemplo, Umidade-Calor no Fígado e na Vesícula Biliar (*Dan*) ou provocar Desarmonias no Baço/ Pâncreas, tais como o quadro de Mucosidade que afeta a cabeça, que se manifesta pelos sintomas de intensa tontura, pulso escorregadio e tenso, língua gordurosa. Este quadro pode ocorrer em alguns padrões de doenças do Vento tal como ocorre no acidente vascular cerebral, segundo a concepção da Medicina Ocidental.

Sintomas

Os sintomas deste padrão derivam da interação dos seguintes aspectos: *Yin* Deficiente, *Yang* Hiperativo e o Fígado que se manifestam por:

Yin do Fígado (*Gan Yin*) Deficiente	Palmas das mãos e plantas dos pés quentes, insônia, olhos sem vida, manchas no campo visual, tontura, boca seca
Dor de cabeça	Dor de cabeça com sensação de intumescimento, pulsátil, principalmente na região frontal e/ou no vértice; tinidos
Emoções	Raiva e irritabilidade
Tendões	Entorpecidos, espasmos, tremores
Pulso e língua	Pulso tenso e rápido; além de irregular se predominar o *Yang* Hiperativo e mais fraco e rápido se predominar o *Yin* do Fígado Deficiente. Língua vermelha com pouco revestimento, talvez seca

Os sintomas característicos deste padrão são a raiva, a irritação, dor de cabeça com intumescimento, pulsátil, localizada ou no vértice, e alguns sintomas de Calor.

Patologia

A base da hiperatividade do Fígado, seja decorrente do aumento do *Yang*, do Fogo ou da agitação do Vento no Fígado ocorre pelo fato de o *Yin* do Fígado ser insuficiente para controlar o *Yang* e o Fogo do Fígado e este *Yang* excessivo sobe para a parte superior do corpo e da cabeça, levando junto o *Qi* e o Sangue o que provoca as sensações de plenitude e de distensão nas áreas ligadas ao Canal do Fígado, por exemplo, o vértice da cabeça, e ligadas ao Canal da Vesícula Biliar, por exemplo, a área frontoparietal, enquanto o estado de Deficiência de *Yin* aumenta a sensação de calor nas palmas das mãos e nas plantas dos pés, boca seca, pulso vazio, rápido e língua vermelha com pouco revestimento. A Deficiência de *Yin* do Fígado e/ou do Sangue do Fígado provoca sintomas de olhos sem vida e manchas no campo visual os quais estão associados com os sintomas gerais de alteração do Fígado que são o entorpecimento, espasmos e tremores de músculos e dos Tendões e com a presença de pulso tenso.

110   Zang Fu *(Órgãos e Vísceras)*

Em todas as Deficiências do Fígado e no *Yang* Hiperativo podem ocorrer manifestações de tontura e de insônia e cuja diferenciação, se é da Deficiência ou do *Yang*, está nos sintomas predominantes. Por exemplo, a tontura e a insônia devido ao Fogo Crescente no Fígado são mais intensas e acompanhadas por sintomas secundários, também, intensos.

Tratamento

O princípio do tratamento deste padrão é o de acalmar o *Yang* do Fígado (*Gan Yang*) e nutrir o *Yin* do Fígado (*Gan Yin*), usando-se o método de sedação ou de harmonização para acalmar o *Yang* do Fígado (*Gan Yang*) e o método de tonificação é usada para nutrir o *Yin* do Fígado (*Gan Yin*). Os seguintes pontos de Acupuntura podem ser usados:

F-3 (*Taichong*)⎫ Ambos os pontos acalmam o *Yang* do Fígado (*Gan Yang*)
F-2 (*Xingjian*) ⎭ Hiperativo. O *Taichong* é usado em casos crônicos, enquanto o *Xingjian* em casos mais graves. Estes pontos são geralmente usados separados
VB-20 (*Fengchi*) Acalma o *Yang* na cabeça e beneficia os olhos
VG-20 (*Baihui*) Acalma o Fígado, o *Yang* e a mente

Se houver um quadro intenso de *Yin* Deficiente, podem ser adicionados os pontos, tais como, B-23 (*Shenshu*) e R-3 (*Taixi*).

Padrões de Doença Comuns

O quadro de *Yang* hiperativo do Fígado pode ser encontrado nos casos de: hipertensão, cefaléias, distúrbios emocionais, vertigem, tinidos, tensão prémenstrual, hipertireoidismo e em seqüelas de acidente vascular cerebral.

Fogo Crescente no Fígado

Na coexistência dos padrões de *Yin* do Fígado Deficiente, do *Yang* do Fígado Hiperativo e do Fogo Crescente no Fígado, o padrão predominante vai depender dos seguintes fatores:

1. **Tipo de constituição**
   Uma constituição forte tende a sintomas de plenitude, neste caso de Excesso de Calor; uma constituição fraca tende a sintomas de Deficiência, neste caso Calor Deficiente. Geralmente, em uma constituição forte, os sintomas podem ser mais intensos do que numa constituição fraca.
2. **Circunstâncias**
   Dependendo das circunstâncias, em uma pessoa pode se manifestar sintomas de *Yin* do Fígado Deficiente, e em outras vezes se manifestar por sintomas de *Yang* do Fígado Hiperativo, ou mesmo, apresentar sintomas de Fogo Crescente no Fígado que se manifesta pela cefaléia intensa, vermelhidão no rosto e explosões de raiva. A primeira situação pode estar associada com um período de cansaço e de esgotamento, a segunda com um período de estresse moderado, e o terceiro, pode surgir pelo agravamento associado com a frustração e o desgosto.

Origens

Os fatores que provocam o Calor Interno e/ou a Deficiência de *Yin* do Fígado podem predispor a formação de Fogo Crescente no Fígado. Esta alteração de

Fígado pode surgir também da depressão crônica do *Qi* do Fígado. Na concepção da Medicina Tradicional Chinesa, a Estagnação de *Qi* pode, eventualmente, decorrido um tempo, transformar-se em Calor, e depois aumentar para o estado de Fogo, assim como, o desgosto e a raiva intensos, o álcool e o fumo, além de alimentação excessiva e gordurosa podem contribuir para a formação do Fogo do Fígado.

Sintomas

Fogo pleno	Sede, constipação, urina escura, face e olhos vermelhos, insônia, hemorragia
Cabeça	Cefaléia intensa, tinidos ou surdez repentina
Emoções	Raiva violenta
Fígado invade o Baço/Pâncreas e o Estômago	Gosto amargo, regurgitação azeda, náusea, dor no hipocôndrio
Pulso e língua	Pulso tenso, rápido e cheio; língua vermelha, com revestimento amarelo grosso

Os sintomas característicos desse padrão são a raiva violenta e dores de cabeça intensas, além dos sintomas de excesso de Calor e a presença de pulso tenso.

Patologia

Na patologia do Fogo Crescente, o Fígado compartilha com os padrões gerais de Excesso de Calor ou de Fogo, por isso manifesta-se pelos sintomas gerais de Calor e de Fogo, tornando a língua vermelha com revestimento amarelo, pulso cheio e rápido, presença de sede e gosto amargo, constipação, etc. Estes sintomas são conseqüentes ao efeito do Calor sobre o *Yin* e o *Jin Ye*, podendo, desta maneira, afetar o *Yin* e o Sangue do Coração quando o espírito (*Shen*) perde a residência ficando agitado, o que ocasiona a insônia. A patologia do Fogo Crescente no Coração e a do Fogo Crescente no Fígado estão, freqüentemente, relacionadas e geralmente a primeira afecção surge da segunda.

O Fogo Crescente no Fígado caracteriza-se pelos sintomas mais intensos de raiva repentina, dor de cabeça, tinidos e surdez, sintomas estes que resultam da subida repentina de *Yang Qi* e de Sangue para a cabeça, através dos Canais do Fígado e da Vesícula Biliar que se distribuem nas regiões do vértice e da fronte.

A regurgitação azeda manifesta-se quando o Fogo do Fígado agride o Baço/ Pâncreas e o Estômago. A característica do pulso de ser tensa deve-se ao Fogo no Fígado e o estado do pulso de ser cheio e rápido deve-se ao Calor excessivo que provoca, também, a língua vermelha com revestimento amarelo seco, ao passo que a vermelhidão ou as manchas vermelhas nas bordas da língua deve-se à Desarmonia do Fígado.

O padrão de Fogo Crescente do Fígado é o estado extremo do fracasso da função do *Qi* do Fígado (*Gan Qi*) de promover a livre circulação, ocasionando, além dos danos intensos, as Desarmonias entre o indivíduo e o meio ambiente, tornando-o hipersensível e sujeito a se manifestar com violência que muitas vezes pode envolver a violência física.

Tratamento

O princípio do tratamento é o de reduzir o Fogo do Fígado, usando-se o método de sedação e fazendo-se a sangria dos pontos de Acupuntura. A aplicação de moxa é contra-indicada. Os seguintes pontos de Acupuntura podem ser usados, dependendo das necessidades específicas do paciente:

F-2 (*Xingjiang*)	Dispersa o Fogo do Fígado, acalma as explosões de raiva intensa
VB-20 (*Fengchi*) }	Acalma o Fígado e dispersa o Yang e o Calor da cabeça
B-2 (*Zanzhu*) }	Sangrar estes pontos para dispersar o Calor localmente
M-HN-9 (*Taiyang*)	e pacificar a mente
R-1 (*Yongquan*)	Pode ser adicionado para dispersar o Fogo, fortalecer o *Yin* e acalmar o espírito (*Shen*). Indicado para dor de cabeça no vértice, vertigem, visão embaçada e insanidade

Padrões de Doença Comuns

O padrão de Fogo Crescente do Fígado pode ser encontrado nas seguintes doenças: hipertensão, sangramento uterino anormal, enxaqueca, conjuntivite e glaucoma severos, otites, doença de Ménière, hemorragias digestivas altas, comportamento violento.

Agitação do Vento do Fígado

O conceito "Vento" na Medicina Tradicional Chinesa indica movimento rápido e inconstante que caracteriza o *Yang*, por isso, o Vento é leve e sobe, afetando predominantemente a parte superior do corpo, principalmente a cabeça, produzindo sintomas de mudanças rápidas do movimento, tais como, os tiques, os tremores, espasmos e convulsões. Tanto o Vento Interno como o Externo apresentam estas características, porém as origens e os sintomas são muito diferentes e, geralmente, um não agrava o outro. O Vento Interno está freqüentemente, embora não necessariamente, relacionado com as disfunções do Fígado (*Gan*), e destas disfunções surge o movimento repentino, irregular, que é o oposto do fluxo suave e uniforme promovido pelo Fígado. Os movimentos anormais, rápidos da circulação de *Qi* e de Sangue para a cabeça que provocam os tremores, as convulsões, podem ter conseqüências graves dentro do corpo, podendo resultar em vertigens ou até mesmo perda da consciência.

Tipos

Existem três padrões principais que estão relacionados com a Agitação de Vento do Fígado:

Calor Extremo produzindo Vento
Yin Deficiente e *Yang* Hiperativo produzindo Vento
Xue Deficiente e Sangue do Fígado Deficiente produzindo Vento

O Calor Extremo pode ocorrer somente em doenças febris graves que é uma condição plena, repentina e séria. Esta condição é diferente daquela originada pelo Fogo Crescente do Fígado que geralmente surge da Depressão do *Qi* do Fígado ou da Deficiência do *Yin* do Fígado e que se assemelha mais com a Deficiência de *Yin* do Fígado e daquela do Vento produzido pela Deficiência de *Yin* do Fígado e pelo *Yang* Hiperativo.

O Fogo Crescente no Fígado é um quadro de Excesso derivado da Deficiência e, embora possa ser sério, as manifestações de raiva são conseqüentes a uma condição crônica de Deficiência, do que as manifestações repentinas e graves do Calor Extremo, enquanto o Vento derivado da Deficiência de Sangue do Fígado é uma condição de vazio crônico, com os sintomas de gravidade muito menores.

Essas três categorias desencadeiam dois fatores comuns na origem de Vento Interno:

1. Yin *Deficiente e* Xue *Deficiente*

Na primeira categoria, que é o Calor Extremo produzindo o Vento, o *Yin* e o Sangue (*Xue*) são lesados pelo Calor Extremo, enquanto na segunda categoria deve-se à Deficiência de *Yin* e, freqüentemente, também à Deficiência de Sangue que pode ser posteriormente agravada pelo Fogo Crescente no Fígado, e a terceira, está baseada na Deficiência de Sangue que freqüentemente está acompanhada pela Deficiência de *Yin*. Estas duas deficiências provocam má nutrição de umidificação dos músculos e dos Tendões, resultando na fraqueza, adormecimento, rigidez e espasticidade destas estruturas.

2. Turbulência

A subida vigorosa do Calor Extremo cria uma grande turbulência na circulação de subida de *Qi* e de Sangue (*Xue*). De modo semelhante, a subida do *Yang* Hiperativo, quando não é controlada pelo *Yin*, provoca uma turbulência como uma forte onda e este movimento de turbulência que é considerado Vento Interno. A Deficiência de Sangue significa que o Sangue está insuficiente para manter um fluxo forte, estável e uniforme de Sangue pelos Canais e Colaterais (*Jing Luo*) e pelos Vasos Sangüíneos (*Xue Mai*), ocasionando um fluxo fraco, oscilante e disforme do Sangue, e isto provoca uma turbulência menor, porém crônica, constituindo o Vento Interno originado de Deficiência do Sangue.

De maneira geral, a Agitação de Vento do Fígado é simplesmente uma forma específica e extrema resultante da mudança desregrada com a participação do Fígado. Em conseqüência da combinação dos fatores de Deficiência de *Yin* e de Sangue e de turbulência é que se origina os sintomas característicos de Agitação de Vento do Fígado.

Origens

As origens de Agitação de Vento do Fígado já foram analisadas e esquematizadas na Figura 9.1. É importante lembrar que o Vento Interno pode também originar da Mucosidade e do Calor que podem ocorrer pela ingestão excessiva de doces ou de alimentos gordurosos e de álcool.

Sintomas

Os principais sintomas de Agitação de Vento do Fígado são: tiques, tremores, convulsões, adormecimentos, espasmos, tontura e, às vezes, perda da consciência.

Os sintomas específicos dos três tipos diferentes de Agitação de Vento do Fígado encontram-se na Tabela 9.1.

Patologia

Calor Extremo

A turbulência e o Calor causados pelo movimento violento de subida do Fogo e do *Yang* é tão danosa para o fluxo de *Qi* e do Sangue (*Xue*) que resulta

114   Zang Fu *(Órgãos e Vísceras)*

Tabela 9.1 – Comparação dos três tipos de Vento do Fígado *(Gan)*.

Sintomas	Calor Extremo	*Yang* Hiperativo	Sangue Deficiente
Sintomas de Calor	Intenso, febre alta	Nenhum ou relativamente brando	Geralmente nenhum
Tendões	Convulsões, rigidez, opistótonos	Hemiplegia	Adormecimento, tremores, espasmos da cabeça e extremidades
Sentidos	Coma, delírio	Repentina perda da consciência, distúrbio mental	Visão embaçada, tontura, afazia
Pulso	Tenso, rápido, cheio	Tenso, às vezes, rápido, vazio	Tenso, irregular e vazio
Língua	Escarlate, revestimento seco, amarelo	Vermelha, revestimento variável, seco	Pálida, seca; sem revestimento

em movimento intenso e descontrolado das contrações dos músculos e dos Tendões, fato que ocasiona as convulsões, os espasmos no pescoço e os epistótonos, e ao mesmo tempo o Calor Extremo pode lesar o espírito *(Shen)* desencadeando o quadro de coma e de delírios.

Yang *Hiperativo*

Os sintomas podem ser decorrentes de Deficiência de *Yin* do Fígado, de *Yang* Hiperativo ou de Fogo Crescente no Fígado, mas os mais importantes são aqueles ocasionados pela turbulência causada pelo movimento rápido para cima do *Yang*, ocasionando distúrbios no Coração e cérebro, espírito *(Shen)* e sentidos que podem se manifestar pela perda da consciência ou pela desorientação mental, a qual perturba a fala. Se o *Yang* turbulento e o Fogo invadem os Canais *(Jing Luo)* da parte superior do corpo, eles podem interromper o fluxo de *Qi* e de Sangue *(Xue)* desta região provocando a hemiplegia ou a paralisia facial.

Xue *Deficiente*

Pode haver sintomas de *Xue* Deficiente e de Sangue do Fígado Deficiente e os únicos sintomas adicionais de Agitação de Vento do Fígado são os tremores e as convulsões.

Mucosidade e Vento

A Mucosidade e o Fogo são freqüentemente associados na patologia e o Fogo pode aumentar o Vento, por isso, a Mucosidade e o Vento podem ocorrer juntos. O Calor Extremo pode causar perda da consciência através da perturbação do espírito *(Shen)*, enquanto o Vento e a Mucosidade podem também causar a perda da consciência, porém causada pela interrupção provocada pelo Vento e obstrução, pela Mucosidade, da circulação de *Qi* e de Sangue *(Xue)* nos Canais e Colaterais da cabeça que bloqueiam os "Orifícios dos Sentidos". A Mucosidade pode também obstruir os "Orifícios do Coração", causando perturbação e obstrução do espírito *(Shen)*.

O Vento e a Mucosidade podem ocorrer juntos, como ocorre em Vento Penetrante ou em convulsões, que corresponde respectivamente ao acidente vascular cerebral e à epilepsia da Medicina Ocidental. Em ambos os casos, o Vento e a Mucosidade dirigem-se para cima, rompendo o fluxo normal de *Qi* nos Canais de modo que a circulação de *Qi* na cabeça torna-se desordenada, os

Fígado (Gan) e Vesícula Biliar (Dan) 115

"Orifícios dos Sentidos" ficam desconectados, assim, as orelhas não ouvem e os olhos não vêem adequadamente, podendo haver tontura e desmaio.

A turbulência e obstrução devido ao Vento e à Mucosidade podem também afetar os Canais e Colaterais resultando em paralisia, principalmente a hemiplegia, típica da seqüela de acidente vascular cerebral.

Tratamento

Calor Extremo

O princípio do tratamento é o de reduzir o Calor e de acalmar o Vento do Fígado, usando-se o método de sedação e de sangria de determinados pontos de Acupuntura. A aplicação de moxa é contra-indicada. Os seguintes pontos podem ser usados:

VB-20 (*Fengchi*) F-3 (*Taichong*)	Pacificam o *Yang*, o Fogo e o Vento do Fígado e acalmam a mente
VG-16 (*Fengfu*) VG-14 (*Dazhui*)	*Fengfu* pacifica o Vento e o *Dazhui* limpa o Coração. Ambos limpam o cérebro e acalmam o espírito (*Shen*) e aliviam o espasmo muscular
IG-4 (*Hegu*)	O *Hegu*, principalmente em combinação com o *Dazhui*, limpa o Coração e assim alivia o espasmo muscular
M-UE-1 (*Shixuan*)	Sangrar para limpar o Coração e restabelecer a Consciência (*Shen*)

O Canal Curioso *Du* é chamado de "Canal Governador" ou de "Mar do Canal *Yang*", pois controla todos os Canais *Yang*. Pelo fato do lugar de encontro de todos os Canais *Yang* ser na parte mais alta do corpo e do *Yang* subir à cabeça assim como o Canal Curioso *Du*, este Canal está especialmente propenso aos excessos ou à turbulência de *Yang* como ocorre nas condições de *Yang* Hiperativo, de Fogo Crescente, de Calor Extremo ou de Vento Interno, além disso, o *Du Mai* tem ligações com o cérebro e com os "Orifícios dos Sentidos". Por isso é que se usa o *Fengfu* e o *Dazhui* para regular o *Yang* e para dispersar o Excesso de Calor do *Du Mai*, a fim de tratar os espasmos dos músculos e dos Tendões, das convulsões e da perda da consciência.

Yang Hiperativo

Vários padrões de doença estão associados com o *Yin* Deficiente, com o *Yang* Hiperativo, com o Fogo Crescente e com a Agitação de Vento do Fígado, por exemplo, acidente vascular cerebral e a epilepsia.

O princípio do tratamento e os pontos a serem usados dependerão do padrão específico e do paciente. Assim, no caso de acidente vascular cerebral, pode ser dividido em:

1. Padrão repentino, associado com envolvimento de *Zang Fu* que pode ser subdividido em tipo "fechado" e "abandonado".
2. Padrão de seqüelas de acidente vascular cerebral associado com envolvimento de Canais e Colaterais (*Jing Luo*).

O princípio do tratamento no caso de padrão "fechado" é o de limpar os orifícios, drenar o Coração e acalmar *Qi* em tumulto, enquanto o princípio de tratamento adotado no padrão "abandonado" deva ser de estabilizar o *Yang*, e no caso das seqüelas de acidente vascular cerebral é o de limpar os Canais e Colaterais, fortalecer a circulação de *Qi* e de *Xue* e eliminar o Vento. Usa-se o

116   Zang Fu *(Órgãos e Vísceras)*

método de sedação no tipo "fechado" e o de tonificação no tipo "abandonado". Em estágios posteriores, a moxa pode ser aplicada depois do tipo "fechado" ter evoluído para o tipo "abandonado". Para o tratamento das seqüelas de acidente vascular cerebral devem ser escolhidos os pontos de acordo com a área ou a função afetada, podendo-se utilizar os métodos de harmonização e a aplicação de moxa.[9, 18] Para a epilepsia ou as convulsões, o princípio do tratamento é o de limpar os "Orifícios dos Sentidos", transformar a Mucosidade e acalmar o Vento do Fígado. Durante as convulsões é usado o método de sedação e, entre as crises, o método de harmonização. Podem ser selecionados os seguintes pontos de Acupuntura:

R-1 *(Yongquan)*	Acalma o espírito *(Shen)*, abre os "Orifícios dos Sentidos"
M-BW-29 *(Yaogi)*	Ponto específico para as convulsões epilépticas
VB-20 *(Fengchi)*	
VG-16 *(Fengfu)*	Dispersam o Vento, acalmam o espírito *(Shen)*, limpam o cérebro
VG-14 *(Dazhui)*	
VG-26 *(Renzhong)*	Harmoniza o *Yin* e o *Yang*, abre os "Orifícios dos Sentidos" para restabelecer a consciência

Outros pontos de Acupuntura podem ser selecionados, dependendo da situação, por exemplo, se as convulsões são principalmente à noite ou durante o dia, se é de grande ou pequeno mal, assim como acrescentar os pontos para limpar a Mucosidade, para relaxar os músculos e os Tendões, para fortalecer o *Yin*, etc.

Sangue *(Xue)* Deficiente

O princípio do tratamento é o de acalmar o Vento, usando o método de harmonização e para nutrir o Sangue usando o método de tonificação. Os seguintes pontos de Acupuntura podem ser selecionados para o tratamento de tiques dos olhos ou os tremores da cabeça:

F-3 *(Taichong)*	Acalmam o Fígado e dispersam o Vento principalmente da cabeça
VB-20 *(Fengchi)*	
VG-20 *(Baihui)*	
IG-4 *(Hegu)*	Dispersa o Vento e limpa os Canais
E-36 *(Zusanli)*	Fortalecem a função do Baço/Pâncreas *(Pi)* e do Estômago *(Wei)* de formar o Sangue *(Xue)*
B-20 *(Pishu)*	
B-18 *(Ganshu)*	Fortalece o Sangue do Fígado *(Gan Xue)*
B-17 *(Geshu)*	Fortalece o Sangue *(Xue)*

Padrões de Doença Comuns

Exemplos de Padrões de Doença Comuns nos quais a Agitação de Vento do Fígado está envolvida:

Calor Extremo	Doença febril, por exemplo, a encefalite B
Yang Hiperativo	Acidente vascular cerebral e seqüelas, epilepsia
Sangue Deficiente	Tiques e tremores, principalmente dos olhos e da cabeça

Figado (Gan) e Vesícula Biliar (Dan)   117

Umidade-Calor no Fígado (*Gan*) e na Vesícula Biliar (*Dan*)

Origens

As origens da Umidade-Calor no Fígado e na Vesícula Biliar estão resumidas na Figura 9.1. A Umidade Interna pode ser produzida se a função de Transformação e de Transporte do Baço/Pâncreas for lesada, por exemplo, pela Umidade Externa ou pela agressão pelo Fígado. Se houver a Depressão de *Qi* do Fígado, a Umidade pode se estagnar transformando-se em Calor, produzindo a Umidade-Calor. Este padrão é agravado pelo consumo de alimentos em excesso, gordurosos, ingestão de álcool, etc.

Sintomas

Os principais sintomas desta síndrome estão associados com a Depressão de *Qi* do Fígado, com o Calor e a Umidade e com a invasão do Baço/Pâncreas pelo Fígado.

Depressão de *Qi* do Fígado (*Gan Qi*)	Sensação de plenitude e dor no tórax e nos hipocôndrios, icterícia, gosto amargo
Fígado (*Gan*) invade o Baço/Pâncreas (*Pi*)	Perda do apetite, náusea, vômito azedo, distensão abdominal
Calor	Febre, sede, urina escura
Pulso e língua	Pulso tenso, rápido e escorregadio; língua vermelha com revestimento amarelo gorduroso

A língua vermelha com revestimento gorduroso e pulso escorregadio, rápido, distingue este padrão das outras Desarmonias do Fígado.

Patologia

A patologia dos sintomas da Depressão do *Qi* do Fígado, alterações da secreção de bile e Invasão do Baço/Pâncreas pelo Fígado, já foi discutida. A língua vermelha, o pulso rápido, a febre, etc., surgem do Calor Interno; e a Umidade que pode se transformar em Mucosidade produz o pulso escorregadio e o revestimento gorduroso da língua.

Tratamento

O princípio de tratamento da leucorréia do tipo Umidade-Calor é o de harmonizar o *Dai Mai*, o *Chong Mai* e o *Ren Mai* e dispersar a Umidade-Calor, usando-se o método de sedação ou de harmonização, podendo-se selecionar os seguintes pontos de Acupuntura:

VG-26 (*Daimai*)	Fortalece o Canal da Cintura (*Dai Mai*) e ajuda a eliminar a Umidade-Calor
VC-6 (*Qihai*)	Revigora a circulação de *Qi*, reduz a estagnação e o acúmulo de Umidade
BP-6 (*Sanyinjiao*)	Fortalece o Baço/Pâncreas para eliminar a Umidade
BP-9 (*Yinlingquan*)	Fortalece o Baço/Pâncreas para eliminar a Umidade-Calor
VC-3 (*Zhongji*) F-5 (*Ligou*)	O *Zhongji* é o ponto de cruzamento dos Canais *Ren* e do Fígado, e o *Ligou* é o ponto *Luo* do Canal do Fígado. Em combinação, estes pontos reduzem o Fogo do Fígado, e limpam os Canais e dispersam a Umidade-Calor

118 Zang Fu *(Órgãos e Vísceras)*

O princípio de tratamento da colecistite é o dispersar e drenar o *Qi* da Vesícula Biliar, eliminar a Umidade-Calor, fortalecer o Aquecedor Médio e acalmar o Estômago. O método de tratamento durante a crise dolorosa é a estimulação do *Dannangxue* e do *Neiguan*, fazendo-se a sedação até o alívio da dor, quando outros pontos abaixo são usados com o método de harmonização:

M-LE-23 *(Dannangxue)*	Ponto específico para Desarmonia da Vesícula Biliar
CS-6 *(Neiguan)*	Expande o Triplo Aquecedor e harmoniza o Estômago
VB-34 *(Yanglingquan)* VB-24 *(Riyue)*	Espalham e drenam o *Qi* da Vesícula Biliar
BP-6 *(Sanyinjiao)* BP-9 *(Yinglingquan)*	Fortalecem o Baço/Pâncreas para eliminar a Umidade-Calor
E-36 *(Zusanli)*	Fortalece o Baço/Pâncreas, o Estômago e o Aquecedor Médio

Padrões de Doença Comuns

A Umidade-Calor no Fígado e na Vesícula Biliar pode estar associada com as doenças, tais como, a icterícia, hepatite, colecistite, colelitíase e leucorréia.

Estagnação de Frio nos Canais e Colaterais do Fígado (*Gan Jing Luo*)

A penetração do Frio Externo assim como a presença de Frio Interno e o estado de Depressão de *Qi* do Fígado podem contribuir para o aparecimento deste padrão, uma vez que todos estes podem levar à estagnação de *Qi* nos Canais e Colaterais do Fígado.

Sintomas

Esta estagnação manifesta-se pela dor e distensão no abdome inferior, nos testículos e no escroto que são aliviados com o calor moderado, acompanhado de pulso profundo, tenso e retardado; língua pálida com revestimento branco.

Patologia

Pelo fato do Frio se concentrar na parte inferior do corpo e os Canais do Fígado circularem pelos genitais, a estagnação de Frio produz dor e inchaço principalmente nestas áreas, além disso, o Frio possui a característica de se contrair, provocando a obstrução na circulação de *Qi*, que é acompanhada de dor, e ao mesmo tempo provoca o pulso profundo, retardado e língua pálida com revestimento branco. O aparecimento de pulso tenso ou duro pode resultar da combinação de Frio com a presença de dor.

Tratamento

O princípio do tratamento é o de revigorar a circulação de *Qi*, dispersar o Frio e limpar os Canais do Fígado, usando-se o método de harmonização, podendo aplicar, também, a moxa.

F-5 *(Ligou)* F-3 *(Taichong)*	Esta combinação limpa os Canais e Colaterais do Fígado e reduz a dor nos testículos
VC-6 *(Qihai)* VC-4 *(Guanyuan)*	Moxa para fortalecer o *Qi* e o *Yang* e para dispersar o Frio do Aquecedor Inferior

Resumo

A função mais importante do Fígado é de governar o fluxo livre de *Qi*, cuja inabilidade desta função pode resultar na Depressão de *Qi* do Fígado, Estagnação de *Qi* do Fígado e Estagnação de Sangue, na irregularidade e Estagnação do fluxo de bile, nas alterações emocionais e menstruais. A Invasão do Baço/Pâncreas e do Estômago pelo Fígado é acompanhada pelos distúrbios digestivos. A Estagnação de *Qi* pode levar ao Calor e ao Fogo e à Umidade-Calor e à Mucosidade-Fogo; em outras circunstâncias, a Estagnação pode estar associada com acúmulo de Frio e de Umidade nos Canais e Colaterais do Fígado (Tabela 9.2).

O Fígado necessita de Umidade e é propenso a ter Deficiência de *Yin*, o *Yang* Hiperativo e o Fogo Crescente, enquanto o fracasso da função do Fígado em armazenar o Sangue pode levar à Deficiência de Sangue do Fígado que se manifesta na face, nos lábios, na língua, no pulso, nos Tendões, nos olhos, nas unhas, no ciclo menstrual, etc. A deficiência na função do Fígado pode levar à irregularidade no armazenamento do Sangue que se associa com os quadros de hemorragia, que se agrava com o Calor no Sangue.

Tabela 9.2 – Padrões de Desarmonia do Fígado.

Padrão	Sintomas	Pulso	Língua
Depressão de *Qi* do Fígado	Depressão; sensação de distensão ou fraqueza do hipocôndrio, tórax e seios; distúrbios menstrual e digestivo	Tenso e mais ou menos rápido	Normal ou púrpura; revestimento gorduroso
Sangue do Fígado (*Gan Xue*) Deficiente	Rosto pálido sem brilho; fraqueza e espasmo nos Tendões e músculos; unhas sem vida; menstruação escassa	Tenso, vazio, irregular	Pálida e seca
Yang do Fígado Hiperativo	Irritabilidade e raiva; dor de cabeça, especialmente na fronte e vértice; boca seca	Tenso, vazio, instável, rápido	Vermelha, seca; pouco revestimento
Fogo Crescente no Fígado (*Gan*)	Raiva violenta; intensa dor de cabeça; face inteira vermelha; sede; gosto amargo	Tenso, cheio, rápido	Vermelha, seca; revestimento amarelo grosso
Agitação de Vento do Fígado (Calor Externo)	Febre alta; coma; rigidez no pescoço; opistótonos	Tenso, vazio, rápido	Escarlate, seca; revestimento amarelo
Agitação de Vento do Fígado (*Yang* Hiperativo)	Sincope repentina; dificuldades na fala; hemiplegia	Tenso, vazio, mais ou menos rápido	Vermelha, seca
Agitação de Vento do Fígado (Sangue Deficiente)	Rosto amarelado; visão embaçada, tontura; tremor; adormecimento ou espasmo das extremidades superiores	Tenso, vazio, mais ou menos rápido	Pálida, seca
Umidade-Calor no Fígado e Vesícula Biliar	Dor no hipocôndrio; icterícia; náusea; gosto amargo; mais ou menos febre	Tenso, escorregadio, profundo	Vermelha; revestimento gorduroso amarelo
Estagnação do Frio nos Canais do Fígado	Dor e distensão no abdome inferior e testículos; aliviado com calor moderado	Profundo, tenso, retardado	Pálida, úmida; revestimento branco

120   Zang Fu *(Órgãos e Vísceras)*

O Calor Extremo, a Deficiência de *Yin* do Fígado acompanhada de *Yang* do Fígado Hiperativo e de Fogo Crescente, de Deficiência de Sangue do Fígado podem todos estar acompanhados com o quadro de Agitação de Vento do Fígado que é a forma mais extrema do movimento irregular de *Qi* e de *Xue* manifestada pelas alterações do Fígado.

Vesícula Biliar *(Dan)*

Funções

O Fígado *(Gan)* produz bile e a Vesícula Biliar *(Dan)* a armazena, soltando-a periodicamente de modo que ela desce para o Intestino Delgado *(Xiao Chang)* para ajudar a digestão. A Vesícula Biliar *(Dan)* é considerada como uma Víscera Curiosa, porque parece ser uma Víscera *(Yang)* na forma, uma vez que é oca, porém apresenta funções *Yin* como se fosse um *Zang* (Órgão), pois armazena um fluido puro, a bile, mas é diferente dos outros sistemas *Fu*, os quais todos estão envolvidos no processo de receber e transformar alimentos e bebidas e eliminar os resíduos.

O Fígado *(Gan)* e a Vesícula Biliar *(Dan)* estão intimamente ligados que se torna muito difícil separá-los nas suas funções e nas desarmonias, desse modo as alterações da Vesícula Biliar estão freqüentemente associadas com as do Fígado e vice-versa. Assim, se a Desarmonia do Fígado estiver associada com formação irregular de bile, fato este que afetará a Vesícula Biliar, e se a Desarmonia desta Víscera estiver associada com distúrbio do ritmo de armazenamento da bile, poderá afetar o Fígado, por isso os dois sistemas estão freqüentemente envolvidos nos distúrbios, tais como, icterícia, hepatite, colecistite, colelitíases e distúrbios digestivos, incluindo o vômito de material azedo. Para o tratamento das manifestações acima devem ser usados os pontos de ambos os Canais do Fígado e da Vesícula Biliar.

O Fígado e a Vesícula Biliar estão, também, intimamente ligados nos aspectos emocional e intelectual, ambos caracterizam-se pela manifestação de irritação. O Fígado é o responsável pelo raciocínio e a Vesícula Biliar pelas decisões e fazer julgamentos. Por isso, a Deficiência ou a Desarmonia de Fígado podem ser acompanhadas de indecisão e de timidez, e o medo associado com a Desarmonia da Vesícula Biliar tende a estar associado com a indecisão, ao passo que o medo associado com Desarmonia do Coração está relacionado com os sentimentos de pânico e de ansiedade. Entretanto, as Desarmonias do Coração e da Vesícula Biliar podem estar acompanhadas de inquietação e de irritabilidade, por isso a diferenciação entre estes dois padrões deve ser baseada em outros critérios.

Padrões de Desarmonia

As Desarmonias da Vesícula Biliar estão geralmente incluídas nas do Fígado, por exemplo, no quadro de Umidade-Calor no Fígado e na Vesícula

Tabela 9.3 – Padrões de Desarmonia da Vesícula Biliar.

Padrão	Sintomas	Pulso	Língua
Calor-Umidade no Fígado e Vesícula Biliar	Dor no hipocôndrio; icterícia, náusea; gosto amargo; mais ou menos febre	Tenso, escorregadio, rápido	Vermelha; revestimento amarelo gorduroso
Qi da Vesícula Biliar Deficiente	Indecisão, timidez, medo, irritabilidade; vertigem; visão embaçada	Tenso, *vazio*	Revestimento amarelo fino

Fígado (Gan) e Vesícula Biliar (Dan) 121

Biliar. Entretanto, existe desarmonia secundária da Vesícula Biliar denomina-da de "Calor na Vesícula Biliar Deficiente" e de "*Qi* da Vesícula Biliar Deficiente". Outro padrão é chamado de "Calor Excessivo na Vesícula Biliar" que apresenta sintomas similares ao padrão de Umidade-Calor no Fígado e na Vesícula Biliar, por isso, não consta na Tabela 9.3.

Capítulo
10

Coração (*Xin*) e Intestino Delgado (*Xiao Chang*)

Coração (*Xin*)

Funções

    1. Regula o Sangue (*Xue*) e os Vasos Sangüíneos (*Xue Mai*)
    2. Armazena a Consciência (*Shen*)
    3. Abre-se na língua e manifesta-se na face

As principais funções do Coração (*Xin*) são as de harmonizar o Sangue (*Xue*) e os Vasos Sangüíneos (*Xue Mai*) e de conservar a Consciência (*Shen*).

A função relativa do *Yang* do Coração que é de movimentar o Sangue dentro dos Vasos Sangüíneos está intimamente ligada com a função *Yin* do Coração que é a de armazenagem ou de prover a residência para a Consciência ou o espírito (*Shen*), cujas inter-relações são mostradas na Figura 10.1.

A concepção mostrada na Figura 10.1 é bastante simplificada, pois a patologia de *Qi* e do Sangue do Coração, por exemplo, as deficiências podem ocorrer juntas, e podem estar com as deficiências de *Yin* ou de *Yang* do Coração.

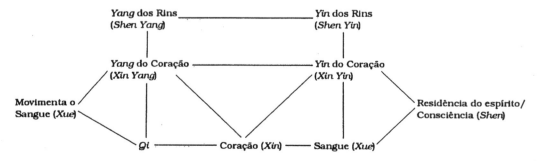

Figura 10.1 – Relações de *Yin* e de *Yang* do Coração (*Xin*).

Coração (Xin) regula o Sangue (Xue) e os Vasos Sangüíneos (Xue Mai)

As relações existentes entre o Sangue, os Vasos e o Qi foram discutidas na página 9 e podem ser esquematizadas conforme a Figura 10.2.

O Zhong Qi, o Qi do Tórax, auxilia os batimentos do Coração e, também, o Pulmão (Fei) para os movimentos respiratórios. Esta energia, também auxilia o Coração (Xin) para movimentar o Sangue (Xue) e o Pulmão para circular o Qi, através da rede de Canais e pelos tecidos do corpo.

Existe uma relação muito íntima entre Qi e Sangue, Coração e Pulmão e o Zhong Qi, pois o Qi movimenta o Xue e o Fei regula o Qi; Xue nutre o Qi e o Xin regula o movimento de Xue. Esta relação é também intrínseca, pois, dentro do Coração, o Qi do Coração e o Sangue do Coração são mutuamente dependentes e devem ser abundantes e harmoniosamente balanceados pelos batimentos cardíacos, para que o pulso seja uniforme e normal. O estado dos Vasos Sangüíneos também depende da harmonia entre o Coração e o Sangue e, tradicionalmente, os Vasos Sangüíneos (Xue Mai) constituem uma forma de tecido que governado pelo Coração (Xin).

É importante lembrar que o Sangue (Xue) e Vasos Sangüíneos (Xue Mai) não correspondem exatamente ao conceito ocidental de sangue e de vasos sangüíneos. A Medicina Tradicional Chinesa preocupa-se muito pouco com a composição detalhada de sangue e de vasos, porém, o estudo versa-se bastante na fisiologia e principalmente com a patologia. A mesma situação repete-se na distinção entre o Qi e Sangue (Xue), Canais e Colaterais (Jing Luo) e Vasos Sangüíneos (Xue Mai) que freqüentemente não apresenta a clareza suficiente e isto ocorre principalmente no caso de Yong Qi (Qi de Nutrição) que se parece muito com o Sangue (Xue) e que flui com ele nos Canais e Colaterais (Jing Luo) e nos Vasos Sangüíneos (Xue Mai).

Coração (Xin) armazena a Consciência (Shen)

Na concepção da Medicina Tradicional Chinesa, o Coração armazena a Consciência (Shen) e, também, a residência da Consciência (Shen). Nesta concepção, o Coração (Xin) é o Órgão que controla a consciência, ao invés do cérebro, como na concepção da Medicina Ocidental.

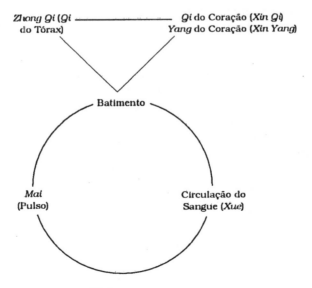

Figura 10.2 – Relações do Coração (Xin).

124 Zang Fu (Órgãos e Vísceras)

O Coração (Xin) mantém o Sangue e o Yin do Coração adequados para poder hospedar a Consciência (Shen). Se ela for harmoniosa, então a mente estará calma e pacífica, havendo o bom estado de espírito e as atividades mentais claras. Se, o Sangue ou o Yin do Coração estiverem Deficientes, a Consciência não terá a residência, tornando-a agitada e manifestando-se pela inquietude mental com insônia, pensamentos confusos, memória fraca ou até mesmo perda da consciência.

Em relação ao estado do espírito da Consciência (Shen), o Fígado (Gan) e o Coração (Xin) são os dois Zang que estão mais relacionados em manter o balanço harmonioso das emoções e de um fluxo suave, adequado e apropriado das reações ao estímulo ambiental. Não havendo esse fluxo harmonioso é que surgem as sensações de inquietação, de ansiedade e de pânico que são também manifestações de agitação de espírito (Shen). Em casos mais graves deste estado pode haver o comportamento confuso, irracional, maníaco ou histérico e insanidade, delírio e perda da consciência.

Se o espírito (Shen) estiver enfraquecido, pode não manifestar a alegria, tornando os indivíduos apáticos e desanimados. De modo que as alterações do espírito (Shen), principalmente se estiverem agitadas as emoções e as respostas comportamentais, não serão adequadas, podendo ocasionar posteriormente as desarmonias com o meio ambiente, por exemplo, o comportamento maníaco e histérico causa dificuldades nos relacionamentos humanos.

Existe um relacionamento íntimo entre as Deficiências de Yin e de Sangue com os distúrbios do espírito (Shen) e com as desarmonias emocionais, em que estas deficiências podem originar ou ser originadas pelas desarmonias emocionais, e do mesmo modo, as alterações do espírito (Shen) podem aumentar ou originar a desarmonia emocional diretamente ou através dos estados de Deficiência do Yin e do Sangue, assim, a insônia pode aumentar a deficiência destas duas energias, e, conseqüentemente, trazer alterações da consciência, e ao mesmo tempo, estas alterações podem promover o Fogo Crescente no Coração que pode aumentar a inquietação e a insônia.

Coração (Xin) manifesta-se na face e abre-se na língua

A tez reflete, entre outras coisas, o estado do Coração (Xin) e do Sangue (Xue) que estão abundantes, a tez está rosada e brilhante. Se forem deficientes, é pálida e sem brilho.

No livro "Essencials of Chinese Acupuncture" consta que as principais funções do Coração (Xin) são as de controlar o Sangue (Xue) e os Vasos Sangüíneos (Xue Mai) e de hospedar o espírito (Shen) e que estas funções estão intimamente relacionadas com a cor, a forma, a mobilidade e o sentido do gosto da língua, e esta é considerada como o espelho do Coração (Xin). Se o Qi e o Sangue do Coração estão abundantes, a língua está com a cor rosada, normal e úmida, se não, a língua pode estar pálida e mole no caso de Deficiência de Qi ou fraca, pálida e seca no caso de deficiência de Sangue. Quando ocorre a estagnação de Sangue do Coração pode se manifestar com uma coloração púrpura, enquanto se houver o Fogo Crescente no Coração pode manifestar-se pela língua seca e vermelha, com inflamação e, às vezes, ulcerações. No caso de alterações do espírito (Shen) provocadas pela Mucosidade-Calor pode desenvolver uma língua rígida, com dificuldade de movê-la, ocasionando a dislalia. Por isso, as desarmonias do Coração (Xin) podem causar distúrbios na fala, tais como, dificuldade na fala ou fala incoerente, dislalia ou a afasia.

Padrões de Desarmonia

Os padrões de Desarmonia do Coração (*Xin*) podem ser divididos em dois grupos: Deficiência básica de *Yang* e Deficiência básica de *Yin*.

Deficiência de *Yang*

Qi do Coração (*Xin Qi*) Deficiente
Yang do Coração (*Xin Yang*) Deficiente
Sangue do Coração (*Xin Xue*) Estagnante
Mucosidade-Frio Estorva o Coração (*Xin*)

Deficiência de *Yin*

Sangue do Coração (*Xin Xue*) Deficiente
Yin do Coração (*Xin Yin*) Deficiente

Fogo Crescente no Coração (*Xin*)

Mucosidade-Fogo Agita o Coração (*Xin*)

As bases da patologia do Coração são as alterações das funções deste Órgão de harmonizar o Sangue e os Vasos Sangüíneos e de hospedar o espírito (*Shen*). As deficiências de circulação de Sangue e enfraquecimento do espírito (*Shen*) estão associados com padrões de Deficiências do *Qi* e do *Yang* e de Sangue do Coração, enquanto a Deficiência de *Yang* do Coração pode levar à estagnação de Sangue do Coração que é ocasionada pela fraqueza de circulação de Sangue, pois o *Yang* é necessário para movimentar o Sangue. A atividade do espírito (*Shen*) pode ser obstruída por Mucosidade ou pode ter funções alteradas pela deficiência de Sangue ou de *Yin*, e principalmente pelo estado de Fogo Crescente ou Mucosidade-Fogo no Coração.

Origens

As origens das diferentes desarmonias do Coração (*Xin*) estão esquematizadas na Figura 10.3.

Qi do Coração (*Xin Qi*) Deficiente

Sintomas

O padrão de Deficiência de *Qi* do Coração manifesta-se pelos sintomas gerais de *Qi* Deficiente, por exemplo, face pálida, respiração curta, dispnéia aos esforços, suor espontâneo que se acentua pelo esforço, letargia, pulso fraco e língua pálida, mole, além da manifestação específica do Coração que é a palpitação.

Patologia

Os sintomas gerais de *Qi* Deficiente refletem a estreita relação entre o *Qi* e o *Fei* (ver pág. 139). Por exemplo, o *Qi* do Pulmão (*Fei Qi*) e do Coração (*Xin Qi*) estão conectados através do *Zhong Qi*, por isso, a Deficiência de *Qi* do Coração apresenta sintomas, tais como, a respiração curta, dispnéia e a palpitação, pois, a Deficiência de *Zhong Qi* afetará tanto a respiração como o batimento cardíaco, assim como pode resultar em fraqueza e irregularidade do pulso, que se torna nodoso ou intermitente.

Tratamento (ver *Xin Yang* Deficiente)

Padrões de Doença Comuns (ver *Xin Yang* Deficiente)

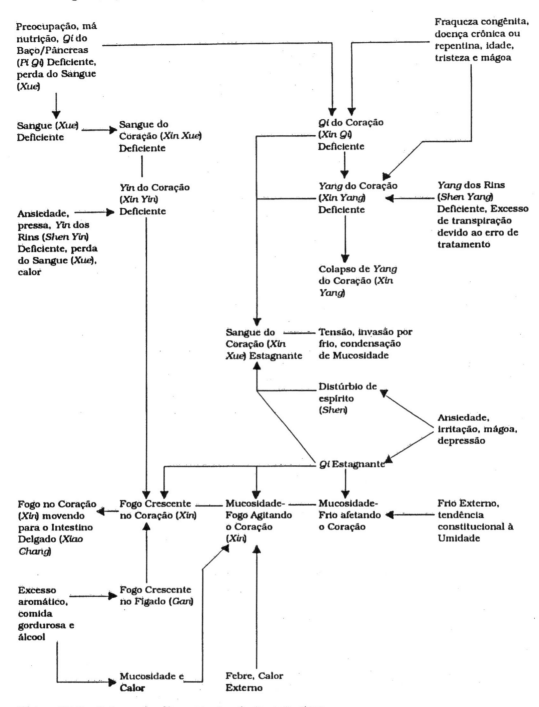

Figura 10.3 – Origens das Desarmonias do Coração (*Xin*).

Yang do Coração (*Xin Yang*) Deficiente

Sintomas

Os sintomas de Deficiência de *Yang* do Coração são semelhantes aos da Deficiência de *Qi* do Coração, embora sejam mais graves, pois, a Deficiência de *Yang* do Coração pode ser uma progressão da Deficiência de *Yin* do Coração

Coração (Xin) e Intestino Delgado (Xiao Chang)   127

associada com os sintomas de Frio que se manifesta por temor ao frio, membros frios, edema, pulso fraco, profundo e língua pálida, úmida e mole.

Patologia

A patologia deste padrão é semelhante à patologia de Deficiência de *Qi* do Coração, com o acréscimo de que, se o *Yang* está deficiente, a circulação de Sangue (*Xue*) torna-se debilitada ocasionando o estado de parestesia e sensação de frio nos membros. E, se esta deficiência estiver associada com a do *Yang* dos Rins, poderá resultar em edema, pois, neste caso, os Rins e o Coração não conseguem regular o *Jin Ye*.

Se a Deficiência de *Yang* do Coração tornar-se muito grave, com grande enfraquecimento de *Yang*, os sintomas são de suor intenso, frio intenso nos membros ou no corpo, cianose dos lábios e perda da consciência, pulso fino ou imperceptível. Neste caso, o *Yin* e o *Yang* podem se separar sobrevindo, então, a morte.

O *Yang Qi* estando muito enfraquecido resulta em transpiração excessiva, pois não há mais o controle dos poros cutâneos e a sensação de frio intenso em virtude da falta de circulação de *Qi* e de Sangue (*Xue*) e isto traduz, também, na manifestação de cianose e de pulso fino, e o colapso de *Yang* do Coração resulta em falta de nutrição deste Órgão que não consegue armazenar o espírito (*Shen*) advindo a perda da consciência.

A diferenciação entre os padrões de *Qi* Deficiente, de *Yang* Deficiente, de *Xin Qi* Deficiente e de *Xin Yang* Deficiente é esquematizada na Tabela 10.1.

Tratamento

Uma variedade de pontos pode ser utilizada para tratar a doença crônica do Coração, associada com as Deficiências de *Qi* do Coração e *Yang* do Coração, com a finalidade de fortalecer estas Deficiências, além do *Yang* dos Rins. Usa-se o método de tonificação ou a moxa que deve ser aplicada, principalmente, quando houver a predominância da Deficiência de *Yang* do Coração. Podem ser selecionados os seguintes pontos, tais como: CS-5 (*Jianshi*), CS-6 (*Neiguan*), C-5 (*Tongli*), C-7 (*Shenmen*), C-8 (*Shaofu*), B-15 (*Xinshu*), estes pontos fortalecem o Coração e acalmam o espírito (*Shen*). O ponto VC-6 (*Qihai*) pode ser usado para fortalecer o *Qi* e o *Yang*, enquanto VC-7 (*Guanyuan*) fortalece o *Qi* e o *Yang* dos Rins e o ponto VC-17 (*Shanzhong*) pode ser acrescentado para fortalecer o *Zhong Qi*, o *Qi* e o *Yang* do Coração.

Padrões de Doença Comuns

Arritmias, insuficiência cardíaca, arteriosclerose coronária, angina *pectoris*, fraqueza geral, nervosismos e comoção violenta.

Tabela 10.1 – Comparação dos sintomas de *Qi* Deficiente, *Yang* Deficiente, *Qi* do Coração (*Xin Qi*) Deficiente e *Yang* do Coração (*Xin Yang*) Deficiente.

Qi Deficiente	Yang Deficiente
Face brilhante, pálida; suor espontâneo; dispnéia; letargia; pulso fraco; língua pálida	Sintomas de *Qi* Deficiente, porém mais grave, além de sintomas de Frio, por exemplo, temor ao frio, membros frios, pulso profundo; língua úmida

Qi do Coração (Xin Qi) Deficiente	Yang do Coração (Xin Yang) Deficiente
Sintomas de *Qi* Deficiente; além de palpitações; pulso atado ou intermitente	Sintomas de *Yang* Deficiente, além de palpitações; pulso atado ou intermitente

128 Zang Fu *(Órgãos e Vísceras)*

Sangue do Coração *(Xin Xue)* Estagnante

Sintomas

O padrão de estagnação de Sangue do Coração apresenta sintomas, tais como, dor em golpes ou opressão na região do coração, em que a dor pode se irradiar para o ombro e para o braço esquerdo ou ao longo do trajeto do Canal do Coração, face púrpura e cianose dos lábios e das unhas, palpitações, cansaço, dispnéia, extremidades frias, e pulso inconstante, atado ou tenso e língua púrpura, às vezes, com marcas púrpuras.

Patologia

Assim como a Deficiência de *Qi* do Coração pode progredir para a do *Yang*, este pode progredir para a estagnação de Sangue do Coração, de modo que estas três condições podem se manifestar conjuntamente. Assim, ocorrem misturas de sintomas de *Qi* Deficiente: letargia e dispnéia; de *Yang* Deficiente: extremidades frias; de *Qi* do Coração Deficiente: palpitação e pulso atado; e de *Yang* do Coração Deficiente: cianose devido à falta de *Yang* para movimentar o *Qi* e o Sangue *(Xue)*. Se as Deficiências de *Qi* do Coração e *Yang* forem graves, pode haver a lesão do fluxo de Sangue do Coração *(Xin Xue)*, a ponto de haver a estagnação e a obstrução de Sangue *(Xue)* na circulação geral do corpo e, particularmente, no Coração *(Xin)*. Esta estagnação provoca a dor e opressão na região do coração que pode estar acompanhada de desconforto ao longo do trajeto do Canal do Coração. A má circulação e a estagnação de Sangue fazem com que a tez, a língua, os lábios e as unhas tornem-se de cor púrpura e o pulso inconstante. O pulso tenso reflete a estagnação de Sangue, mas, também, a dor associada com a estagnação se torna mais evidente posteriormente quando a deficiência é agravada pela invasão de Frio Externo.

A característica da dor é o que diferencia este padrão das outras desarmonias do Coração. Se a Mucosidade contribuir para a estagnação de Sangue, pode haver a sensação de opressão torácica ou, ao invés de dor, pode apresentar sintomas de Mucosidade, como o revestimento gorduroso na língua.

Quando a síndrome de estagnação de Sangue do Coração é precedida pela Deficiência de *Yang* deste Órgão, esta síndrome é ocasionada pela Deficiência que se complica com o Excesso.

Tratamento

O princípio do tratamento durante o ataque de angina *pectoris*, associada com a estagnação de Sangue do Coração *(Xin Xue)*, é estimular a circulação de Sangue para remover a estagnação e reduzir a Mucosidade. No intervalo entre as crises, o princípio do tratamento é o de fortalecer o *Yang* do Coração *(Xin Yang)* e de aquecer os Rins *(Shen)* e o Baço/Pâncreas *(Pi)*. Usa-se o método de sedação durante o ataque e, entre as crises, o método de tonificação ou de harmonização com moxa. Os seguintes pontos de Acupuntura podem ser usados durante o ataque de angina *pectoris*:

CS-4 *(Ximen)*   Ponto *Xi* do Canal do Pericárdio *(Xin Bao)* promove circulação nos Canais e Colaterais do tórax para remover a estagnação e a dor. Ponto importante na doença aguda do Coração e da dor, e é específico para angina *pectoris*; acalma o espírito *(Shen)*

B-17 *(Geshu)*   Ponto de influência do Sangue; revigora a circulação de Sangue *(Xue)*, reduz a Mucosidade

Coração (Xin) e Intestino Delgado (Xiao Chang) 129

VC-17 (*Shanzhong*) Revigora a circulação do *Qi* e do Sangue para remover a estagnação e a Mucosidade, principalmente quando combinado com *Geshu*

Entre as crises de angina *pectoris* podem ser usados os seguintes pontos:

CS-6 (*Neiguan*) } Regulam o *Qi* do Coração (*Xin*) e do Pericárdio (*Xin Bao*)
B-14 (*Jueyinshu*) } e revigoram o *Yang*

B-20 (*Pishu*)
E-36 (*Zusanli*) } Aquecem o *Yang* do Baço/Pâncreas e dos Rins para
B-23 (*Shenshu*) } transformar a Mucosidade
R-3 (*Taixi*)

Padrões de Doença Comuns
Angina *pectoris*, infarto do miocárdio.

Sangue do Coração (*Xin Xue*) Deficiente

Sintomas
Os sintomas deste padrão incluem: tez pálida sem vida, vertigem, insônia, sono atormentado com sonhos, memória fraca, inquietação, ansiedade, ficar facilmente com medo, palpitações, pulso fraco e língua pálida.

Patologia
A tez pálida sem vida, a língua pálida e o pulso fraco são manifestações de deficiência de Sangue que não pode preencher os vasos sangüíneos e nutrir a face, o pulso e a língua. A vertigem pode ser uma manifestação de Deficiência de *Yin* ou de Sangue, mas quando se apresenta em associação com os sintomas anteriores, significa a deficiência de Sangue, assim como as palpitações, pois havendo a insuficiência de Sangue não pode encher e nutrir o Coração. A insônia, o sono perturbado com sonhos, a memória fraca, a inquietação, a ansiedade e ficar facilmente com medo são sintomas de que há insuficiência do Sangue no Coração para hospedar o espírito (*Shen*) de tal modo que fica agitado.

Tratamento
No caso da Deficiência de Sangue do Coração pode ser utilizado, além das agulhas, a moxa; se estiver associado com a Deficiência de *Yin* do Coração deve ser evitado o uso da moxa. O princípio do tratamento no caso de insônia, devido à Deficiência de Sangue do Coração, é o de fortalecer e de harmonizar o Coração e o Baço/Pâncreas. Os seguintes pontos de Acupuntura podem ser usados com o método de tonificação:

N-HN-54 (*Anmian*) Específico para a insônia
M-HN-3 (*Yintang*) Específico para o sono perturbado com sonhos
C-7 (*Shenmen*) } Acalmam o Coração (*Xin*) e Rins (*Shen*), revigoram a
B-15 (*Xinshu*) } circulação do *Qi* e do Sangue (*Xue*)
BP-6 (*Sanyinjiao*) } Fortalecem o Baço/Pâncreas para produzir o Sangue
B-20 (*Pishu*) } (*Xue*)

Além disso, deve-se aplicar a moxa no *Yintang* e R-1 (*Yongquan*) antes de dormir. A moxa é usada para tratar a insônia, devido à Deficiência de Sangue.

130 Zang Fu *(Órgãos e Vísceras)*

Padrões de Doença Comuns

Padrões de doença comuns para esta desarmonia são insônia, anemia, desnutrição grave e neuroses depressivas, tais como, a depressão pós-natal seguida de hemorragia durante ou após o parto.

Yin do Coração (*Xin Yin*) Deficiente

Sintomas

Neste padrão coexistem os sintomas gerais de *Yin* Deficiente, tais como, a febre baixa, transpiração excessiva à noite, região malar corada, sensação de calor nas palmas das mãos e nas plantas dos pés, boca seca, pulso vazio, rápido e língua seca, vermelha, sem revestimento. Além disso, está acompanhado de sintoma específico da alteração do Coração que é a palpitação e de sintomas de espírito (*Shen*) agitado, tais como, a insônia, o sono perturbado por sonhos, as sensações de mal-estar e de inquietação, de ansiedade e de irritabilidade.

Patologia

As palpitações e os sintomas de agitação de espírito (*Shen*) são decorrentes da deficiência de Sangue do Coração, e além disso, coexistem com os sintomas de *Yin* Deficiente e de Calor. Quando esta síndrome está associada com a deficiência dos Rins, é chamada de "*Xin* e *Shen* não harmonizados".

Estabelece-se freqüentemente um círculo vicioso, pois, as situações de estresse incessante e as pressas podem originar e agravar a Deficiência do *Yin* do Coração e, por outro lado, esta Deficiência pode aumentar as sensações de mal-estar, de inquietação e de ansiedade que originam e agravam a tendência à afobação. Esta desarmonia é comum em mulheres que apresentam a Deficiência de *Yin* do tipo de padrão que ocorre na menopausa e que pode estar acompanhado de Deficiências do *Yin* dos Rins e do Fígado.

Tratamento

O princípio do tratamento é o de fortalecer e de nutrir o *Yin* do Coração (*Xin Yin*) e de acalmar o espírito (*Shen*). Se esta deficiência estiver acompanhada de Deficiência de *Yin* dos Rins e do Fígado (*Gan*), o primeiro deve ser nutrido, e se houver a hiperatividade do *Yang* do Fígado e do Fogo Crescente no Fígado, eles devem ser dispersados. Se estiver associado pela deficiência de Sangue do Coração, então, o Sangue e o Sangue do Coração devem ser nutridos. Usa-se o método de tonificação, sem a moxa.

Por exemplo, para o Tratamento da insônia resultante de desarmonia do Coração (*Xin*) e dos Rins (*Shen*), podem ser usados os seguintes pontos de Acupuntura:

C-8 (*Shaofu*)	Dispersa o Fogo do Coração e acalma o espírito (*Shen*)
B-15 (*Xinshu*)	Acalma o Coração e o espírito (*Shen*)
B-23 (*Shenshu*)	Fortalece o Coração (*Xin*)
R-10 (*Yingu*)	Fortalece o Coração e dispersa o Calor
R-3 (*Taixi*)	Fortalece o *Yin* dos Rins (*Shen Yin*)
VB-20 (*Fengchi*)	Pode ser acrescentado se o Fogo do Coração estiver acompanhado pelo Fogo Crescente no Fígado (*Gan*) e na Vesícula Biliar (*Dan*)

Padrões de Doença Comuns

Este padrão pode estar envolvido nas seguintes doenças: arritmias, taquicardias, hipertensão, hipertireoidismo e neuroses de ansiedade.

Coração (Xin) e Intestino Delgado (Xiao Chang) 131

Fogo Crescente no Coração (*Xin*)

Sintomas

Os sintomas deste padrão incluem: inquietação, irritabilidade, insônia, sensações de calor, face vermelha e quente, sede, gosto amargo, urina escura, dor e/ou hematúria, ulceração na boca e na língua, pulso cheio, rápido e língua vermelha, principalmente na extremidade, rachadura no centro da língua, e revestimento amarelo, fino.

Origens

Este padrão pode ser uma progressão da Deficiência de *Yin* do Coração ou pode surgir durante a ocorrência de febres por invasão do Pericárdio (*Xin Bao*) pelo Calor patogênico ou pelo Calor Extremo. A irritação intensa e a sua repressão podem resultar em distúrbios do espírito (*Shen*) e em estagnação de *Qi*, e desta maneira originar o Fogo. Além disso, o consumo excessivo de alimentos e de comidas gordurosas pode ocasionar a formação do Calor e de Mucosidade, levando ao Fogo Crescente no Fígado, que, então, pode originar ou agravar o Fogo Crescente no Coração.

Patologia

Este padrão é uma condição de Excesso de Calor que se manifesta pelas sensações de calor, face quente e vermelha, urina escura, pulso cheio, rápido e a língua vermelha com revestimento amarelo. O Calor aumenta o grau de distúrbio do espírito (*Shen*) que se manifesta pela inquietação, irritabilidade e insônia, embora estes sintomas sejam mais graves do que no caso da Deficiência do *Yin* do Coração.

O Coração (*Xin*) abre-se na língua, de modo que o Fogo Crescente no Coração provoca a cor avermelhada, a inflamação e as ulcerações da língua, principalmente da ponta que é a área da língua correspondente ao Coração. Nesta síndrome, a cor da face torna-se avermelhada, uma vez que o Coração manifesta-se na tez, embora muitos outros padrões de Excesso de Calor manifestem também por uma face avermelhada, cuja vermelhidão é diferente daquela do malar corado de Deficiência de *Yin*, pois nesta síndrome envolve o rosto inteiro, do mesmo modo, o pulso é cheio e a língua apresenta um revestimento amarelo, em contraste com a Deficiência de *Yin* do Coração, onde o pulso está vazio e a língua não tem o revestimento. Estas diferenças aparecem, pois um é de Excesso, enquanto o outro é de padrão de deficiência de Calor.

Se o Fogo do Coração move-se para o Intestino Delgado (*Xiao Chang*) pelo relacionamento *Biao-Li*, Interno-Externo do *Zang Fu*, o Fogo nesta Víscera pode resultar em urina escura com dor e/ou a hematúria, e sensações de dor e peso no abdome inferior (Tabela 10.2).

Tratamento

O princípio do tratamento é o de pacificar o Fogo do Coração e de acalmar o espírito (*Shen*), usando-se o método de sedação. Por exemplo, para o tratamento de glossite, associada com o Fogo Crescente no Coração, podem ser usados os seguintes pontos de Acupuntura:

C-9 (*Shaochong*)	Ponto *Ting* do Canal do Coração, para reduzir o Fogo no Coração
C-7 (*Shenmen*)	Em combinação com *Shaochong*, reduz o Fogo do Coração e acalma o espírito (*Shen*)

132 Zang Fu *(Órgãos e Vísceras)*

Tabela 10.2 – Comparação dos sintomas do Sangue *(Xue)* Deficiente, *Yin* Deficiente, Sangue do Coração *(Xin Xue)* Deficiente, *Yin* do Coração *(Xin Yin)* Deficiente e Fogo Crescente no Coração *(Xin)*.

Sangue *(Xue)* Deficiente	Sintomas comuns a Sangue *(Xue)* Deficiente e *Yin* Deficiente	*Yin* Deficiente
Face pálida sem vida; tremores fracos nos membros; menstruação escassa; língua e lábios pálidos	Emagrecimento; tontura; manchas no campo visual; pulso vazio	Malar corado; palmas das mãos e plantas dos pés quentes; transpiração à noite; agitação; pulso rápido; língua vermelha
Sangue do Coração *(Xin Xue)* Deficiente	**Sintomas comuns a Sangue do Coração *(Xin Xue)* Deficiente e *Yin* do Coração *(Xin Yin)* Deficiente**	**Yin do Coração *(Xin Yin)* Deficiente**
Sintomas de Sangue *(Xue)* Deficiente além de sintomas de distúrbios do espírito *(Shen)* e palpitações	Sintomas de distúrbios de espírito *(Shen)*: mal-estar, insônia, esquecimento; palpitações	Sintomas de *Yin* Deficiente; além dos sintomas de espírito *(Shen)*; palpitações
	Fogo Crescente	
	Sintomas de Excesso de Calor: face inteira vermelha, pulso cheio, rápido, língua vermelha com revestimento amarelo; ulceração na língua; insônia e agitação intensas; disúria e hematúria	

Além destes, pode ser usado VC-3 *(Zhongji)* com o método de sedação para eliminar a Umidade-Calor no Aquecedor Inferior, fato que ocorre se o Calor desviou-se para o Intestino Delgado *(Xiao Chang)*. Os pontos BP-6 *(Sanyinjiao)* e R-3 *(Taixi)* podem ser usados com método normal para fortalecer o *Yin*, e assim ajudar o *Yin* do Coração para impedir os malefícios do Fogo do Coração.

Padrões de Doença Comuns

O Fogo Crescente no Coração pode estar relacionado com a glossite e hipertireoidismo, embora comumente apareça em combinação com outros padrões, por exemplo, com Fogo Crescente no Fígado que ocasiona a hipertensão e o hipertireoidismo, com o Fogo no Intestino Delgado *(Xiao Chang)* que se manifesta em algumas formas de hematúria, com as Deficiências de *Yin* dos Rins e do Coração que aparecem em algumas formas de insônia e com a Mucosidade-Fogo que agita o Coração que aparece em várias formas de insanidade.

Mucosidade-Fogo agitando o Coração *(Xin)*

Sintomas

Este padrão de doença pode desenvolver sintomas de insanidade, fala incoerente e agressiva, comportamento violento, riso e choro sem motivo, às vezes perda de consciência, pulso rápido e escorregadio, e língua vermelha com revestimento amarelo gorduroso.

Patologia

Este padrão de Excesso tem origens semelhantes às de Fogo Crescente no Coração, mas com uma diferença importante que é a predominância de Mucosidade e as manifestações em conseqüência da combinação de Mucosidade com Fogo sobre a consciência (*Shen*) e sobre o equilíbrio da mente e das emoções.

Os sintomas deste padrão, tais como, a insanidade e o comportamento violento, resultam da combinação do distúrbio extremo do espírito (*Shen*) devido ao Calor e à obstrução deste pela presença de Mucosidade, que na concepção da Medicina Tradicional Chinesa diz que os "Orifícios do Coração" ficam obstruídos e que em casos mais graves podem levar à perda da consciência pela impossibilidade da atividade da consciência (*Shen*).

A língua vermelha com revestimento amarelo e o pulso rápido são devidos ao Calor e o revestimento lingual gorduroso da língua e o pulso escorregadio devidos à Mucosidade.

Tratamento (ver Mucosidade-Frio estorvando o Coração)

Padrões de Doença Comuns (ver Mucosidade-Frio estorvando o Coração)

Mucosidade-Frio estorvando o Coração

Sintomas

Este padrão pode desenvolver os sintomas de resmungar, afasia, depressão, introvertido, fixar os olhos em paredes, estupor letárgico, ruídos na garganta, perda repentina da consciência; pulso retardado, escorregadio e língua com revestimento branco gorduroso.

Patologia

Tal como as categorias anteriores, este é um padrão de Excesso no qual o Coração (*Xin*) está obstruído pela Mucosidade, embora, neste caso, esta energia perversa esteja associada predominantemente com sintomas de Frio do que com sintomas de Calor, é um padrão de Excesso *Yin* do que de *Yang* e se reflete nos sintomas de desequilíbrio mental e emocional que são sintomas mais internos e *Yin* e menos *Yang* e com menos extroversão do que naqueles casos apresentados pela "Mucosidade-Fogo agitando o Coração". Os sintomas de Mucosidade-Frio no Coração são causados pelo fato da Mucosidade obstruir o movimento da consciência (*Shen*), que, se for grave, pode causar a perda da consciência. O ruído na garganta, o pulso escorregadio e o revestimento branco na língua refletem a presença de Mucosidade no corpo; e o pulso retardado e o revestimento branco na língua refletem o estado de Frio.

As formas extremas destes dois padrões de Excesso de Mucosidade podem ser diferenciadas como descritas na Tabela 10.3.

Entretanto, a separação dos sintomas apresentados na Tabela 10.3 é uma distinção artificial, uma vez que na prática os dois padrões podem se alternar, mudar e se transformar um no outro. O padrão de Mucosidade-Fogo agitando o Coração pode ser subdividido em tipos *Yin* e *Yang* e a Mucosidade estorvando o Coração pode mostrar alguns sintomas de Calor. Ambos os padrões podem ser complicados pelo envolvimento de Vento do Fígado e no caso de Mucosidade-Fogo agitando o Coração pode ter o envolvimento do Fogo do Fígado.

Tratamento

O princípio do tratamento é o de desobstruir os "Orifícios do Coração e dos Sentidos" dissolvendo a Mucosidade; para o tratamento de Mucosidade-Calor

134 Zang Fu (Órgãos e Vísceras)

Tabela 10.3 – Comparação dos sintomas de Mucosidade-Frio estorvando o Coração e Mucosidade-Fogo agitando o Coração.

	Mucosidade-Frio estorvando o Coração (Mucosidade-Frio)	Mucosidade-Fogo agitando o Coração (Mucosidade-Fogo)
Yin/Yang	Relativamente Yin	Relativamente Yang
Calor/Frio	Sintomas de Frio, por exemplo, pulso retardado e revestimento branco na língua	Sintomas de Calor, por exemplo, pulso rápido e revestimento lingual amarelo
Sintomas mentais	Relativamente introvertido e depressivo, por exemplo, olhar fixo em paredes, resmungar para si próprio; estupor letárgico	Extrovertido e sintomas de loucura, por exemplo, violência, gritos, risos e choros; falar incessante ou incoerente
Padrões de Doença Comuns	Seqüelas de acidente vascular cerebral; psicose depressiva; retardo mental e na fala em crianças	Insanidade grave, violenta, por exemplo, histeria e psicose maníaca

Agitando o Coração deve-se eliminar o Calor e acalmar o espírito (Shen) e, para a Mucosidade-Frio estorvando o Coração, deve-se abrir os Canais para permitir o fluxo das emoções reprimidas. Por exemplo, no tratamento da psicose maníaca depressiva podem ser usados os pontos de Acupuntura, tais como:

IG-4 (Hegu)
IG-11 (Quchi) — Dispersam o Calor dos Canais Yangming

P-11 (Shaoshang) — Dispersa o Calor, limpa a mente, dissipa a loucura

CS-7 (Daling)
CS-8 (Laogong) — Reduzem o Calor no Canal de Circulação-Sexo (Xin Bao), esfriam o Coração. Eliminam a Mucosidade e acalmam o espírito (Shen)
CS-5 (Jianshi)

F-3 (Taichong)
VB-20 (Fengchi) — Pacificam o Gan Yang, Fogo e Vento do Fígado, limpam o Yang que foi ofuscado pela Mucosidade, acalmam o espírito e limpam o cérebro
VG-14 (Dazhui)

N-HN-32 (Dingshen) — Específico para a psicose

E-40 (Fenglong) — Fortalece o Baço/Pâncreas (Pi) para dissolver a Mucosidade, acalma o espírito (Shen)

No tratamento da psicose depressiva, podem ser utilizados os seguintes pontos de Acupuntura:

VG-26 (Renzhong) — Clareia os sentidos e acalma a Consciência (Shen)

VG-20 (Baihui) — Clareia os sentidos e acalma a Consciência (Shen), estabiliza o Yang ascendente

M-HN-1 (Sishencong) — Este ponto unido ao Baihui, aumenta a ação deste

VG-15 (Yamen) — Clareia os sentidos e a consciência, principalmente a imaturidade do cérebro e da língua que afeta a fala

M-HN-1 (Yiming) — Combina com o Yamen, para maturação incompleta do cérebro

C-5 (Tongli) — Regula o Qi do Coração (Xin Qi), clareia o Coração (Xin), acalma o espírito (Shen), específico para afasia

CS-6 (Neiguan) — Revigora o Estômago e o Coração, acalma o espírito (Shen)

E-40 (Fenglong) — Igual acima

Para o tratamento da psicose maníaca é usado o método de sedação; para a insanidade e psicose depressiva é usado o método de harmonizar, podendo-se utilizar a moxa se for apropriada a sua indicação.

Padrões de Doença Comuns

Este padrão pode ser visto em quadros clínicos, tais como, afasia, retardo mental ou da fala em crianças, seqüelas de acidente vascular cerebral, histeria, psicoses maníacas e depressivas.

Resumo

As desarmonias isoladas do Coração (*Xin*) ocorrem freqüentemente juntas formando padrões agrupados e estão entrelaçados com os padrões de altera-ções de outros *Zang Fu*. Por exemplo, as Deficiências de *Qi* e de *Yang* do Coração freqüentemente ocorrem juntas, às vezes, associando-se com as Deficiências de *Qi* e de *Yang* do Baço/Pâncreas e dos Rins ou com a estagnação de Sangue do Coração (*Xin Xue*) e esta pode ocorrer associada com a Deficiência de *Qi* do Coração, com a Deficiência de *Qi* do Baço/Pâncreas e com a Deficiência de Sangue (*Xue*) ou mesmo com a Deficiência de *Yin* do Coração e que, às vezes, é acompanhada de Deficiências do *Yin* dos Rins e do Fígado. O quadro de Fogo Crescente no Coração pode ocorrer com as Deficiências de *Yin* dos Rins, do Fígado e do Coração; com o Fogo Crescente do Fígado; e com o Fogo no Intestino Delgado (*Xiao Chang*). Os quadros de Mucosidade-Frio Estorvando o Coração e Mucosidade-Fogo Agitando o Coração podem ocorrer juntamente com *Yang* Hiperativo do Fígado, com o Fogo Crescente no Fígado e com Vento Interno do Fígado; de modo que os efeitos da Mucosidade, do Vento, do Calor e dos distúrbios do *Yang* podem estar profundamente entrelaçados.

Os padrões de desarmonia do Coração podem ser de *Yin* Deficiente ou *Yang* Deficiente, Frio ou Calor, Deficiência ou Excesso, ou podem ser de deficiência que se transformou em Excesso, como ocorre no caso de estagnação de Sangue do Coração. Entretanto, as principais origens da desarmonia do Coração são mais internas do que externas (Tabela 10.4).

Intestino Delgado (*Xiao Chang*)

Funções

O Intestino Delgado (*Xiao Chang*) recebe os alimentos e as bebidas em transformação do Estômago (*Wei*) e tem a função primordial de "separar o puro do impuro". A parte pura é extraída dos alimentos pelo *Xiao Chang* e é enviada ao Baço/Pâncreas (*Pi*), e a parte impura é encaminhada para o Intestino Grosso (*Da Chang*). Ao mesmo tempo, o Intestino Delgado (*Xiao Chang*) participa no metabolismo do Líquido Orgânico (*Jin Ye*), uma vez que ele encaminha partes dos líquidos impuros que recebe do Estômago, para os Rins (*Shen*) e para a Bexiga (*Pang Guang*) a fim de serem separados e excretados sob o controle do *Yang* dos Rins (*Shen Yang*).

Na fisiologia e na patologia do Intestino Delgado (*Xiao Chang*), esta Víscera tem ligações íntimas com o Baço/Pâncreas, com o Estômago e o Intestino Grosso (*Da Chang*) e com os Rins (*Shen*) e a Bexiga (*Pang Guang*). A ligação entre o Coração (*Xin*) do sistema *Zang* e sua Víscera (*Fu*) acoplada ao Intestino Delgado (*Xiao Chang*) é muito tênue, e se manifesta principalmente quando o

136   Zang Fu (Órgãos e Vísceras)

Tabela 10.4 – Padrões de Desarmonia do Coração (Xin).

Padrão	Sintomas	Pulso	Língua
Qi do Coração (Xin Qi) Deficiente	Face pálida, brilhante; dispnéia; transpiração espontânea; palpitações	Fraco, mais ou menos nodoso ou intermitente	Pálida
Yang do Coração (Xin Yang) Deficiente	Igual ao Qi dos Rins Deficiente, porém mais grave; membros frios e temor ao frio	Fraco, retardado, mais ou menos atado ou intermitente	Pálida, úmida
Colapso de Yang do Coração (Xin Yang)	Igual ao Yang dos Rins Deficiente, porém mais grave; transpiração extrema; membros frios ao extremo, cianose	Fino	Púrpura
Sangue do Coração (Xin) Estagnante	Dor em golpes na região do coração; face púrpura, cianose de lábios e unhas; palpitações	Escorregadio, atado, mais ou menos tenso	Púrpura mais ou menos manchas púrpuras
Sangue do Coração (Xin Xue) Deficiente	Face pálida sem vida; mal-estar; insônia; palpitações	Vazio	Pálida
Yin do Coração (Xin) Deficiente	Malar corado; suor noturno; agitação; insônia; palpitações	Vazio, rápido	Vermelha, seca; sem revestimento
Fogo Crescente no Coração	Face inteira vermelha; ulceração na língua; agitação extrema; hematúria e disúria	Cheio, rápido	Revestimento amarelo
Mucosidade-Fogo Agitando o Coração	Insanidade violenta; alucinação; fala incoerente; riso-choro sem motivo	Escorregadio, rápido	Vermelha; revestimento amarelo gorduroso
Mucosidade-Frio Estorvando o Coração	Resmungos para si próprio; depressão; expressão vazia, afasia; ruídos na garganta	Escorregadio, retardado	Revestimento branco gorduroso

Calor do Fogo no Coração se desvia para o Intestino Delgado (Xiao Chang) e se move para baixo, perturbando o Aquecedor Inferior.

Padrões de Desarmonia

"O estado de Deficiência de Frio no Xiao Chang" é equivalente à Deficiência de Qi do Baço/Pâncreas Deficiente, já discutido na página 84, e o Qi Estagnante de Intestino Delgado (Xiao Chang) corresponde à Estagnação de Frio no Canal do Fígado, analisado na página 118. Serão analisadas aqui outras duas desarmonias principais (Tabela 10.5):

Qi do Intestino Delgado (Xiao Chang) obstruído
Calor Excessivo no Intestino Delgado (Xiao Chang)

Qi do Intestino Delgado (Xiao Chang) obstruído

Este padrão corresponde, em parte, à síndrome de obstrução intestinal aguda, e segundo a Medicina Tradicional Chinesa está associada com a estagnação de Qi e de Sangue (Xue), com o Frio ou o Calor ou pela presença de parasitas acumulados nos intestinos que bloqueiam a passagem do bolo alimentar.

Os sintomas de obstrução do Qi do Intestino Delgado incluem dor violenta no abdome, sem nenhuma passagem de gases ou de fezes, e, às vezes, vômito

Coração (Xin) e Intestino Delgado (Xiao Chang) 137

Tabela 10.5 – Padrões de Desarmonia do Intestino Delgado (*Xiao Chang*).

Padrão	Sintomas	Pulso	Língua
Qi do *Xiao Chang* obstruído	Dor abdominal violenta; nenhuma passagem de gases ou de fezes; às vezes, vômito fecal	Cheio, tenso	Revestimento amarelo gorduroso
Calor Excessivo no *Xiao Chang*	Sensação de plenitude no abdome inferior; poliúria, disúria, hematúria; irritabilidade	Rápido, escorregadio	Vermelha; revestimento amarelo

de material fecal. O pulso está tenso e cheio e a língua com o revestimento amarelo gorduroso.

O princípio do tratamento é o de eliminar o bloqueio e de abrir os Intestinos, usando o método de estimulação forte, isto é, provocando a sedação. Os seguintes pontos de Acupuntura podem ser selecionados:

VC-6 (*Qihai*)　　　　Revigora a circulação de *Qi*
VC-12 (*Zhongwan*)　　Revigora o *Qi* do Baço/Pâncreas e o *Qi* do Estômago e atenua a retenção de alimentos
E-37 (*Shangjuxu*)　　Ponto união inferior do Intestino Grosso (*Da Chang*), harmoniza o Estômago e os Intestinos
E-39 (*Xiajuxu*)　　　Ponto união inferior do Intestino Delgado (*Xiao Chang*), harmoniza o Intestino Delgado (*Xiao Chang*)
E-25 (*Tianshu*)　　　Ponto alarme (*Mo*) do Intestino Grosso (*Da Chang*) em combinação com *Shangjuxu* e com *Xiajuxu* limpam a obstrução dos intestinos

Calor Excessivo no Intestino Delgado (*Xiao Chang*)

Este padrão já foi mencionado dentro do quadro de Fogo Crescente no Coração na página 131, em que se manifesta pela hematúria devido ao movimento de descida do Calor do Coração para o Intestino Delgado (*Xiao Chang*) e outros sintomas que podem incluir: poliúria, disúria, hematúria, irritabilidade, sensação de peso e dolorimento no abdome inferior; pulso rápido e escorregadio; e língua vermelha com revestimento amarelo. O princípio do tratamento seria de eliminar o Calor do Coração e do Aquecedor Inferior, utilizando-se o método de sedação ou de harmonização e podem ser selecionados os pontos, tais como:

C-5 (*Tongli*)　　　　Ponto *Luo* do Coração com o Intestino Delgado (*Xiao Chang*), para limpar o Calor do Coração

BP-9 (*Yinlingquan*)⎫　Eliminam a Umidade-Calor do Aquecedor Inferior e har-
BP-6 (*Sanyinjiao*)　⎬　monizam a Bexiga (*Pang Guang*)
VC-3 (*Zhonji*)　　　⎭

Capítulo
11

Pulmão (*Fei*) e Intestino Grosso (*Da Chang*)

Pulmão (*Fei*)

Funções

1. Harmoniza o *Qi* e controla a respiração
2. Funções de Difusão e de Descida
3. Circula e harmoniza as vias de Água
4. Harmoniza o exterior do corpo
5. Abre-se no nariz e manifesta-se nos pêlos

Harmoniza o *Qi* e controla a respiração

Controla a respiração

O *Zhong Qi* que constitui o *Qi* do Tórax e que se acumula nesta região formando um "mar de *Qi*" é o responsável pelos movimentos de respiração e dos batimentos cardíacos e ajuda o Pulmão na circulação de *Qi* e o Coração (*Xin*) na circulação do Sangue (*Xue*). Desta maneira, sob a influência desta energia, o Pulmão (*Fei*) controla a inalação do *Qi* puro do ar e a exalação do *Qi* impuro do corpo. Por isso, se as funções de *Zhong Qi* e de *Fei* estão harmoniosas, a respiração é suave e regular, enquanto se o *Fei* ou o *Zhong Qi* estão enfraquecidos ou obstruídos na sua circulação, a respiração torna-se debilitada afetando as funções de Difusão e de Descida.

Harmoniza o Qi

O Pulmão (*Fei*) está envolvido na formação e na circulação de *Qi*, como já foi ilustrado na Figura 3.6, na página 18. Assim, o *Qi* dos Órgãos (*Gu Qi*), derivado dos alimentos pela ação do Baço/Pâncreas (*Pi*) e do Estômago (*Wei*), é enviado ao Pulmão (*Fei*) pela ação do Baço/Pâncreas (*Pi*), onde se combina sob a influência do Coração (*Xin*) e do Pulmão (*Fei*) com o *Qi* puro do ar para

Pulmão (Fei) e Intestino Grosso (Da Chang) 139

formar o Zhong Qi e o Zhen Qi. A primeira energia auxilia o Pulmão (Fei) na circulação de Qi pelo corpo, isto é, auxilia este Órgão nas funções de Difusão e de Descida, por isso, se o Pulmão estiver debilitado, assim como a formação e a circulação de Qi estiverem igualmente debilitadas, pode haver a Deficiência ou a Estagnação de Qi em qualquer parte do corpo.

Uma vez que Zhong Qi regula o Pulmão (Fei) e o Coração (Xin), a relação é muito estreita entre a função do Pulmão de circular o Qi e a função do Coração de circular o Sangue (Xue), além de que existe a relação intensa de que o Qi movimenta o Sangue (Xue) e este nutre o Qi. E é neste sentido que alguns textos indicam que o Pulmão (Fei) controla os Vasos Sangüíneos (Xue Mai).

Funções de Difusão e de Descida

As funções de Difusão e de Descida do Pulmão (Fei) estão relacionadas primariamente com a circulação das duas Matérias: o Qi e o Jin Ye. A circulação do Jin Ye é o tópico da próxima subseção, aqui será analisada a circulação de Qi.

Função de Difusão

A função de Difusão do Pulmão (Fei) promove a disseminação, a propagação e a circulação do Qi através do corpo. O Zhen Qi formado no Pulmão (Fei) apresenta dois aspectos: Wei Qi (Qi de Defesa) e o Yong Qi (Qi da Nutrição), estando o Pulmão (Fei) encarregado de difundir o Wei Qi através dos músculos e da pele, principalmente fora dos Canais e Colaterais (Jing Luo) e, com o tempo, este Órgão promove a Difusão de Yong Qi através do corpo, fazendo-a dentro dos Canais e Colaterais e dos Vasos Sangüíneos (Xue Mai). De modo semelhante, o Pulmão promove a Difusão de Jin (parte limpida do Jin Ye) pela pele e músculos, fluindo conjuntamente com o Wei Qi e a distribuição de Ye (parte mais pesada do Jin Ye) para os Zang Fu, articulações, cérebro e orifícios, fluindo conjuntamente com o Yong Qi (Qi da Nutrição).

Por isso, a debilidade da função de Difusão do Pulmão pode provocar a Deficiência e a Estagnação de Qi e de Jin Ye em qualquer parte do corpo.

Função de Descida

Uma vez que o Pulmão (Fei) é o Zang situado mais no alto, a direção natural da circulação de seu Qi é para baixo, entretanto, existe uma relação entre o Pulmão (Fei) e os Rins (Shen) (ver pág. 68), em que o Pulmão (Fei) envia o Qi para os Rins (Shen). Se o Pulmão (Fei) não enviar adequadamente o Qi ou se os Rins (Shen) não conseguem receber e mantê-lo, o Qi se rebela, retornando ao Pulmão que lesa tanto a função de Difusão como o ritmo adequado da respiração.

No ciclo da circulação de Jin Ye (ver Fig. 7.2, pág. 67), o Pulmão (Fei) transforma os líquidos impuros e os encaminha para os Rins (Shen) a fim de serem separados em fração pura do Jin Ye que os recebe e os envia novamente ao Fei, e a parte impura é excretada como urina. A Deficiência do Pulmão de enviar o Jin Ye impuro da circulação para os Rins resulta em edema, afetando, também, a função de Difusão que é um outro fator que agrava o edema.

Circula e harmoniza as vias de Água

O Pulmão (Fei) recebe as frações puras do Jin Ye do Baço/Pâncreas (Pi), fazendo a separação e a transformação que as fazem circular através do corpo. Existem três frações principais do Jin Ye: as duas primeiras, que são frações mais puras, circulam como energia, em que a fração Jin mais leve é encaminhada à pele e aos músculos, a fração Ye mais densa é encaminhada para o

140   Zang Fu (Órgãos e Vísceras)

interior do corpo, e a fração que se tornou impura pelo uso, é enviada para os Rins (Shen) à custa da função do Pulmão. Desta maneira, a função de Difusão do Pulmão (Fei) faz circular as duas frações mais puras de Jin Ye como energia líquida, enquanto a fração impura é encaminhada para os Rins como um líquido.

Se as funções de Dispersão e da Descida do Pulmão (Fei) que se refletem no Jin Ye estão enfraquecidas, pode ocorrer a transpiração deficiente pela debilidade da Dispersão de Jin para a pele ou uma transpiração espontânea pela falência do Wei Qi (Qi da Defesa). Pode haver também, edema generalizado ou localizado, principalmente na parte alta do corpo, em conseqüência da debilidade das funções de Difusão e de Descida.

Harmoniza o exterior do corpo

O Pulmão (Fei) é o Zang situado mais alto, o mais superficial dos Órgãos, e considerado um Órgão delicado, uma vez que é o Zang que entra em contato mais direto com o ambiente externo, por isso o Zang é mais facilmente invadido por fatores patogênicos externos. Além disso, difunde o Wei Qi e o Jin aos músculos, pele e superfície do corpo, a fim de promover a defesa, de umedecer, de nutrir e de aquecer a pele, mas também de regular a transpiração.

Se o Qi do Pulmão (Fei Qi) estiver enfraquecido com a debilidade das funções de Difusão e de Defesa promove mais facilmente a penetração dos fatores de doenças exógenos.

Abre-se no nariz e manifesta-se nos pêlos

O Qi do Pulmão manifesta-se pelo brilho nos pêlos, que nada mais é que um dos aspectos da função do Pulmão de harmonizar o exterior que inclui a pele, os pêlos, as glândulas sudoríparas e resistência contra agressões. Por isso, se o Qi do Pulmão estiver enfraquecido, a pele e os pêlos não serão suficientemente umedecidos e nutridos, a pele torna-se áspera, seca e flácida, enquanto os pêlos tornam-se secos e sem brilho, havendo inadequação das funções dos poros cutâneos.

O Pulmão (Fei) abre-se no nariz, que é a via de entrada da respiração, para a garganta, conhecida como a "porta do Pulmão", e é a residência das cordas vocais. Assim, se o Qi do Pulmão (Fei Qi) estiver debilitado e se houver o enfraquecimento da respiração, das funções do Pulmão de difundir, de umedecer e de proteger, poderá haver bloqueios na circulação do Qi ou inflamação do nariz e da garganta, surgindo os desarranjos das cordas vocais. Os sintomas de deficiência do Qi da garganta, caracterizados pela voz baixa, fraca, sem ânimo para falar, relacionam-se com a Deficiência do Pulmão de regular o Qi, assim como do controle das cordas vocais. A perda repentina da voz geralmente reflete invasão do Pulmão pelos fatores patogênicos externos, Vento e Frio.

Padrões de Desarmonia

Qi do Pulmão (Fei Qi) Deficiente
Yin do Pulmão (Fei Yin) Deficiente
Agressão do Pulmão (Fei) pelo Vento
Retenção de Mucosidade no Pulmão (Fei)

Os Padrões de Desarmonia do Pulmão (Fei), o qual regula o Qi, estão intimamente relacionados com as suas funções, assim como as Desarmonias deste Órgão estão associadas com a Deficiência de Qi; pelo fato do Pulmão (Fei) necessitar de Umidade para o funcionamento adequado, está bastante suscetível à formação de Calor Interno, à penetração de Calor Externo ou à Deficiência de *Yin*, todos eles produzindo a Secura. Se o *Qi* do Pulmão (*Fei Qi*) estiver enfraquecido, leva à debilidade da função de Difusão, fato este que leva à Estagnação de *Qi* e de *Jin Ye* no Pulmão ocasionando acúmulo de Mucosidade. O Pulmão (*Fei*) está intimamente relacionado com o Exterior, por isso, se a função de Difusão estiver debilitada e se houver, também, a circulação inadequada de *Wei Qi* (*Qi* da Defesa), o Pulmão (*Fei*) pode ser invadido pelos fatores patogênicos externos.

Origens

As origens das Desarmonias do Pulmão estão resumidas na Figura 11.1. As Desarmonias deste Órgão podem ser classificadas de acordo com os Padrões dos Oito Princípios: *Yin-Yang*, Interno-Externo, Deficiência-Excesso e Frio-Calor.

A Deficiência de *Yin* do Pulmão pode estar associada à dos Rins e com a dos outros *Zang Fu*, enquanto a tendência ao acúmulo de Mucosidade pode estar relacionada com as funções *Yang* Deficientes dos Rins (*Shen*), do Baço/Pâncreas (*Pi*) e do Pulmão (*Fei*) e, às vezes, com a do Coração, neste caso, ocorre quando a Deficiência de *Yang* for muito grave e generalizada e este estado de Deficiência de *Yang* ocasionar a debilidade da função do Baço/Pâncreas de Transformação e de Transporte do *Jin Ye* e, também, o fracasso da função do Pulmão de Dispersar e de promover a Descida, fazendo com que a Umidade se acumule no Pulmão (*Fei*) que pode transformar-se em Mucosidade.

A origem da Mucosidade pela Deficiência de *Yin* está geralmente associada com o Calor e a Secura.

As Deficiências de *Qi*, *Yang* e *Yin* constituem as condições internas das Desarmonias do Pulmão e estes estados podem predispor à invasão do Pulmão

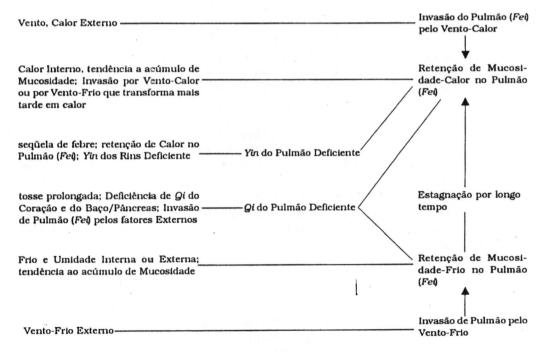

Figura 11.1 – Origens das Desarmonias do Pulmão (*Fei*).

142 Zàng Fu *(Órgãos e Vísceras)*

pelos fatores patogênicos ou podem ser agravados por eles e os principais agentes são o Vento, o Calor, o Frio e a Umidade, os quais podem invadir o Pulmão (*Fei*) em associações bastante variadas que podem acumular-se no Pulmão (*Fei*); ou, então, se as condições Internas levarem ao acúmulo de Umidade Interna e de Mucosidade, as condições de Deficiência podem se tornar em Excesso.

Deficiência do *Qi* do Pulmão

Em alguns textos não é estabelecido um quadro separado de *Qi* do Pulmão Deficiente, mas está incluído nas categorias de agressão do Pulmão pelo Vento e de retenção de Mucosidade neste Órgão, existindo uma lógica nesta concepção, visto que este estado de Deficiência pode predispor à agressão e à retenção dos fatores patogênicos, os quais por sua vez podem originar ou agravar a Deficiência do *Qi* do Pulmão e que se manifestam de maneiras diferentes dependendo das condições interna e externa.

Sintomas

Os sintomas de Deficiência de *Qi* do Pulmão incluem: tosse e voz fraca, falta de vontade de falar, respiração curta e fraca agravadas pelo esforço, asma; catarro abundante, transparente e aquoso; fadiga, palidez, transpiração espontânea diurna, resistência diminuída à invasão de agentes patogênicos do tipo Frio-Vento; pulso fraco, e língua pálida com revestimento fino branco.

Patologia

Os sintomas de *Qi* do Pulmão Deficiente são semelhantes aos sintomas de *Qi* Deficiente (ver pág. 20), e isto deve-se à relação muito íntima entre o Pulmão e o *Qi* (ver pág. 139).

Os sintomas de fraqueza são decorrentes da debilidade do *Qi* e do Pulmão, enquanto os distúrbios de respiração, tais como a respiração curta, asma e tosse, são conseqüentes à inabilidade do Pulmão de controlar a respiração e de enviar o *Qi* para os Rins (*Shen*), por isso, os movimentos da respiração não são fortes e uniformes e quando existe o *Qi* a contracorrente pela Deficiência dos Rins, pode causar a tosse asmatiforme. O catarro torna-se abundante e aquoso, pois, a Deficiência de *Qi* do Pulmão está freqüentemente associada com a do *Yang* do Pulmão que provoca secreções abundantes, claras e aquosas. A formação deste tipo de catarro é explicada pela fraqueza da função do Pulmão de difundir e promover a descida do *Jin Ye*, provocada pela fraqueza do *Qi* e do *Yang* do Pulmão promovendo o acúmulo de *Jin Ye* e pouco de Mucosidade no Pulmão.

A voz fraca e sem vontade de falar são conseqüências da Deficiência do *Qi* do Pulmão, pois ele controla as cordas vocais, e a deficiência ainda provoca suores espontâneos diurnos e a diminuição da resistência contra a invasão de agentes patogênicos em virtude do Pulmão não conseguir difundir adequadamente o *Wei Qi* aos poros cutâneos e para a superfície do corpo. Este estado, que é uma manifestação da Deficiência de *Qi* e de *Yang* do Pulmão, ocasiona, também, a penetração freqüente de Vento-Frio, o que ocasiona quadro de resfriados.

Tratamento

O padrão da Deficiência de *Qi* do Pulmão é freqüentemente encontrado em combinação com outras alterações dos *Zang*, por exemplo, *com as Deficiências* de *Qi* e *Yang* dos Rins e do Baço/Pâncreas, a forma *Yang* Deficiente é encontrada na tuberculose pulmonar; ou com invasão pelo Vento e a retenção de Mucosidade no Pulmão ocasionando o quadro de bronquite.

O tratamento da Deficiência do *Qi* do Pulmão vai depender dos *Zang Fu* envolvidos, se a condição é aguda ou crônica, se é Calor ou Frio e se é Externo ou Interno. Vai depender também se houve a invasão ou a retenção de agentes externos, se o padrão é de Deficiente que se tornou em Excesso e das condições do momento. Os pontos de Acupuntura para o tratamento do resfriado e para a bronquite são apresentados nas páginas 145 e 147.

Padrões de Doença Comuns

A Deficiência de *Qi* do Pulmão pode ocorrer nas seguintes doenças: bronquite, asma, tuberculose pulmonar, enfisema, resfriado comum e alergias.

Deficiência do *Yin* do Pulmão

Sintomas

Os sintomas decorrentes da Deficiência do *Yin* do Pulmão são similares aos da Deficiência de *Yin*, tais como, febre vespertina, transpiração noturna, sensação de calor nas palmas das mãos e nas plantas dos pés, região malar corada, emagrecimento, pulso fraco, rápido, língua vermelha, às vezes, com o revestimento seco e fino. Além disso, pode haver sintomas de tosse seca e improdutiva, de tosse com catarro escasso viscoso, às vezes, com raivos de sangue, irritação na garganta, e voz rouca e baixa.

Patologia

Os sintomas gerais de Deficiência de *Yin* são aqueles de Secura e de Calor e os do Pulmão manifestam-se com Secura e Calor no sistema respiratório, por exemplo, garganta seca e tosse seca. Se a Deficiência de *Yin* progride para o estado de Fogo no Pulmão, então, pode lesar os Vasos Sangüíneos provocando uma hemorragia, resultando em catarro hemóptico, hemoptise ou epistaxe.

Tratamento

O princípio do tratamento é o de dispersar o Calor instalado no Pulmão (*Fei*) e de fortalecer o *Yin* do corpo e do Pulmão. Para o tratamento de tuberculose pulmonar associada com a Deficiência de *Yin* e com a hiperatividade do Fogo no Pulmão, devem ser utilizados os pontos com o método de harmonização ou de dispersão:

VG-14 (*Dazhui*)	Dispersa o Calor e reduz a febre
P-1 (*Zhongfu*) P-6 (*Kongzui*) B-13 (*Feishu*)	Dispersam o Fogo no Pulmão
B-17 (*Geshu*)	Mantém o Sangue nos Vasos Sangüíneos
C-6 (*Yinxi*)	Elimina o Calor e reduz a transpiração noturna
C-7 (*Shenmen*)	Acalma o Coração e os Rins para reduzir a irritabilidade e a insônia
BP-6 (*Sanyinjiao*) R-3 (*Taixi*)	Nutrem o *Yin*

Padrões de Doença Comuns

A Deficiência de *Yin* do Pulmão pode-se manifestar nas seguintes doenças: bronquite crônica, bronquiectasia, faringite crônica, tuberculose pulmonar.

144 Zang Fu (Órgãos e Vísceras)

Secura do Pulmão (Fei)

Esta patologia é um padrão externo decorrente da agressão de Secura Externa que ocorre em algumas áreas da China no Outono e no Inverno, quando o tempo é seco e quente e seco e frio. Neste padrão, não é necessário que haja a Deficiência de Yin ou de sintomas de Falso-Calor como acontece na Deficiência de Yin do Pulmão, uma vez que a agressão é do momento e de curta duração, manifestando-se com os sintomas externos da agressão pela Secura, tais como, a dor de cabeça e febre, e de sintomas de Secura no Pulmão que incluem: nariz e garganta secos, tosse seca ou com catarro escasso, e língua vermelha na ponta e com revestimento fino e amarelo. Na experiência do autor, um padrão similar pode ser produzido ao se dormir em um quarto e em uma atmosfera seca, quente, tal como aquela produzida por estufas.

Invasão do Pulmão pelo Vento

De todos os Órgãos (Zang), o Pulmão é o mais suscetível à agressão pelos fatores patogênicos externos, principalmente pelo Frio, Vento e Vento-Calor, podendo haver a transformação do Frio e do Vento para Calor.

Sintomas

Os sintomas da agressão pelo Vento são a irritação da garganta, tosse, dor de cabeça, febre e calafrios, suor e temor ao Vento e pulso superficial. Se o Vento estiver associado com o Frio, as manifestações de calafrios são mais intensas do que na febre, e a transpiração pode ser menos ou mesmo ausente; além de temor ao Vento, pode haver também ao Frio e o pulso, além de ser mais superficial, pode ficar mais tenso. Além disso, pode haver manifestações de asma, obstrução nasal, rinorréia aquosa, tosse com catarro fino e aquoso e língua com revestimento fino e branco.

Se o Vento estiver associado com o Calor, a manifestação da febre é mais intensa do que de calafrios, a respiração torna-se taquipnéica e aparecem sintomas de Calor e de Secura no Pulmão, tais como, garganta inchada, inflamada e avermelhada, asma, tosse com catarro abundante amarelo e viscoso, nariz seco, às vezes com epistaxe, além disso, aparecem os sintomas gerais de Calor, tais como, sede, constipação, urina escura, pulso rápido e superficial, língua vermelha com revestimento fino, amarelo e seco.

Patologia

A agressão do Pulmão (Fei) pelo Vento Externo afeta as funções de Difusão e de Descida que repercutem em todas as áreas e nos processos da respiração.

O Vento Externo invade a parte superficial do corpo, sobrepujando o Qi protetor que leva à abertura dos poros e transpiração excessiva, o temor ao Vento quando ainda existe o Qi protetor e o pulso superficial quando o Vento penetra a profundidade. A dor de cabeça resulta da invasão dos Canais Tai Yang pelo Vento Externo e a febre surge da luta entre o Wei Qi e o Vento Externo, e a debilidade de Wei Qi em proteger contra a agressão do Vento e de aquecer a pele e os músculos leva a calafrios.

A associação do Frio ou de Calor com o Vento provoca as manifestações adicionais de sintomas de Frio ou de Calor, tais como, catarro abundante ou escasso, pulso retardado ou rápido, respectivamente se a associação é do Frio ou do Calor. Tanto o Calor Externo como o Frio Externo podem afetar as funções de Difusão e de Descida do Pulmão, que resultam em tosse, tosse asmatiforme, asma, obstrução nasal, as quais estão associadas com sintomas de Frio, de Excesso nos casos de Vento-Frio e de Calor e Secura quando a agressão é pelo Vento-Calor.

Tratamento

O resfriado comum é um exemplo da agressão do Pulmão pelo Vento. O princípio do tratamento da agressão do Pulmão pelo Vento é de dispersar o Vento e também o Frio se for o caso de Vento-Frio ou dispersar o Calor se for o caso de agressão pelo Vento-Calor. Podem ser utilizados os seguintes pontos:

IG-4 (*Hegu*) Dispersa o Vento-Frio, principalmente o Vento-Calor, em combinação com o R-7 (*Fuliu*) provoca a transpiração para aliviar os sintomas de Calor Externo

P-7 (*Lieque*) Ponto de conexão (*Luo*) do Canal do Pulmão, fortalece as funções de Difusão e de Descida do Pulmão, dispersa o Vento, principalmente o Vento-Frio, é bastante eficaz em combinação com o TA-5 (*Waiguan*)

TA-5 (*Waiguan*) Ponto de conexão dos Canais do Triplo Aquecedor (*San Jiao*) com o *Yang Wei*, dispersa os agentes externos, principalmente o Vento-Frio

VB-20 (*Fengchi*) Ponto de intersecção dos Canais da Vesícula Biliar e de *Yang Wei*, dispersa os agentes externos, por exemplo, o Vento-Frio ou o Vento-Calor

Os seguintes pontos agem como secundários no tratamento das agressões pelo Vento-Frio:

VG-16 (*Fengfu*) } Eliminam o Vento e os sintomas externos, aliviam a dor de
B-12 (*Fengmen*) } cabeça

B-13 (*Feishu*) Fortalece as funções de Difusão e de Descida do Pulmão, elimina o Vento e os sintomas externos

R-7 (*Fuliu*) Associado ao IG-4 (*Hegu*) provoca a transpiração para eliminar os agentes externos

Os seguintes pontos secundários podem ser acrescidos no tratamento de Vento-Calor:

P-11 (*Shaoshang*) Sangrar este ponto para dispersar o Vento-Calor no Canal do Pulmão e suavizar a garganta

VG-14 (*Dazhui*) Elimina o Vento e agentes externos, dispersa o Calor

IG-11 (*Quchi*) Dispersa os agentes externos e o Calor

São usados os métodos de sedação para todos os pontos, além disso, pode ser feita a aplicação de ventosas nos pontos situados na região cervicodorsal.

Outros pontos de Acupuntura devem ser acrescidos para o tratamento específico, tais como, a cefaléia, a congestão nasal, etc.

Padrões de Doença Comuns

A agressão do Pulmão pelo Vento está envolvida nas fases agudas ou na agudização de doenças crônicas, tais como, resfriado comum, pneumonia, bronquite, asma, amigdalite.

Retenção de Mucosidade no Pulmão

O Baço/Pâncreas forma a Umidade, enquanto o Pulmão armazena, e nesta relação recíproca se manifesta o acúmulo de Mucosidade com a debilidade da função de Difusão do Pulmão. Cada um destes *Zang* pode dar origem ou agravar a Desarmonia do outro.

A Mucosidade é um fator de doença secundário, derivada de Umidade Interna ou Externa, que pode levar algum tempo para se condensar em Mucosidade e de se acumular, e pelo fato de ter uma característica mais firme e material, a Mucosidade leva mais tempo para se acumular e, também, de se dispersar do que o Vento-Frio ou o Vento-Calor. Esta energia turva aparece nas situações de obstrução, de estagnação e de retenção e é uma progressão da Umidade do mesmo modo que a Estagnação do Sangue é uma progressão de Estagnação de *Qi*.

A Mucosidade pode ter origem interna que se associa com as deficiências crônicas de *Qi* e de *Yang* dos Rins (*Shen*), do Baço/Pâncreas e do Pulmão (*Fei*) e a dispersão da Mucosidade é lenta, pois estas deficiências crônicas dos Órgãos respondem lenta e gradualmente ao tratamento instituído. A Mucosidade também pode ter origem externa, ocasionada pela agressão do Pulmão (*Fei*) pelo Vento-Calor, Vento-Frio e pela Umidade que resultam em um estado de Excesso, e esta invasão pode estar predisposta pela presença de deficiências internas, ou a agressão externa pode enfraquecer o *Qi* do Pulmão, que da Deficiência torna-se em Excesso (Falso-Calor).

Sintomas

A retenção de Mucosidade no *Fei* provoca os sintomas, tais como, tosse ou asma com catarro abundante, ruídos na garganta, congestão torácica, às vezes, perda de apetite, náuseas e vômitos; pulso escorregadio, e língua com revestimento gorduroso grosso. Além disso, pode haver sintomas de Calor ou de Frio, dependendo da retenção de Umidade-Mucosidade no Pulmão ter origem predominantemente de Umidade-Frio de Umidade-Calor (Tabela 11.1).

Patologia

A Mucosidade pode obstruir a circulação de *Qi* de todo o sistema respiratório, lesando as funções de Difusão e de Descida do Pulmão (*Fei*), provocando os sintomas acima citados, além de poder, também, obstruir o tórax, provocando a tosse, a opressão torácica e o desconforto respiratório, e o Estômago (*Wei*) que se manifesta pelos distúrbios digestivos. O pulso escorregadio e o revestimento gorduroso da língua refletem o acúmulo de Mucosidade no corpo.

A predominância de Calor ou de Frio leva a maiores manifestações clínicas de Calor ou de Frio, assim, a indisposição geral, febre com o pulso rápido e

Tabela 11.1 – Retenção de Umidade-Mucosidade no Pulmão (*Fei*).

	Mucosidade-Frio	Mucosidade-Calor
Catarro	Branco	Amarelo
Frio-Calor	Sintomas de Frio e, às vezes, de Deficiência Interna	Sintomas de Calor
Pulso	Escorregadio e retardado	Escorregadio e rápido
Revestimento da língua	Gorduroso e branco	Gorduroso e amarelo

Pulmão (Fei) e Intestino Grosso (Da Chang) 147

revestimento da língua amarelo estão associados ao Calor, enquanto a sensação de frio com o pulso retardado e o revestimento de língua branco com a presença de Frio. Além disso, pode estar associado com sintomas de Deficiência interna, principalmente de Baço/Pâncreas e de Pulmão que ocasiona fezes soltas, voz baixa e respiração fraca.

Tratamento

O princípio do tratamento é o de fortalecer a função de Difusão do Qi do Pulmão (*Fei Qi*) para dispersar a Mucosidade. Além disso, é necessário dispersar o Vento-Calor, o Frio ou a Umidade, ou tratar a Deficiência, por exemplo, tonificando o *Yang* dos Rins e do Baço/Pâncreas.

Usa-se geralmente o método de harmonização ou a sedação a fim de dispersar os fatores patogênicos e, também, o método de tonificação para tratar a Deficiência que dependem das condições específicas.

Para o tratamento da bronquite, podem ser utilizados os seguintes pontos principais:

P-9 (*Taiyuan*)⎫	Fortalecem o Pulmão e dispersam a Mucosidade
B-13 (*Feishu*)⎭	
B-12 (*Fengmen*)⎫	Esta associação elimina o Vento e dispersa os fatores
IG-4 (*Hegu*) ⎭	patogênicos externos
E-40 (*Fenglong*)	Fortalece o Baço/Pâncreas e o Estômago para dissolver a Mucosidade

Se houver a predominância do Calor, podem ser utilizados os pontos VG-14 (*Dazhui*) e IG-11 (*Quchi*) para dispersar o Calor; se for o Frio que predomina em virtude da Deficiência, podem ser usados os pontos, tais como, B-23 (*Shenshu*) e B-20 (*Pishu*) que podem ser aplicados a moxa para tratar a Deficiência e capacitar o Baço/Pâncreas para transformar a Mucosidade.

Para tratar a náusea podem ser utilizados os pontos VC-12 (*Zhongwan*) e CS-6 (*Neiguan*) para acalmar o Estômago, enquanto o primeiro ajuda a transformar a Mucosidade, o último descongestiona o tórax.

Padrões de Doença Comuns

A retenção de Mucosidade no Pulmão está envolvida nas seguintes doenças: bronquite crônica, asma brônquica, bronquiectasia.

Resumo

Os Padrões de Desarmonia do Pulmão resume-se no sintoma comum que é a **tosse** e na Medicina Tradicional Chinesa não há tratamento sintomático para ela. O tratamento da Mucosidade-Pulmão depende da natureza do Padrão da Desarmonia e do estado específico do paciente.

No diagnóstico diferencial, as perguntas chaves são:

I. Que **tipo** de tosse?
II. É acompanhada por quais outros sintomas?

Uma tosse aguda com catarro claro e abundante indica a invasão do Pulmão pelo Vento-Frio, enquanto a tosse aguda com catarro amarelo e grosso indica a invasão do Pulmão pelo Vento-Calor; os pulsos são mais profundos e retardados e superficiais e rápidos respectivamente. Se os pulsos forem mais profundos e a tosse profunda e crônica, com o catarro branco, abundante e

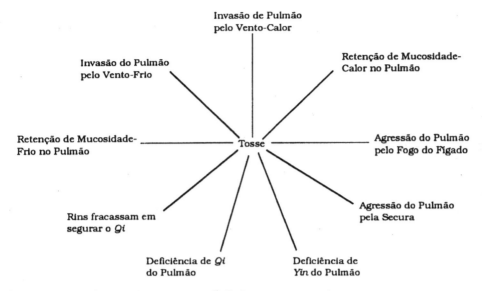

Figura 11.2 – Diferentes Desarmonias do Pulmão e os tipos de tosse.

grosso, indica a retenção de Mucosidade-Calor. Se a tosse for esporádica, com os flancos doloridos e outros sintomas de distúrbios do Fígado (Gan), por exemplo, pulso tenso, são fatos que indicam a agressão do Pulmão pelo Fogo do Fígado. Se a tosse for crônica, com expiração mais fácil do que a inspiração e com ruídos respiratórios, pode indicar a Deficiência do Qi e do Yang dos Rins, com a debilidade deste Órgão de segurar o Qi. Se a tosse for fraca, com asma, voz baixa e resfriados e gripes freqüentes, pode indicar a Deficiência de Yin do Pulmão. Uma tosse seca com garganta seca indica a Deficiência de Yin do Pulmão e se for acompanhada de pulso rápido, região malar corada e outros

Tabela 11.2 – Padrões de Desarmonia do Pulmão.

Padrão	Sintomas	Pulso	Língua
Deficiência do Qi do Pulmão	Tosse fraca; voz fraca; asma; transpiração espontânea	Fraco	Pálida, úmida; revestimento branco fino
Deficiência de Yin do Pulmão	Tosse seca, improdutiva; região malar corada; transpiração noturna	Vazio, rápido	Vermelha; mais ou menos revestimento fino, seco
Invasão do Pulmão pelo Vento-Frio	Inflamação da garganta; tosse aguda com catarro claro, abundante; calafrios e temor ao Calor	Tenso, superficial	Revestimento fino branco
Invasão do Pulmão pelo Vento-Calor	Garganta vermelha, inflamada; sede e tosse aguda com catarro abundante amarelo; febre	Rápido, superficial	Revestimento amarelo fino
Retenção de Mucosidade-Frio no Pulmão	Tosse com catarro claro abundante; opressão torácica; náusea	Macio retardado escorregadio	Revestimento gorduroso branco grosso
Retenção de Mucosidade-Calor no Pulmão	Tosse com catarro claro abundante amarelo grosso; opressão torácica	Rápido escorregadio	Revestimento gorduroso amarelo grosso

Pulmão (Fei) e Intestino Grosso (Da Chang) 149

sintomas de Deficiência de *Yin* ou se acompanhada de sintomas externos e sem os sintomas de Deficiência de *Yin* indicam a agressão do Pulmão pela Secura Externa (ver Fig. 11.2 e Tabela 11.2).

Intestino Grosso (*Da Chang*)

Funções

O Intestino Grosso (*Da Chang*) recebe a fração impura dos produtos de transformação dos alimentos e do Intestino Delgado (*Xiao Chang*) que os movimenta para baixo, absorvendo a água e eliminando o restante como fezes. Na concepção da Medicina Tradicional Chinesa a expressão Intestinos pode se referir tanto a *Da Chang* como ao *Xiao Chang*.

Padrões de Desarmonia

Embora o Intestino Grosso (*Da Chang*) seja acoplado com o Pulmão (*Fei*), a Fisiologia e a Patologia desta Víscera estão muito mais ligadas às do Baço/Pâncreas, Estômago e Intestino Delgado do que com as do Pulmão, pois o Intestino Grosso (*Da Chang*) é a parte final do tubo digestivo, por isso a maioria das Desarmonias desta Víscera relaciona-se com outros *Zang Fu* relacionados com o tubo digestivo. Por exemplo, o **Qi Deficiente de Da Chang** é freqüentemente chamado de *Pi Yang* Deficiente, e a **Umidade-Frio em Da Chang** é freqüentemente chamada de Invasão de *Pi* por Frio e Umidade. O padrão chamado de **abscesso intestinal** da Medicina Tradicional Chinesa aproxima-se da síndrome ocidental de apendicite aguda e o padrão de **fluido absorvido de Da Chang** corresponde a certas formas de constipação intestinal, e o padrão de **Calor-Umidade invadindo Da Chang** pode estar associado com aquele da Umidade-Calor no *Pi*, em que coexistem alguns sintomas comuns.

Abscesso intestinal

Este fato pode originar-se com os hábitos de comer irregularmente, com o desequilíbrio de Frio e de Calor no abdome que afeta a Transformação e o Transporte do Baço/Pâncreas e do Estômago e pelo excesso de atividade logo após alimentar-se. A ocorrência de Umidade-Calor que se acumula nos Intestinos, obstruindo a circulação de *Qi* e de Sangue (*Xue*), pode eventualmente formar o abscesso intestinal, cujos sintomas são de dor intensa no abdome direito inferior, agravada pelo toque, estado febril, pulso rápido, língua vermelha e revestimento amarelo. O princípio do tratamento do abscesso intestinal é o de espalhar o *Qi* nos Intestinos e drenar o Calor acumulado. São usados estímulo forte e manipulação contínua da agulha por 2 a 3min e depois as agulhas são mantidas por 1 a 2h, com manipulação intermitente. Os pontos de Acupuntura principais utilizados são:

M-LE-13 (*Lanweixue*) — Ponto extra para a apendicite
E-37 (*Shangjuxu*) — Ponto união inferior do Intestino Grosso (*Da Chang*)
E-25 (*Tianshu*) — Ponto alarme (*Mu*) do Intestino Grosso (*Da Chang*), remove a obstrução e Umidade-Calor dos Intestinos, por isso alivia a dor abdominal

150   Zang Fu *(Órgãos e Vísceras)*

E-36 *(Zusanli)*	Ponto união inferior do Estômago
IG-11 *(Quchi)*	Ponto *Ho* do Canal do Intestino Grosso, dispersa o Calor

Os pontos *Lanweixue, Shangjuxu, Tianshu* e *Zusanli* estão situados no Canal do Estômago, que é freqüentemente usado para o tratamento dos distúrbios intestinais. Os pontos VG-14 *(Dazhui)* e IG-4 *(Hegu)* podem ser usados em combinação com IG-11 *(Quchi)* para tratar a febre alta, uma vez que estes pontos de Acupuntura dispersam o Calor enquanto VC-12 *(Zhongwan)* e CS-6 *(Neiguan)* podem ser utilizados para tratar náuseas e vômitos, uma vez que harmonizam o Estômago e suprimem o *Qi* contracorrente do Estômago.

Umidade-Calor invadindo o Intestino Grosso *(Da Chang)*

Na concepção da Medicina Tradicional Chinesa, a disenteria bacteriana é considerada como Acúmulo de Umidade-Calor no Estômago e nos Intestinos que se forma em decorrência do uso de alimentos e bebidas contaminados, manifesta-se pela diarréia de início agudo, com tenesmo e necessidade urgente de defecar, fezes com cheiro putrefato, às vezes com pus ou sangue, e sensação ardente no ânus. Pode haver sede e estar acompanhada de urina escassa e escura, febre e outros sintomas de Calor; pulso escorregadio e rápido; e língua vermelha com revestimento amarelo gorduroso. O quadro caracteriza-se pelos sintomas de Umidade e de Calor afetando os Intestinos e o corpo como um todo.

O princípio do tratamento da disenteria é o de dispersar a Umidade e o Calor e harmonizar o Estômago e os Intestinos. Os seguintes pontos de Acupuntura podem ser usados, com estimulação forte, mas sem a retenção de agulhas:

B-25 *(Dachangshu)*	⎱ Pontos *Shu* e *Mu* do Intestino Grosso, removem a
E-25 *(Tianshu)*	⎰ obstrução e a Umidade-Calor do Intestino Grosso
E-37 *(Shangjuxu)*	Ponto *Ho*, união inferior do Intestino Grosso que asso- ciado com o *Tianshu* elimina a Umidade-Calor do Intestino Grosso

Além desses pontos, pode ser utilizado N-CA-3 *(Zhixie)* para o tratamento da diarréia; CS-6 *(Neiguan)* para tratar a náusea e o vômito; IG-11 *(Quchi)*, para a febre; e VC-4 *(Guanyuan)* para eliminar as obstruções intestinais.

Constipação e diarréia

Os dois sintomas mais comumente associados com o Intestino Grosso *(Da Chang)* são a constipação e a diarréia. Ambos são sintomas mais do que a doença, e ambos podem estar associados com uma ampla variedade de padrões, podendo estar associados com o Frio ou com o Calor, e pode estar associado com a Deficiência ou com a Estagnação de *Qi*; embora a constipação esteja mais associada com a Secura e a diarréia com a Umidade.

A diarréia pode ser conseqüente à Depressão do *Qi* do Fígado ou com a Estagnação do Sangue, podendo também estar associada com o quadro de *Qi* Estagnante que aumenta a constipação, e se o Frio estiver associado com a invasão de Umidade, pode haver um começo agudo de diarréia aquosa. O Frio e a Umidade podem estar associados com as deficiências de *Qi* e *Yang* do Baço/ Pâncreas que ocasionam as fezes soltas, crônicas, aquosas, às vezes contendo

Pulmão (Fei) e Intestino Grosso (Da Chang) 151

alimentos não digeridos. Se o Frio e a Umidade Interna estiverem crônicos e associados com a Deficiência de *Yang* dos Rins, pode manifestar-se pela diarréia que se caracteriza pela necessidade premente de defecar pela manhã.

O acúmulo de Calor-Seco pode aumentar a evacuação com fezes secas e pela constipação, mas o acúmulo de Umidade-Calor pode estar associado a um começo agudo de diarréia que se caracteriza pela sensação ardente no ânus, febre e dor abdominal.

A Secura no Intestino Grosso (*Da Chang*) pode estar associada com o Calor ou com o esgotamento de líquidos no Intestino Grosso, e, também, com a Deficiência de Sangue que resulta em constipação acompanhada de tontura e face descorada, lábios e unhas pálidas. A Deficiência de *Qi* está geralmente associada com a constipação, com a sensação de mais cansado após defecação, porém as fezes não são secas, no entanto, a Deficiência de *Qi* do Intestino Grosso, também relacionada com a Deficiência de *Yang* do Baço/Pâncreas, pode aumentar a diarréia crônica como as características acima descritas (Tabela 11.3).

Resumo

As Desarmonias do Intestino Grosso (*Da Chang*) são difíceis de serem separadas daquelas do Baço/Pâncreas, do Estômago e do Intestino Delgado, por isso, os pontos de Acupuntura usados para tratar distúrbios desta Víscera estão relacionados com os *Zang Fu* acima citados e são utilizados , principalmente aqueles situados no Canal do Estômago, tais como *Zusanli, Shangjuxu, Lanweixue* e *Tianshu*. As Desarmonias dos Rins e do Fígado podem também influenciar no Intestino Grosso (*Da Chang*) principalmente pelos efeitos que têm sobre o Baço/Pâncreas, por exemplo, a Deficiência de *Yang* do Baço/Pâncreas e a Depressão de *Qi* do Fígado resultam em Invasão do Baço/Pâncreas.

Tabela 11.3 – Padrões de Desarmonia do Intestino Grosso (*Da Chang*).

Padrão	Sintomas	Pulso	Língua
Abscesso intestinal	Dores (urgentes) no abdome inferior direito, que piora à pressão; mais ou menos febre	Rápido	Vermelha, revestimento amarelo
Umidade-Calor invadindo o Intestino Grosso	Defecação urgente; evacuação com pus ou sangue; ânus ardente; sede; mais ou menos febre	Escorregadio	Vermelha, revestimento amarelo gorduroso
Líquido esgotado no Intestino Grosso	Constipação com evacuações secas	Fino	Vermelha seca

Capítulo
12

Pericárdio (*Xin Bao*) e Triplo Aquecedor (*San Jiao*)

Pericárdio (*Xin Bao*)

Funções

O Pericárdio (*Xin Bao*) ou o Envoltório Energético do Coração é considerado o Órgão (*Zang*) ao lado do *Shen, Pi, Gan, Xin* e *Fei*, sendo de importância relativa tanto na teoria como na prática. Tradicionalmente é considerado o escudo protetor externo do Coração (*Xin*), protegendo este Órgão contra a invasão de fatores patogênicos externos. O Coração (*Xin*) na Medicina Tradicional Chinesa era considerado cómo o Imperador dos Órgãos, era inviolável, e o Pericárdio (*Xin Bao*), Ministro que protegia o Imperador contra injúrias e danos e cuja função principal era de guiar as pessoas nos seus prazeres e alegrias.

As conexões entre o Pericárdio (*Xin Bao*) ou a Circulação-Sexo com o seu *Fu* (Víscera) acoplado, o Triplo Aquecedor (*San Jiao*), são muito tênues, e pode ser que estes dois *Zang Fu* foram acoplados mais pela razão de uma formulação de simetria teórica do que de relacionamentos fisiológicos ou patológicos.

Na prática clínica, os pontos de Acupuntura do Canal do Pericárdio (*Xin Bao*) são usados intercaladamente com os pontos do Canal do Coração (*Xin*). Os pontos destes dois Canais têm funções muito semelhantes, por exemplo, para eliminar o Fogo ou a Mucosidade do Coração (*Xin*), para circular e harmonizar o *Qi* do Coração (*Xin Qi*), para dispersar a obstrução e a dor no tórax, para acalmar o Coração (*Xin*) e o espírito (*Shen*).

Padrões de Desarmonia

As Desarmonias de *Xin Bao* estão, na maioria das vezes, associadas com doenças quentes, isto é, distúrbios febris, associadas com a invasão do corpo pelo Calor patogênico externo. Do mesmo modo que o padrão dos Seis Estágios, outrora conhecido como as Seis Divisões, foi formulado para as doenças induzidas pelo Frio; foram introduzidos o padrão dos Quatro Estágios (*Wei, Qi Yong, Xue*) e o padrão de Triplo Aquecedor (*San Jiao*) para descrever as doenças induzidas pelo Calor. A Desarmonia de *Xin Bao* está associada com o estágio de *Yong* ou *Xue* da doença do Calor e com a fase Aquecedor Superior do padrão do Triplo Aquecedor (*San Jiao*).

Podem ocorrer dois padrões principais de *Xin Bao*: um, Calor que afeta o *Xin Bao*, e outro, Mucosidade que obstrui o *Xin Bao*. Estes padrões apresentam os sintomas comparáveis com os padrões de Mucosidade do Coração, de Fogo que agita o Coração (*Xin*) e a Mucosidade-Frio que estorva o Coração, e, tal qual estes padrões, os do *Xin Bao* estão freqüentemente associados entre si. Entretanto, diferentemente dos padrões do Coração que são originados pelos fatores de doença internos, os padrões do *Xin Bao* são decorrentes da agressão pelos fatores externos, principalmente o Calor.

Na China, o tratamento de padrões das doenças febris, quer da camada *Wei, Qi, Yong, Xue* quer do *San Jiao*, é realizado pelo uso de ervas medicinais mais do que Acupuntura e, uma vez que as doenças febris graves estão se tornando raras no ocidente, os padrões de invasão de *Xin Bao* pelo Calor externo são mais de interesse teórico e de importância prática limitada na Acupuntura ocidental.

Triplo Aquecedor (*San Jiao*)

O *San Jiao* é conhecido no ocidente como o Triplo Aquecedor, constituindo o sexto *Fu* do sistema das Vísceras (*Fu*) e é o mais difícil de todos os *Zang Fu* de se entender, e aquele sobre o qual tem havido muitas controvérsias, tanto na China como no ocidente. Além disso, no ocidente, tem-se dado uma importância inadequada pela má interpretação e entendimento errôneo de sua função.

Os *Zang Fu* de modo geral estão mais relacionados com as funções do que com as estruturas, mas o *San Jiao* é um caso extremo – "Triplo Aquecedor (*San Jiao*) possui um nome, mas não tem uma forma corpórea." Uma breve análise do desenvolvimento histórico do conceito de *San Jiao* é dada no Porket[19] que não será considerado aqui. A concepção mais comum do Triplo Aquecedor (*San Jiao*) pode ser considerada tendo em vista quatro facetas mais importantes:

1. Triplo Aquecedor (*San Jiao*) e as três divisões do corpo
2. Triplo Aquecedor (*San Jiao*) e o sistema *Fu*
3. Triplo Aquecedor e Canal e Colateral (*Jing Luo*)
4. Triplo Aquecedor (*San Jiao*) e os pontos de Acupuntura do *San Jiao*

Triplo Aquecedor (*San Jiao*) e as três divisões do corpo

O Triplo Aquecedor em relação às três divisões do corpo pode ser analisado segundo as três divisões:

I. Triplo Aquecedor (*San Jiao*) como parte dos seis estágios da doença do Frio

II. Classificação de Triplo Aquecedor nas doenças do Calor

III. Triplo Aquecedor (*San Jiao*) e as três divisões

Triplo Aquecedor (*San Jiao*) como parte dos seis estágios da doença do Frio

O Padrão dos seis estágios ou das seis divisões é o distúrbio em seis estágios induzidos pelo Frio. Nesta classificação, os distúrbios do Triplo Aquecedor

154 Zang Fu *(Órgãos e Vísceras)*

pertencem ao estágio *Shao Yang* que envolve os Canais da Vesícula Biliar *(Dan)* e do Triplo Aquecedor *(San Jiao)*. O tratamento no que se refere aos seis estágios é mais realizado pelas ervas medicinais do que com a Acupuntura, onde é de menor importância clínica.

Classificação de Triplo Aquecedor *(San Jiao)* nas doenças do Calor

Esta é uma classificação do estágio ou da profundidade da doença provocada pela invasão de Calor, e é uma classificação complementar à de *Wei*, *Qi*, *Yong*, *Xue*, que pode ser representada da seguinte forma:

Aquecedor Superior	Pulmão *(Fei)* e Coração *(Xin)* / Pericárdio *(Xin Bao)*
Aquecedor Médio	Baço/Pâncreas *(Pi)* e Estômago *(Wei)*
Aquecedor Inferior	Fígado *(Gan)* e Rins *(Shen)*

No Ocidente, o tratamento pela Acupuntura de doenças febris graves atualmente é raro, por isso esta classificação tem mais relevância na terapia pelas ervas medicinais do que com a Acupuntura.

Triplo Aquecedor *(San Jiao)* e as três divisões

A concepção mais importante do Triplo Aquecedor *(San Jiao)* é a divisão do corpo em três áreas: Aquecedor Superior, Médio e Inferior, relacionadas com os *Zang Fu*, conforme ilustrado na Tabela 12.1.

Assim, o corpo é dividido em três áreas no que diz respeito à anatomia, fisiologia e patologia.

Triplo Aquecedor *(San Jiao)* e o sistema *Fu* (Vísceras)

Existem três aspectos principais a serem considerados neste tópico:

I. Transformação e circulação dos líquidos
II. Transformação e circulação do *Qi*
III. Interpretação do Triplo Aquecedor

Transformação e circulação dos líquidos

Distribuição das vias do Triplo Aquecedor (San Jiao)

De acordo com o *"Nei Ching"*, a função principal do Triplo Aquecedor *(San Jiao)* dentro da concepção do sistema *Fu* é a de controlar e coordenar a formação, a transformação e a circulação dos Líquidos Orgânicos *(Jin Ye)*. Esta

Tabela 12.1 – Três divisões do Triplo Aquecedor.

Aquecedor Superior	Coração *(Xin)*, Pulmão *(Fei)* (cabeça e pescoço)	do diafragma para cima
Aquecedor Médio	Baço/Pâncreas *(Pi)*, Estômago *(Wei)*	entre o diafragma e o umbigo
Aquecedor Inferior	Fígado *(Gan)*, Rins *(Shen)*, Bexiga *(Pang Guang)*, Intestino Delgado *(Xiao Chang)*, Intestino Grosso *(Da Chang)*	abaixo do umbigo

Víscera (*Fu*) harmoniza o ciclo completo da circulação de *Jin Ye* e faz a intercomunicação destes líquidos através do corpo.

Essa concepção de Triplo Aquecedor (*San Jiao*) é bastante diferente da divisão do corpo em três áreas, sugerindo que o *San Jiao* é constituído de uma rede de vias que permite a circulação pelo corpo do *Jin Ye*, *Qi* e dos produtos de transformação, e esta rede pode estar separada dos Canais e Colaterais de Triplo Aquecedor (*Jing Luo San Jiao*) e de outros *Zang Fu*, mas está integrada a estes Canais. Esta rede constitui as concepções de "caminhos aquáticos", "canais de água" ou "vias da água" em que os líquidos circulam livremente através da rede das vias do *San Jiao* movimentando o *Jin Ye*, *Qi* e os produtos de transformação. Se as vias estiverem obstruídas, então poderá haver o acúmulo de líquidos que podem se tornar turvos, provocando manifestações, tais como, edema e retenção urinária.

O sistema de vias do *San Jiao* atravessa os três Aquecedores, estando intimamente associado com as funções do Triplo Aquecedor (*San Jiao*), com os Canais internos e Colaterais desta Víscera (*Fu*) e com os outros *Zang Fu*.

Fogo e Água no metabolismo do Líquido Orgânico (Jin Ye)

A divisão fundamental em *Yin* e *Yang* pode ser aplicada ao metabolismo do *Jin Ye*, em que o *Yin* corresponde ao aspecto material dos líquidos e as funções de umedecimento, resfriamento e nutrição, enquanto o *Yang* é a força dinâmica que promove a transformação, o aquecimento e a circulação de Líquido Orgânico (*Jin Ye*).

A divisão em Água e Fogo é uma concepção vital da dicotomia *Yin*/*Yang*. Nesta concepção, a Água que corresponde ao *Yin* flui para baixo, enquanto o Fogo que representa o *Yang* direciona para cima. O equilíbrio adequado entre a Água e o Fogo representa a harmonia dentro do corpo, ao mesmo tempo representa os aspectos *Yin* e *Yang* do metabolismo do *Jin Ye*. Sendo os Rins a base de formação de *Yin* e do *Yang*, conseqüentemente do Fogo e da Água do corpo, têm um papel importante no metabolismo do *Jin Ye*, por isso se diz que os Rins (*Shen*) governam a Água.

Fisiologia dos Líquidos Orgânicos (Jin Ye)

A formação de *Jin Ye* é descrita na página 14, e a circulação do ciclo *Jin Ye* ilustrada na Figura 7.2, página 67.

A função do Triplo Aquecedor (*San Jiao*) na Transformação e no Transporte do *Jin Ye* envolve os conhecimentos de:

I. Conceitos de *Yin*/*Yang* e Fogo/Água

II. Conceitos da inter-relação funcional entre os *Zang Fu* envolvidos no metabolismo do *Jin Ye*; principalmente os Rins (*Shen*), Baço/Pâncreas (*Pi*), Estômago (*Wei*) e Bexiga (*Pang Guang*) e numa proporção menor Estômago (*Wei*), Intestinos Delgado (*Xiao Chang*) e Grosso (*Da Chang*)

III. Conceito de Triplo Aquecedor (*San Jiao*) como uma rede de vias de Água

IV. Conceito de Triplo Aquecedor (*San Jiao*) como três divisões anatômicas

Três divisões do Triplo Aquecedor e o metabolismo do Jin Ye

O Aquecedor Superior é descrito como uma "névoa", uma vez que está relacionado com a Essência que vai para o Pulmão (*Fei*) proveniente do Baço/Pâncreas (*Pi*) ou dos Rins (*Shen*), e após a transformação é difundido pelo Pulmão (*Fei*) para a pele e músculo e para a circulação geral do *Jin Ye*.

O Aquecedor Médio é descrito como uma "espuma" ou "piscina barrenta", pois está associado com o processo de recepção e transformação dos alimentos e das bebidas.

O Aquecedor Inferior é descrito como um "pântano" ou uma "vala de drenagem", visto que está associado com o processo de excreção, realizado pelos Rins (*Shen*), Bexiga (*Pang Guang*), Intestino Delgado (*Xiao Chang*) e Intestino Grosso (*Da Chang*).

Os três Aquecedores podem ser considerados de uma outra maneira, em termos da fase da Essência ou com a fase líquida do metabolismo dos líquidos. O Aquecedor Superior tem a função nesta concepção em difundir a energia e de converter a energia impura em líquido. O Aquecedor Médio tem a função de transformar os sólidos e os líquidos dos alimentos em uma fração material mais pura, mais leve (Essência) e em uma fração líquida menos pura, mais densa. O Aquecedor Inferior tem a função de excreção da parte impura dos líquidos e na transformação da parte mais pura dos líquidos em *Qi* (Tabela 12.2).

Transformação e circulação de *Qi*

Esta parte será analisada sob os seguintes aspectos:

I. *Qi*

II. Digestão e excreção

III. Triplo Aquecedor (*San Jiao*) como uma via para o *Yuan Qi* (Energia-Fonte)

Qi

O Triplo Aquecedor (*San Jiao*) tem sido descrito como "o começo e o fim do *Qi*", e, como o comandante do *Qi* de todos os *Zang Fu*, seja o *Qi* da Nutrição ou de Defesa, fazendo-o circular dentro ou fora dos Canais, à direita ou à esquerda, para cima ou para baixo, e, também, descrito como sendo o responsável pela comunicação entre todas as partes do corpo, de modo que se a circulação de *Qi* do Triplo Aquecedor (*San Jiao*) está livre, o interior permanece em harmonia e o exterior está calmo, havendo o equilíbrio e a comunicação de todas as partes do corpo, inclusive o aspecto emocional e da personalidade.

O Triplo Aquecedor (*San Jiao*) é considerado a fonte do *Yong Qi* (*Qi* da Nutrição) que circula pelos Canais e Colaterais nutrindo os tecidos e os *Zang Fu*, assim como de *Wei Qi* (*Qi* de Defesa) que circula durante o ciclo por fora dos Canais e Colaterais, protegendo a superfície do corpo contra a agressão de fatores patogênicos externos.

Digestão e excreção

O Triplo Aquecedor (*San Jiao*) tem sido descrito como o "caminho para nutrição" que pode ser entendido em termos da digestão e da excreção, neste

Tabela 12.2 – Três divisões do Triplo Aquecedor e o metabolismo do *Jin Ye*.

Aquecedor Superior	Pulmão (*Fei*)	"névoa"
Aquecedor Médio	Baço/Pâncreas (*Pi*), Estômago (*Wei*)	"espuma" ou "piscina barrenta"
Aquecedor Inferior	Rins (*Shen*), Bexiga (*Pang Guang*), Intestino Delgado (*Xiao Chang*), Intestino Grosso (*Da Chang*)	"pântano" ou "vala de drenagem"

aspecto, o Aquecedor Médio é o responsável pela recepção e transformação em bolo alimentar e fermentação dos alimentos e das bebidas, e o Aquecedor Superior encaminha os produtos mais puros da transformação provenientes do Aquecedor Médio e os difunde pelo corpo. O Aquecedor Inferior encaminha os produtos de transformação mais densos do Aquecedor Médio e, após a transformação, os resíduos são excretados.

Triplo Aquecedor (San Jiao), uma via para Energia-Fonte (Yuan Qi)

De acordo com o "*Nan Jing*", a Energia-Fonte originada nos Rins (*Shen*) tem a função de aquecer e de ativar os processos da digestão, e esta energia difunde-se dos Rins (*Shen*) para os *Zang Fu* das vias do Triplo Aquecedor (*San Jiao*).

Em resumo, do ponto de vista do Triplo Aquecedor (*San Jiao*), todos os processos vitais do corpo estão incluídos nas três divisões abrangidas por este *Fu*, de modo que além dos aspectos da digestão e da excreção, outros aspectos, tais como, a respiração, a circulação, crescimento e reprodução, estão incluídos neste contexto. As três divisões do Triplo Aquecedor envolvem a transformação e a circulação do *Qi* e do *Yin Ye*, assim como do Sangue (*Xue*), da Essência (*Jing*) e dos Rins (*Shen*), embora a ênfase seja dada à digestão e à excreção e ao metabolismo de *Qi* do Líquido Orgânico (*Jin Ye*), apesar de que a principal função de *San Jiao* é a de harmonizar o metabolismo do *Jin Ye*.

Interpretação do Triplo Aquecedor

Existem duas interpretações principais da ação do Triplo Aquecedor:
I. Como um sistema de aquecimento
II. Associado com o sistema endócrino

Triplo Aquecedor (San Jiao) e o sistema de aquecimento

A principal interpretação de Triplo Aquecedor (*San Jiao*) como elemento regulador do metabolismo do *Jin Ye* reside na existência de um aspecto *Yang*, de Fogo, bem como de *Yin*, de Água, enquanto na interpretação subseqüente desta Víscera (*Fu*), como " a via dos alimentos e das bebidas e o começo e o fim do *Qi*", significa que o Calor é exigido para promover os processos digestivos, assim como é produzido nestes processos. A visão ocidental do Triplo Aquecedor (*San Jiao*) com a função primária de agir como um "sistema de aquecimento" ou "termostato do corpo" não tem o respaldo na Medicina Tradicional Chinesa.

Triplo Aquecedor (San Jiao) e o sistema endócrino

As tentativas ocidentais de identificar o Triplo Aquecedor com a concepção do sistema endócrino da Medicina Ocidental ou com as glândulas endócrinas específicas, tais como, a tireóide, ainda não têm o respaldo clínico e científico, e assim fazendo levam à confusão no entendimento da ação do Triplo Aquecedor. Em primeiro lugar, a Medicina Tradicional Chinesa não relaciona o sistema endócrino, e secundariamente, neste estágio de conhecimento ocidental da Medicina Tradicional Chinesa, as tentativas de igualar os sistemas funcionais desta Medicina com a concepção dos órgãos da Medicina Ocidental, podem levar a um mal-entendimento geral. Somente quando houver um entendimento profundo e perfeito da Medicina Chinesa no Ocidente, poderá iniciar-se a integração da Medicina Ocidental com a Chinesa.

158   Zang Fu *(Órgãos e Vísceras)*

Triplo Aquecedor *(San Jiao)* e o seu Canal e Colateral *(Jing Luo)*

Distribuição

A distribuição do Canal Principal do Triplo Aquecedor já é bem conhecida, por isso são analisados o trajeto interno e as conexões com outros sistemas. O Canal superficial vai do TA-15 *(Tianliao)*, via ID-12 *(Bingfeng)*, e VG-14 *(Dazhui)* para VB-21 *(Jianjing)*, deste, o Canal vai internamente para o tórax, para se unir ao *Xin Bao* e se conectar com VC-17 *(Shanzhong)*, desce através do diafragma para o abdome e se conecta com os Aquecedores Superior, Médio e Inferior.

Um ramo do Canal do *San Jiao* conecta-se com B-53 *(Weiyang)* que constitui o ponto união inferior do Triplo Aquecedor, e daí segue o trajeto do Canal da Bexiga *(Pang Guang)* para se unir à Bexiga *(Pang Guang)*.

Sintomas

Sintomas associados com o trajeto superficial do Canal *San Jiao* incluem: inchaço, ulceração ou dor na mão, braço, ombro, garganta, face e maxila; dor ou inflamação nos olhos, nas orelhas e surdez.

Sintomas associados com o trajeto interno do Canal *San Jiao*, ou com o *San Jiao* como sistemas *Fu*, incluem: distensão abdominal, abdome inferior duro e globoso, polaciúria, disúria, enurese, edema e retenção de urina.

Os sintomas das desarmonias do Canal e da Víscera *(Fu)* Triplo Aquecedor são, portanto, muito diferentes, enquanto os sintomas do Canal são principalmente de dor ou de inflamação na parte superior do corpo, ao longo do trajeto do Canal superficial os sintomas do *Fu* Triplo Aquecedor estão relacionados com a parte inferior do corpo e associados com a alteração do metabolismo *Jin Ye*.

Pontos de Acupuntura do Triplo Aquecedor *(San Jiao)*

Os efeitos dos pontos de Acupuntura do *San Jiao* têm pouca associação com as funções de *San Jiao* como Víscera *(Fu)*, mas sim com os Canais e Colaterais cujas principais funções dos pontos estão relacionadas com:

I. Dispersar a dor e a inflamação ao longo do trajeto do Canal Principal
II. Dispersar os fatores de doença externos
III. Fortalecer a circulação de *Qi* nos Canais e Colaterais *(Jing Luo)* para remover a obstrução

Dispersar a dor e a inflamação do Canal principal

Cada ponto de Acupuntura do *San Jiao* tem um efeito local sobre a área que o circunda, por exemplo, TA-4 *(Yangchi)* é utilizado para tratar a dor situada no pulso, e TA-15 *(Tianliao)* é usado para o tratamento da ombralgia. Além disso, cada um dos pontos de *San Jiao* pode ter efeito sobre o trajeto do Canal e numa área distante deste ponto, por exemplo, TA-3 *(Zhongzhu)*, situado no punho, pode ser usado para tratar a surdez e TA-10 *(Tianjing)*, situado no cotovelo, pode ser usado para tratar a ombralgia e a cervicalgia.

Dispersar os fatores externos de doença

Vários pontos de Acupuntura do Triplo Aquecedor *(San Jiao)* têm a função de dispersar os fatores patogênicos externos que penetraram o corpo, principalmente o Vento e o Calor. Por exemplo, os pontos TA-5 *(Waiguan)* e TA-23

(Sizhukong) têm a função de dispersar o Vento e o Calor, e a ação destes pontos está associada com a função do *San Jiao* de "harmonizar o interior e acalmar o exterior" e com a função *Fu* do *San Jiao* de ser participante da fonte de *Wei Qi*, a energia defensiva do corpo.

Fortalecer a circulação de *Qi*

Diversos pontos de Acupuntura do *San Jiao* estão capacitados para harmonizar e fortalecer a circulação de *Qi* nos Canais e Colaterais (*Jing Luo*) e, portanto, com a função de remover a obstrução e a estagnação de *Qi*. Por exemplo, o ponto TA-8 (*Sanyangluo*) limpa os Canais e os orifícios sensoriais, enquanto TB-5 (*Waiguan*) remove a obstrução do Canal *Yang Wei*.

Este aspecto do uso dos pontos de Acupuntura do *San Jiao* está associado com o conceito de que esta Víscera age num sistema de vias, as quais devem permanecer livres para permitir a circulação livre de *Qi*, *Jin Ye* e dos produtos de transformação.

Tratamento das Desarmonias do Triplo Aquecedor (*San Jiao*)

Os pontos de Acupuntura situados no Canal *San Jiao* têm pouca influência no tratamento das Desarmonias do *Fu San Jiao*, embora alguns pontos possam ser usados para tratar os distúrbios de alguns aspectos menos enfatizados das funções do Triplo Aquecedor, por exemplo, o ponto TA-6 (*Zhigou*) tem a função de abrir os Intestinos, relacionando-se aos aspectos da digestão e da excreção de *San Jiao*, porém, as desarmonias da função principal *San Jiao*, que é o metabolismo do *Jin Ye*, não são tratadas pelos pontos situados no Canal do Triplo Aquecedor (*Jing Luo San Jiao*).

Por isso, no tratamento da retenção de urina, utilizando-se o ponto VC-3 (*Zhongji*) que é o ponto *Mu* da Bexiga (*Pang Guang*), o qual pode ser usado em combinação com BP-6 (*Sanyinjiao*), a fim de harmonizar a função da Bexiga (*Pang Guang*), ao mesmo tempo, pode-se utilizar o ponto B-53 (*Weiyang*) que é o ponto união inferior de *San Jiao*, com a finalidade de harmonizar a transformação dos líquidos no Aquecedor Inferior, e promover a circulação nas vias da Água.

O edema e a obstrução das vias da Água podem estar predominantemente no Aquecedor Superior em decorrência da Desarmonia do Pulmão (*Fei*), se presentes no Aquecedor Médio, são devido às Desarmonias do Baço/Pâncreas (*Pi*) ou se no Aquecedor Inferior são devido às disfunções dos Rins (*Shen*). O tratamento do edema e da obstrução das vias da Água depende dos Aquecedores acometidos e, também, dos *Zang Fu* envolvidos nas Desarmonias predominantes. Por exemplo, se o *Qi* do Pulmão (*Fei Qi*) está deficiente, podem ser usados os pontos VC-17 (*Shanzhong*) e B-13 (*Feishu*) para fortalecê-lo. Se o *Qi* do Baço/Pâncreas está deficiente predominantemente, pode-se usar os pontos VC-12 (*Zhongwan*) e B-20 (*Pishu*). Se é o *Yang* dos Rins que está predominantemente deficiente, pode-se usar o ponto VC-4 (*Guanyuan*). Os pontos acima são usados em tonificação ou aplicação de moxa.

Resumo

As duas principais concepções de *San Jiao* são a de agir nas três partes do corpo e ter ação como Víscera (*Fu*). Estas duas concepções não são mutuamente exclusivas, mas complementares. Por exemplo, a principal função de Triplo

160 Zang Fu *(Órgãos e Vísceras)*

Aquecedor como Víscera *(Fu)* é a de harmonizar o metabolismo do *Jin Ye*, fornecendo um sistema de vias de Água que podem penetrar os Aquecedores Superior, Médio e Inferior e conectar os *Zang Fu* envolvidos na circulação do *Jin Ye*. Além disso, alguns autores ainda associam o *San Jiao* com a digestão e a excreção, agindo na formação, na transformação e na circulação de *Qi*, e com o *Wei Qi (Qi* de Defesa) dando proteção do corpo às agressões externas. Entretanto, é bom salientar que a principal função do *San Jiao* agindo tal qual Víscera *(Fu)* é com a formação, transformação e a excreção do *Jin Ye*.

O Canal Principal do *San Jiao* tem pouca relação com a patologia do Triplo Aquecedor na função de Víscera *(Fu)* e a utilização dos pontos de Acupuntura depende do *Zang Fu* envolvido, cujos pontos estão geralmente situados em outros Canais e não no de Triplo Aquecedor.

Capítulo
13

Revisão dos Cinco Órgãos (*Zang*)

A teoria dos *Zang Fu* é composta de Doze Órgãos e Vísceras que constituem o núcleo da Medicina Tradicional Chinesa, dentre os quais, Cinco *Zang* são os mais importantes, constituídos pelos Rins (*Shen*), Baço/Pâncreas (*Pi*), Fígado (*Gan*), Coração (*Xin*) e Pulmão (*Fei*). Com a compreensão da natureza e das funções de cada *Zang*, torna-se possível prognosticar os padrões de Desarmonia que poderá ter, uma vez que as Desarmonias dos *Zang* se originam das alterações das funções. Por exemplo, se a principal função do Fígado (*Gan*) é assegurar o fluxo livre do *Qi*, havendo alterações nesta função poderá resultar na circulação irregular de *Qi*, podendo provocar, então, a obstrução, a estagnação ou bloqueio nesta circulação, e, como conseqüência, resultando num padrão de Desarmonia do Fígado (*Gan*) que é uma Depressão de *Qi* do Fígado (*Gan Qi*).

Este capítulo procura revisar os Cinco *Zang*, analisando-se de que maneira se origina cada padrão de Desarmonia em conseqüência da alteração de função específica do *Zang*.

Funções

Na Tabela 13.1 consta quais as funções dos Órgãos (*Zang*) e na Tabela 13.2 as principais funções.

Inter-relações das principais funções dos Órgãos (*Zang*)

Rins (*Shen*)

Os Rins (*Shen*) armazenam a Energia Ancestral (*Jing*) e são as fontes das energias pré-natal; o *Jing* governa o crescimento, desenvolvimento e envelhecimento de todos os *Zang Fu* e também é o responsável pela transmissão das características e da hereditariedade. Além disso, o *Jing* está relacionado com a medula, ossos e cérebro, estando envolvido nos ciclos de desenvolvimento do corpo como um todo.

162 Zang Fu *(Órgãos e Vísceras)*

Tabela 13.1 – Funções dos Cinco *Zang*.

Rins (*Shen*)
Armazena a Essência, a Energia Ancestral (*Jing*):
    Harmoniza a reprodução e o crescimento
    Harmoniza os ossos
Base do *Yin* e do *Yang*
Regula a Água
Regula a recepção de *Qi*
Abre-se nas orelhas e manifesta-se nos cabelos

      Baço/Pâncreas (*Pi*)
      Regula a Transformação e o Transporte
      Harmoniza a carne e os membros
      Governa o Sangue (*Xue*)
      Sustenta os órgãos, as vísceras e as estruturas
      Abre-se na boca e manifesta-se nos lábios

Fígado (*Gan*)
Harmoniza o fluxo livre de *Qi*
Armazena o Sangue (*Xue*)
Harmoniza os Tendões
Abre-se nos olhos e manifesta-se nas unhas

      Coração (*Xin*)
      Regula o Sangue (*Xue*) e os Vasos Sangüíneos (*Xue Mai*)
      Armazena a Consciência (*Shen*)
      Abre-se na língua e manifesta-se no rosto

Pulmão (*Fei*)
Regula o *Qi* e governa a respiração
Governa a Difusão e a Descida
Harmoniza as vias das Águas
Harmoniza o exterior do corpo
Abre-se no nariz e manifesta-se nos pêlos

Os Rins (*Shen*) são a base de *Yin* e de *Yang* onde se formam estas energias para cada um dos Órgãos e Vísceras (*Zang Fu*).

Baço/Pâncreas (*Pi*)

O *Yang* dos Rins (*Shen Yang*) é a fonte de *Yang* do Baço/Pâncreas (*Pi Yang*), enquanto o *Yin* e o *Yang* dos Rins ativam a função de Transformação e de Transporte do Baço/Pâncreas (*Pi*), desta maneira, estas energias tornam-se necessárias para a formação de *Qi*, Sangue (*Xue*) e *Jin Ye*. O Baço/Pâncreas (*Pi*) é a base do *Qi* pós-natal, uma vez que existe o aspecto pós-natal de repor a Essência (*Jing*) gasta, e pelo fato de a Consciência (*Shen*) ser a manifestação

Tabela 13.2 – Funções principais dos Cinco Órgãos (*Zang*).

Órgãos (*Zang*)	Principal função
Rins (*Shen*)	Armazena o *Jing*
	Base de *Yin* e de *Yang*
Baço/Pâncreas (*Pi*)	Regula a Transformação e o Transporte
Fígado (*Gan*)	Regula o fluxo livre de *Qi*
	Armazena o Sangue (*Xue*)
Coração (*Xin*)	Armazena a Consciência (*Shen*)
	Regula o Sangue (*Xue*) e os Vasos Sangüíneos (*Xue Mai*)
Pulmão (*Fei*)	Regula o *Qi* e a respiração
	Governa a Difusão e a Descida

de *Qi* e de *Jing*, o Baço/Pâncreas (*Pi*) está envolvido na formação e na manutenção de todas as Cinco Matérias. Este Órgão também é o responsável pela formação de *Qi*, Sangue (*Xue*) e *Jin Ye*, além de harmonizar a carne e os membros que necessitam de aquecimento, de nutrição e de umidificação que são dados pelas três matérias, indispensáveis para o correto funcionamento.

Fígado (*Gan*)

O Fígado (*Gan*) harmoniza o fluxo livre de *Qi*, isto é, coordena a circulação uniforme de *Qi* e de Sangue (*Xue*) através dos Canais e Colaterais (*Jing Luo*), *Zang Fu* e dos Tecidos. Está também relacionado com o armazenamento e regula a quantidade adequada de Sangue (*Xue*). Deste modo, os Tendões e os músculos dependem do Fígado (*Gan*) para um fornecimento constante e regular da nutrição e do umedecimento. Para poder realizar estas atividades, necessitam-se das funções interligadas do Baço/Pâncreas e do Fígado.

Coração (*Xin*)

O Coração (*Xin*) tem a função de armazenar a Consciência (*Shen*) que é responsável pela vitalização de todas as estruturas do corpo, e este Órgão coopera com a qualidade e manifestação da consciência, além de governar o Sangue (*Xue*) e os Vasos Sangüíneos (*Xue Mai*), e é responsável pelos batimentos cardíacos, pulso e a circulação do Sangue (*Xue*) pelos Vasos Sangüíneos (*Xue Mai*).

Pulmão (*Fei*)

O Pulmão tem a função de controlar os movimentos respiratórios, de receber e absorver o *Qi* puro do ar do meio ambiente, tem as funções de difundir *Qi* e o *Jin Ye* pelo corpo e de fazer descer o *Qi* do Pulmão (*Fei*) para os Rins (*Shen*), e estes, por sua vez, têm a função de receber o *Qi*. A fração impura de *Jin Ye* é separada pelo Pulmão que é enviada para os Rins (*Shen*) que a transforma; e a parte pura do impuro é enviada novamente para o Pulmão (*Fei*), relação muito íntima entre estes Órgãos, principalmente, se considerar que o *Yin* e o *Yang* do Pulmão são provenientes dos Rins (*Shen*).

O Pulmão (*Fei*) está, também, intimamente relacionado com o Baço/Pâncreas (*Pi*), pois o *Zhen Qi*, que circula no corpo com *Qi* da Nutrição (*Yong Qi*) e *Qi* de Defesa (*Wei Qi*), necessita de *Qi* dos Grãos (*Gu Qi*) como do *Qi* do ar para sua formação que são funções, respectivamente, do Baço/Pâncreas (*Pi*) e do Pulmão (*Fei*).

É importante salientar que cada um dos Cinco *Zang* está envolvido na formação e na transformação de *Qi*, *Xue* e *Jin Ye*, como evidenciado na Tabela 13.3.

Origens das Desarmonias dos Órgãos (*Zang*)

Os padrões de Desarmonia de cada um dos Cinco Órgãos (*Zang*) aparecem pelo fracasso de uma função ou funções específicas dos Órgãos. Por isso, se estiverem familiarizados com a natureza e as funções do Órgão (*Zang*), pode-se prever o padrão de Desarmonia (Tabela 13.4).

Rins (*Shen*)

As desarmonias mais importantes dos Rins (*Shen*) estão associadas com Deficiência da Essência (*Jing*), com as alterações dos ossos, do cérebro, com o crescimento, desenvolvimento, reprodução e envelhecimento precoce, assim como as relativas Deficiências do *Yin* ou do *Yang* dos Rins. Estas podem afetar os outros Órgãos (*Zang*), que dependem dos Rins tanto como uma fonte adequada de *Yin* e *Yang*, assim como elemento equilibrador de *Yin* e de *Yang*.

164   Zang Fu *(Órgãos e Vísceras)*

Tabela 13.3 – Cinco *Zang* e a formação de *Qi*, Sangue (*Xue*) e Líquido Orgânico (*Jin Ye*).

Zang	Qi	Sangue (Xue)	Líquido Orgânico (Jin Ye)
Rins (*Shen*)	Fonte de *Qi* pré-natal, ativa formação de *Qi* pós-natal, recebe o *Qi* do Pulmão (*Fei*)	Ativa a formação de sangue da medula óssea, ativa a formação de Sangue (*Xue*)	Ativa a formação e a transformação de *Jin Ye*
Baço/ Pâncreas (*Pi*)	Fonte de *Qi* dos Grãos (*Gu Qi*) dos alimentos e das bebidas	Fonte de Sangue dos alimentos e das bebidas, mantém o Sangue nos Vasos Sangüíneos (*Xue Mai*)	Fonte de *Jin Ye* dos alimentos e das bebidas
Fígado (*Gan*)	Governa o fluxo livre de *Qi*	Assegura a circulação de Sangue (*Xue*), armazena e direciona o Sangue (*Xue*)	Assegura o fluxo livre de *Jin Ye*
Coração (*Xin*)	Consciência (*Shen*) é a manifestação fundamental de *Qi* e da Essência (*Jing*)	Governa a circulação de Sangue (*Xue*) nos Vasos Sangüíneos (*Xue Mai*)	Envolvido na inter-relação de Sangue (*Xue*) e *Jin Ye*
Pulmão (*Fei*)	Regula a respiração e a entrada de *Qi* puro do ar, governa a Difusão e a Descida de *Qi*	Pulmão (*Fei*) e o Coração (*Xin*) estão envolvidos na formação de Sangue (*Xue*) no tórax	Regula a Difusão e Descida de *Jin Ye*

Se o *Yang* e o *Qi* dos Rins estiverem enfraquecidos, os Rins não poderão receber o *Qi* enviado pelo Pulmão, provocando uma dificuldade na respiração, assim como, pode-se manifestar com escape do esperma ou da urina. Quando ocorre da Deficiência de *Yang* dos Rins (*Shen Yang*) pode resultar em

Tabela 13.4 – Padrões de Desarmonia dos Cinco *Zang*.

Rins (*Shen*)
Essência dos Rins Deficiente
Yang dos Rins Deficiente
Qi dos Rins sem a firmeza
Rins não recebem o *Qi*
Transbordamento de Água
Yin dos Rins Deficiente

Baço/Pâncreas (*Pi*)
Qi do Baço/Pâncreas Deficiente
Yang do Baço/Pâncreas Deficiente
Inabilidade do Baço/Pâncreas em governar o Sangue
Afundamento de *Qi* do Baço/Pâncreas
Invasão do Baço/Pâncreas por Frio e Umidade
Calor-Umidade acumula no Baço/Pâncreas

Fígado (*Gan*)
Depressão de *Qi* do Fígado
Sangue do Fígado Deficiente
Yang do Fígado Hiperativo
Fogo Crescente no Fígado
Agitação de Vento no Fígado
Calor-Umidade no Fígado e Vesícula Biliar
Estagnação de Frio nos Canais e Colaterais do Fígado

Coração (*Xin*)
Qi do Coração Deficiente
Yang do Coração Deficiente
Queda de *Yang* do Coração
Sangue do Coração estagnante
Yin do Coração Deficiente
Fogo Crescente no Coração
Fogo-Mucosidade agitando o Coração
Mucosidade-Frio obstrui o Coração

Pulmão (*Fei*)
Qi do Pulmão Deficiente
Yin do Pulmão Deficiente
Invasão do Pulmão pelo Vento
Retenção de Mucosidade no Pulmão

acúmulo de fluidos e edema, que caracteriza o quadro de "Transbordamento de Água".

Baço/Pâncreas (*Pi*)

O Baço/Pâncreas (*Pi*) necessita de *Qi* e de *Yang* para ativar as funções de Transporte e de Transformação, por isso, havendo a Deficiência de *Qi* do Baço/Pâncreas (*Pi Qi*), poderá haver a Deficiência de *Qi* e de Sangue (*Xue*) e, também, provocar o acúmulo de *Jin Ye* que se pode transformar em Mucosidade. O estado de *Yang* do Baço/Pâncreas (*Pi Yang*) Deficiente pode levar à inabilidade deste Órgão de manter o Sangue (*Xue*) dentro dos Vasos Sangüíneos (*Xue Mai*) e de sustentar os órgãos levando ao quadro de hemorragia e de ptoses orgânicas.

A tendência do Baço/Pâncreas é de ter a Deficiência de *Yang*, por isso está sujeito a ser invadido pelo Frio e pela Umidade Externos, e a presença destas energias vai enfraquecer cada vez mais as funções de Transformação e de Transporte. Em outras eventualidades poderá haver o Acúmulo de Calor-Umidade no Baço/Pâncreas (*Pi*).

Fígado (*Gan*)

Se a função de fluxo livre do Fígado (*Gan*) tornar-se insuficiente, poderá haver a Estagnação ou desequilíbrio da circulação de *Qi* e de Sangue (*Xue*), isto é, a Depressão do *Qi* do Fígado (*Gan Qi*) que está relacionada com os distúrbios do fluxo de bile, da digestão, das emoções e do ciclo menstrual e, também, com a dor no hipocôndrio e com desconforto ao longo do trajeto do Canal e Colateral do Fígado (*Jing Luo*). Este *Qi* não está intimamente ligado com o Baço/Pâncreas e se este Órgão estiver Deficiente, o Fígado (*Gan*) pode facilmente invadir e desarranjar as funções de Transporte e de Transformação, causando vários sintomas relacionados com a digestão debilitada.

A estagnação de *Qi* pode aumentar o Calor desencadeando o quadro de Fogo Crescente no Fígado (*Gan*) ou Calor-Umidade no Fígado (*Gan*) e na Vesícula Biliar (*Dan*), e este Calor pode danificar o *Yin* do Fígado (*Gan Yin*). O Fígado (*Gan*) necessita de provisão de *Yin* proveniente dos Rins, por isso, é facilmente afetado pela Deficiência de *Yin* dos Rins. O estado de *Yang* Hiperativo do Fígado associa-se freqüentemente com o *Yin* do Fígado Deficiente, e o *Yang* e o Fogo do Fígado, geralmente estão associados com a Agitação de Vento Interno do Fígado, ao passo que a falta da função do Fígado de armazenar o Sangue (*Xue*) pode estar relacionada com a Deficiência de Sangue do Fígado, e esta pode, também, aumentar a agitação de Vento Interno do Fígado. A estagnação de *Qi* nos Canais e Colaterais do Fígado pode condicionar o aparecimento de acúmulo de Frio e Umidade.

Coração (*Xin*)

A Consciência (*Shen*), armazenada no Coração (*Xin*), está sujeita a duas Desarmonias principais: Deficiência e Distúrbio, assim, se o *Qi* e o *Yang* do Coração forem Deficientes, poderão ocorrer sintomas de Consciência (*Shen*) Deficiente e sè o *Yin* e o Sangue do Coração forem Deficientes, então poderão ocorrer sintomas de distúrbios da Consciência (*Shen*). Uma vez que o Coração (*Xin*) é o responsável pela circulação de Sangue (*Xue*) nos Vasos Sangüíneos (*Xue Mai*), a presença de Deficiências de *Qi* e de *Yang* do Coração pode levar ao quadro de estagnação e de deficiência de circulação de Sangue (*Xue*), ocasionando, principalmente, a estagnação de Sangue no Coração.

Se os "Orifícios do Coração" estiverem obstruídos pela Mucosidade, o movimento da Consciência (*Shen*) ficará obstruído ou irregular, ocasionando

166   Zang Fu *(Órgãos e Vísceras)*

quadros de insanidade, depressão e de perda da consciência, tal como ocorre no "Fogo-Mucosidade Agita o Coração" ou na "Mucosidade-Frio Obstrói o Coração".

O Coração (*Xin*) sofre influências das Deficiências de *Yin* e de *Yang*, por isso, está intimamente relacionado com as Deficiências de *Yin* e de *Yang* dos Rins e este último, por sua vez, está relacionado com a Deficiência de *Yang* do Baço/Pâncreas e, conseqüentemente, com formação de Mucosidade, levando a um quadro associativo de Deficiência de *Yang* destes três Órgãos.

O quadro de Deficiência de *Yin* dos Rins (*Shen Yin*) geralmente está associado com o de Fígado e com o quadro de Fogo Crescente no Fígado (*Gan*) e estes três padrões podem originar a Deficiência de *Yin* do Coração e o Fogo Crescente no Coração.

Pulmão (*Fei*)

O enfraquecimento da função respiratória do Pulmão (*Fei*) pode ocasionar o quadro de Deficiência de *Qi* e a Deficiência de *Qi* do Pulmão, por outro lado, as Deficiências de *Qi* do Baço/Pâncreas (*Pi Qi*) e do seu *Yang* podem ocasionar a Deficiência de *Qi* do corpo que, posteriormente, afeta o Pulmão. Esta Deficiência de *Qi* do Pulmão pode associar-se com a dor dos Rins, ocasionando, então, a dificuldade respiratória e pode, também, estar associada com a debilidade da função do Pulmão de dispersar o *Qi* pelo corpo, acarretando a insuficiência do *Wei Qi* (Defesa) para a pele e de *Yong Qi* para os Músculos (Carne), facilitando a penetração dos Fatores Externos de Doença, por isso o Pulmão é o *Zang* mais exposto à agressão pelos agentes externos.

A agressão do Pulmão (*Fei*) pelo Vento Externo está relacionada com a Deficiência do *Qi* do Pulmão e com a debilidade da função de Difusão, por isso, não consegue dispersar o agente patogênico externo, de modo que fica retido no Pulmão, às vezes, promovendo a formação de Mucosidade que se acumula no Pulmão (*Fei*), constituindo posteriormente outros fatores que danificam a função de Difusão.

O Pulmão (*Fei*) depende do *Yang* dos Rins (*Shen Yang*) para ativar as funções de Difusão e de Descida, por isso, se o *Yang* destes Órgãos estiver deficiente, o Pulmão não poderá encaminhar o líquido turvo para os Rins ou dispersar o *Jin Ye* pelo corpo, resultando em colapso do metabolismo do *Jin Ye* e formação de edema.

O Pulmão junto com o Coração têm a tendência à Deficiência de *Yin*, assim como de *Yang*, por isso, as Deficiências de *Yin* dos Rins e do Pulmão podem estar relacionadas com o Calor e a Secura no Pulmão, às vezes, com o Fogo Crescente que se manifesta com sintomas de tosse seca e hemoptise.

Parte
3

Inter-relações

Capítulo
14

Inter-relações dos Órgãos e Vísceras (*Zang Fu*)

A ênfase principal desta parte do livro é fazer as inter-relações dos Órgãos e das Vísceras (*Zang Fu*). A base das interconexões na Medicina Tradicional Chinesa é a divisão dos fenômenos em *Yin* e *Yang* e o seu processo contínuo de transmutação e de transformação que ocorre sobre elas. As principais causas que promovem a transformação da saúde para a doença refletem-se nas matérias (*Jing*), nos Canais de Energia, nos Órgãos e Vísceras (*Zang Fu*) e nos Tecidos e sobre os fatores de doença com os quais estes interagem.

Os Órgãos e Vísceras (*Zang Fu*) possuem, cada um, sistemas de interconexões funcionais e são responsáveis pela transformação e formação das Matérias, assim como do transporte para dentro e para fora do sistema de Canais e Colaterais (*Jing Luo*), a fim de nutrir os tecidos e todas as estruturas do corpo. Além disso, os *Zang Fu* são os responsáveis pela interação entre o indivíduo e o ambiente que envolve a entrada dos alimentos, assim como a expulsão dos dejetos, e responsáveis, também, pelo equilíbrio da Energia de Defesa (*Wei Qi*) com os Fatores de Doença Externos na superfície do corpo.

Yin e Yang

A interação entre o *Yin* e o *Yang* é a base primária de todas as uniões dos *Zang Fu*, por isso, na Desarmonia, os dois padrões básicos são a Deficiência relativa de *Yin* e a Deficiência relativa de *Yang*. Pelo fato de ser os Rins (*Shen*) a origem de *Yin* e de *Yang*, as Deficiências de *Yin* ou de *Yang* de qualquer *Zang Fu* têm a origem na Deficiência de *Yin* dos Rins ou de *Yang* dos Rins, ou mesmo podendo ocorrer associadamente, sucedendo, então, os seguintes padrões de Desarmonia:

Yin dos Rins (*Shen Yin*) Deficiente
Yin do Fígado (*Gan Yin*) Deficiente

Yang dos Rins (*Shen Yang*) Deficiente
Yang do Baço/Pâncreas (*Pi Yang*) Deficiente

170 *Inter-relações*

Yin do Coração (*Xin Yin*) Deficiente   *Yang* do Coração (*Xin Yang*) Deficiente
Yin do Pulmão (*Fei Yin*) Deficiente
Yin do Estômago (*Wei Yin*) Deficiente

Teoricamente todos *Zang Fu* poderiam ter o quadro de Deficiência de *Yin*, porém alguns *Zang Fu*, devido à sua natureza, têm uma tendência maior para a Deficiência que são os Rins, Fígado, Coração, Pulmão e Estômago, assim como poderiam ter a Deficiência de *Yang*, porém somente os Rins (*Shen*), Baço/Pâncreas (*Pi*) e o Coração (*Xin*), devido à sua natureza, têm a Deficiência de *Yang* como uma das manifestações das Desarmonias.

Matérias

A formação, a transformação e o transporte de Matérias dentro do corpo dependem das interconexões funcionais harmoniosas dos *Zang Fu*. A natureza, o metabolismo e a patologia das Matérias foram discutidas no Capítulo 3, e algumas das interconexões dos *Zang Fu* envolvidas foram analisadas no Capítulo 12.

As Matérias ou as Substâncias, na concepção da Medicina Tradicional Chinesa, podem ser divididas em dois grupos:

Qi, Sangue (*Xue*) e Líquido Orgânico (*Jin Ye*)
Essência (*Jing*) e Consciência (*Shen*)

Qi, Sangue (*Xue*) e Líquido Orgânico (*Jin Ye*)

Sob a ação transformadora do Baço/Pâncreas (*Pi*), os alimentos e as bebidas recebidos pelo Estômago (*Wei*) são convertidos em duas frações, a pura e a impura. A primeira comporta o *Qi* dos Grãos (*Gu Qi*) que constitui a Essência dos alimentos que sob a influência do Baço/Pâncreas (*Pi*) e do *Yang* do Rins (*Shen Yang*) vai para o tórax, que sob a ação do Coração (*Xin*) e do Pulmão (*Fei*) esta essência une-se com o *Qi* puro do ar convertendo-se em Sangue (*Xue*), *Zhong Qi* e *Zhen Qi*. O *Zhong Qi* acumula-se como *Qi* do Tórax, enquanto o *Zhen Qi* manifesta-se como *Qi* da Defesa (*Wei Qi*) e como *Qi* da Nutrição (*Yong Qi*), os quais circulam pelo corpo. Forma-se também o Líquido Orgânico (*Jin Ye*) pela ação do Pulmão que o dispersa através da pele e dos músculos, assim como pelo corpo; quando este se torna impuro, é dispersado pelo Pulmão e enviado para os Rins (*Shen*) onde sua parte mais pura é reaproveitada e encaminhada ao Pulmão (*Fei*) e a parte impura enviada à Bexiga (*Pang Guang*) para ser feito o processamento e a eliminação como urina. A fração impura dos alimentos processada pelo Baço/Pâncreas vai para o Intestino Delgado (*Xiao Chang*) e para o Intestino Grosso (*Da Chang*), enquanto as frações mais puras são reabsorvidas. Em relação aos líquidos, os impuros são enviados à Bexiga (*Pang Guang*). As transformações dos alimentos e dos líquidos que ocorrem nos Intestinos e na Bexiga (*Pang Guang*) e as inter-relações que existem entre estes sistemas são controladas pelo *Yang* dos Rins (*Shen Yang*) que, por sua vez, controla a circulação de *Qi*, de Sangue e do *Jin Ye* com o auxílio da função dos Rins, Pulmão e Baço/Pâncreas e o Fígado (*Gan*) que assegura a livre circulação para que ela seja suave e uniforme.

Essência (*Jing*) e Consciência (*Shen*)

Enquanto a maioria dos *Zang Fu* estão relacionados com o metabolismo e a circulação de *Qi*, *Xue* e *Jin Ye*, a Essência (*Jing*) e a Consciência (*Shen*) relacionam-se fundamentalmente com um só sistema de Órgão, além de que ambos têm um componente pré-natal, por isso são mais preciosos e menos substituíveis do que outras Matérias. Embora a Essência (*Jing*) e a Consciência (*Shen*) sejam ativas em toda parte do corpo, a primeira é armazenada nos Rins (*Shen*) e relaciona-se principalmente com a fisiologia e com a patologia dos Rins (*Shen*), enquanto a segunda reside no Coração (*Xin*) com o qual tem um relacionamento especial.

Patologia das Matérias

A patologia das Matérias será considerada para cada um dos Órgãos (*Zang*).

Rins (*Shen*)

Os Rins (*Shen*) podem ter manifestações de Deficiência de *Yin* ou de *Yang* Deficiente, podendo ter também, Deficiência da Energia Ancestral. Além disso, as Desarmonias dos Rins (*Shen*) podem manifestar-se pela asma e dispnéia. Os Rins (*Shen*) estão também relacionados com a fisiologia do *Jin Ye*, por isso as Desarmonias deste Órgão (*Zang*) podem envolver o edema ou os distúrbios urinários.

Baço/Pâncreas (*Pi*)

As Deficiências de *Qi* e de *Yang* do Baço/Pâncreas (*Pi*) podem resultar na função debilitada de Transformação e de Transporte que promovem uma insuficiência de *Qi* e Sangue (*Xue*), podendo ocasionar o acúmulo e a estagnação de *Jin Ye* turvo que se pode transformar em Mucosidade. Além das Deficiências do *Qi* e do *Yang* Baço/Pâncreas podem estar associadas com a inabilidade deste Órgão de governar o Sangue (*Xue*) resultando em hemorragias, principalmente, do sistema digestivo e da pelve.

Fígado (*Gan*)

A Depressão de Qi do Fígado (*Gan Qi*) pode levar à estagnação tanto de *Qi* como de Sangue (*Xue*) e a Deficiência de *Yin* do Fígado (*Gan Yin*) pode estar associada ao *Yang* do Fígado Hiperativo; nas duas primeiras formas podem progredir ao "Fogo Crescente no Fígado" que se pode associar com a Mucosidade e com o Vento Interno do Fígado, podendo, no primeiro caso, obstruir os "Orifícios do Coração (*Xin*)" provocando os distúrbios da Consciência (*Shen*). Os distúrbios do Fígado (*Gan*) fazem perder a capacidade de armazenar e de regular o Sangue ou podem fazer com que o Sangue fique aquecido tal como ocorre no "Fogo Crescente do Fígado", quando o Sangue (*Xue*) pode vazar do *Xue Mai* e provocar hemorragias súbitas.

Coração (*Xin*)

O Coração (*Xin*) está envolvido na formação de *Qi* e de *Xue* no Aquecedor Superior, mas as principais funções são de movimentar o Sangue nos Vasos Sangüíneos e de armazenar a Consciência (*Shen*). Se houver a Deficiência de *Qi* e de *Yang* do Coração, fazendo com que o Sangue não circule adequadamente, poderá levar a uma insuficiência ou à estagnação de Sangue no local que se torna frio, cianótico e com dor. Se o *Yin* e o Sangue do Coração são insuficientes para fornecer a residência e nutrição para a Consciência (*Shen*), refletem-se nos Rins que se torna desarmônico, principalmente se estiver associado com Fogo-Mucosidade no Coração.

172 *Inter-relações*

Pulmão (*Fei*)

O Pulmão (*Fei*) junto com o Coração (*Xin*) estão envolvidos na formação de *Qi* e de Sangue (*Xue*) ao nível do tórax, pois são os responsáveis pela respiração, apesar de que as principais funções do Pulmão são a Dispersão e a Descida de *Qi* e de *Jin Ye* pelo corpo, por isso, a debilidade da função de Descida está relacionada com a asma e a respiração curta, enquanto a da função de Difusão pode ocasionar uma diminuição da resistência contra agressões de agentes patogênicos externos. Em relação à fisiologia do *Jin Ye*, a debilidade da função do Pulmão pode ocasionar a formação de edema e a retenção e a estagnação de fluidos por todo o corpo.

Embora enfraquecimentos das funções de Dispersão e de Descida do Pulmão estejam associados com a insuficiência de *Yang* do Pulmão (*Fei Yang*) que não consegue mover o *Qi* e o *Jin Ye*, podem, também, estar associados com a Deficiência de *Yin* do Pulmão e com o acúmulo de Calor no Pulmão (*Fei*).

Canais e Colaterais (*Jing Luo*)

As Matérias que são formadas e transformadas pelos *Zang Fu*, são transportadas para todas as partes do corpo através de três vias principais:

Canais e Colaterais (*Jing Luo*)
Vasos Sangüíneos (*Xue Mai*)
Canais e Colaterais (*Jing Luo*) e Vasos Sangüíneos (*Xue Mai*) superficiais

Estas três vias na fisiologia e na patologia estão intimamente entrelaçadas. O sistema dos Canais e Colaterais (*Jing Luo*) é de maior interesse, pois cada *Zang Fu* possui o seu próprio sistema *Jing Luo* constituído de: o Canal Principal com seus trajetos superficiais e profundos, e os sistemas Tendinomuscular, Divergente e Conexão (*Luo*). O sistema *Jing Luo* de um *Zang Fu* específico conecta Órgão ao seu *Zang* ou *Fu* acoplado aos Tecidos, aos Orifícios e áreas do corpo relacionadas e conecta com outros *Zang Fu*.

Os Canais e Colaterais (*Jing Luo*) de todos os *Zang Fu* juntos formam uma rede pela qual todos os Órgãos internos e todas as partes do corpo ficam em comunicação, tanto um com o outro, como com o ambiente externo. É a via pela qual circulam as Matérias e a sede das manifestações das interconexões fisiológicas e patológicas dos *Zang Fu*.

Tecidos

Os tecidos abrangem três grupos principais:

Tecidos
Orifícios/sentidos
Vísceras Curiosas

Tecidos

As relações tradicionais entre os Órgãos (*Zang*) e os Tecidos estão resumidas na Tabela 14.1.

Ossos e cabelos

A relação da Energia Ancestral (*Jing*) e Rins (*Shen*) com a medula, cérebro e ossos foi discutida nos Capítulos 3 e 7 e será analisada sob a denominação de Vísceras Curiosas.

Inter-relações dos Órgãos e Vísceras (Zang Fu) 173

Tabela 14.1 – Relações entre os Órgãos (Zang) e os Tecidos.

Órgão (Zang)	Regula	Manifesta-se
Rins (Shen)	Ossos	nos cabelos
Baço/Pâncreas (Pi)	Carne	nos lábios
Fígado (Gan)	Tendões	nas unhas
Coração (Xin)	Vasos Sangüíneos (Xue Mai)	na face
Pulmão (Fei)	Pele	nos pêlos

Dentes

Ossos e dentes são considerados "excedentes dos ossos" e são regulados pelos Rins (Shen), por isso a Deficiência da Energia Ancestral dos Rins pode-se manifestar em desgaste prematuro, perda de dentes, e se houver a Deficiência de Yin dos Rins pode dar aos dentes o aspecto de osso seco, mas se este aspecto dos dentes estiver associado com a secura, vermelhidão e inchaço das gengivas, pode significar a presença de Calor no Estômago (Wei), pois o Canal e Colaterais desta Víscera são distribuídos para as gengivas, ou, também, pode ser manifestação da Deficiência de Yin dos Rins cujo Fogo Crescente atinge a área bucal.

Cabelos

Os cabelos são governados pelos Rins (Shen) e vários fatores combinam-se para assegurar uma cabeleira saudável, mas dois são os mais importantes constituídos pela reserva suficiente de Energia Ancestral (Jing) e de Sangue (Xue). Quando estes estão deficientes podem se manifestar com os cabelos de cor opaca, secos, ou embranquecimento e perda de cabelos precoces. A queda anormal de cabelos, pode ser conseqüente a uma variedade de fatores, incluindo-se um choque grave, estresse crônico, má nutrição, drogas e radioterapia. No tratamento da queda de cabelos pode ser necessário o fortalecimento dos Rins (Shen) e do Baço/Pâncreas, a fim de tonificar a Energia Ancestral (Jing) e o Sangue (Xue), e também acalmar o Coração (Xin) e o Fígado (Gan) para acalmar a tensão e a ansiedade. Além disso, é importante evitar e reduzir o estresse, tomar cuidados com a alimentação, reduzir a carga de trabalho, principalmente os estudos, descansar e fazer o relaxamento, tomar, se preciso, complexo de vitamina B para fortalecer o sistema nervoso e suplemento de ferro para fortalecer o Sangue (Xue).

Carne e lábios

Existe uma confusão entre os conceitos de músculos no sentido da carne que são controlados pelo Baço/Pâncreas (Pi) e os Músculos no sentido da parte mais fibrocarnosa e os Tendões que são regulados pelo Fígado (Gan). Houve esta confusão pelo fato de que os termos chineses, traduzidos como Músculos e Tendões, não correspondem exatamente aos conceitos ocidentais da mesma denominação. Qualquer termo chinês pode se referir aos músculos, ligamentos e tendões, mas o uso do termo Músculos (Carne) implica envolvimento de Baço/Pâncreas (Pi), e o uso do termo Tendões (Músculos) implica no envolvimento de Fígado (Gan).

O Baço/Pâncreas (Pi) governa os Músculos (Carne) e os quatro membros, pois este Órgão é responsável pela formação do Qi e do Sangue (Xue) que nutrem e umedecem os Músculos (Carne), no entanto, o Sangue (Xue) para os Músculos (Carne) está na dependência da função do Fígado (Gan) de armazenar o Sangue (Xue), de modo que o desequilíbrio do Baço/Pâncreas ou do

174   *Inter-relações*

Fígado pode resultar em Deficiência de Sangue (*Xue*) para os Músculos (Carne). Esta situação torna-se mais complexa, pois geralmente ocorre o desequilíbrio simultâneo desses Órgãos, assim, a Depressão de *Qi* do Fígado pode deprimir ainda mais as funções de Transformação e de Transporte do Baço/Pâncreas, provocando o agravamento da Deficiência de *Qi* e do Sangue (*Xue*).

Os lábios serão analisados juntamente com a boca na seção sobre os "Orifícios dos Sentidos".

Tendões e unhas

O Fígado (*Gan*) está geralmente associado com o aspecto contrátil dos músculos, da força dos ligamentos e dos tendões, enquanto o Baço/Pâncreas (*Pi*) está associado com o volume da massa muscular e com a força. Por isso, o desequilíbrio de Fígado (*Gan*) está mais associado com o espasmo, contração e paralisia espástica dos músculos e retração dos tendões, tal como ocorre em padrões de Vento Interno, por exemplo, as seqüelas de acidente vascular cerebral, enquanto o do Baço/Pâncreas (*Pi*) está mais associado com a fraqueza e atrofia dos músculos e dos tendões, como ocorre na síndrome *Wei*, por exemplo, nas miastenias. De acordo com o Dr. *Su Xin Ming*,[25] não existe uma distinção clara entre os Músculos (Carne) e os Tendões (Músculo). Na síndrome *Wei*, por exemplo, para tratar a polio, além de se utilizar o Baço/Pâncreas, necessita-se, também, tratar o Fígado e a Vesícula Biliar, assim, o ponto VB-34 (*Yanglingquan*) deve ser usado para tratar os Músculos (Carne) frouxos, devido ao relacionamento íntimo entre os Músculo (Carne) e os Tendões (Músculos).

Unhas

O estado de Sangue do Fígado (*Gan Xue*) assegura às unhas serem rosadas e úmidas. Se o Sangue do Fígado (*Gan Xue*) estiver deficiente, as unhas tornam-se finas, quebradiças, enrugadas e pálidas, às vezes, com pontos brancos. Além disso, a inabilidade do Coração (*Xin*) de fazer circular o Sangue (*Xue*) para as extremidades e o enfraquecimento de Sangue (*Xue*) pela deficiência do Baço/Pâncreas (*Pi*) podem afetar o estado das unhas.

Vasos Sangüíneos (Xue Mai) e a fácies

O Sangue (*Xue*) e os Vasos Sangüíneos (*Xue Mai*) foram discutidos no Capítulo 3 e, em relação ao Coração (*Xin*), no Capítulo 10. O Sangue (*Xue*) é afetado pelas Desarmonias de todos os Órgãos (*Zang*) (ver Tabela 15.3, pág. 189) e os Vasos Sangüíneos (*Xue Mai*) podem ser afetados pelas Desarmonias do Coração (*Xin*) e do Pulmão (*Fei*), pois a circulação de Sangue (*Xue*) nos Vasos Sangüíneos (*Xue Mai*) está intimamente ligada com a circulação de *Qi*.

Fácies

A fácies ou a tez é governada pelo Coração (*Xin*) (ver pág. 124), embora outras Desarmonias, além das do Coração (*Xin*), possam se manifestar na face. Assim, a Deficiência de Sangue proveniente das Deficiências de Fígado (*Gan*) ou de Baço/Pâncreas (*Pi*) pode se manifestar com a tez pálida opaca, enquanto a Deficiência de *Qi* e de *Yang* manifestam-se por uma tez pálida e brilhante. A cor da tez pode ficar vermelha quando existe Calor Excessivo ou o Fogo Crescente, enquanto, se a região malar está corada, significa estado de Deficiência de Calor ou de *Yin*. A presença de Calor-Umidade no Baço/Pâncreas, no Fígado ou na Vesícula Biliar manifesta-se pela tez amarelada, alaranjada ou esverdeada; e a Estagnação de Sangue (*Xue*), com a cor azulada e púrpura.

Pele e pêlos

O exterior do corpo, a pele e os pêlos são governados por *Fei*, e muitos fatores, externo, interno e mistos, podem afetar o estado da pele, assim, esta parte do corpo, incluindo-se os Canais e Colaterais (*Jing Luo*) superficiais, pode ser agredida pelo Vento, Frio, Umidade, Secura, Calor e Calor de Verão, às vezes, ocorrendo agressões em várias combinações destes agentes. Uma Desarmonia interna dos *Zang Fu* pode afetar a pele, assim, se a Mucosidade obstrói os Canais e Colaterais (*Jing Luo*) pode formar nódulos subcutâneos, enquanto a pele inchada, "caroços", edema estão associados com as alterações do metabolismo de *Jin Ye*, proveniente de Desarmonias isoladas ou combinadas dos *Zang Fu*. Enquanto a pele seca e desidratada pode representar a Deficiência de *Jin Ye* e/ou Sangue (*Xue*), as erupções cheias de líquido podem representar a presença de Umidade. A pele de cor pálida e flácida que se solta ao toque está associada com a Deficiência de *Qi* do Baço/Pâncreas, e com a idade, o Calor pode provocar vermelhidão da pele, como acontece em longa exposição ao sol e ao vento. As erupções vermelhas, consideradas na Medicina Tradicional Chinesa como Calor presente no Sangue (*Xue*), podem derivar de muitos fatores: predisposição hereditária, efeitos colaterais de drogas, excesso de comida "quente" ou ervas que produzam Calor no Corpo, exposição ao Vento Externo e ao Calor de Verão, irritação emocional e mental.

A pele e os pêlos oleosos podem estar relacionados com o consumo excessivo de alimentos pesados, gordurosos ou com enfraquecimento da função dos *Zang Fu* associados com a digestão. A pele oleosa pode estar associada com o Calor no Sangue (*Xue*), e freqüentemente acompanhada de erupções vermelhas, pústulas, que estão associadas com a presença de Umidade e de Calor.

Em resumo, as Desarmonias do Pulmão (*Fei*) são apenas um dos muitos fatores de doença que afetam a pele, por isso, antes do tratamento das afecções da pele, deve-se conhecer as origens de Desarmonia. Por exemplo, em um paciente com patologia da pele, foram encontrados os seguintes fatores: havia uma tendência familiar à coceira, erupções de pele vermelhas, pruriginosas, à tensão emocional e à tensão pré-menstrual. O estado da pele piorava antes de cada período menstrual, e era agravada pela tensão emocional, cosméticos variados, álcool e alimentos gordurosos, pesados e açucarados. O tratamento foi constituído visando remover o Calor do Sangue (*Xue*), acalmando o Fígado e o Coração e fortalecendo o *Yin*, e foi dada uma orientação dietética, estética e psicológica.

Pêlos

Do mesmo modo que os Rins (*Shen*) se manifestam nos cabelos, o Pulmão (*Fei*) manifesta-se nos pêlos. Entretanto, este Órgão não é o único fator que afeta os pêlos, com já foi analisado.

Orifícios/sentidos

Existe uma ambigüidade de conceitos entre tecidos e orifícios, por exemplo, entre os lábios e a boca e entre os orifícios e os sentidos, por exemplo, as orelhas como orifícios e ouvidos como sentidos.

Não resta dúvida de que o funcionamento adequado dos Órgãos e dos orifícios dos sentidos depende de harmonia de **todos** os *Zang Fu*. Entretanto, a Medicina Tradicional Chinesa propõe relações específicas entre determinados *Zang Fu* com os órgãos ou orifícios dos sentidos que estão resumidos na Tabela 14.2 e que serão considerados a seguir.

176 *Inter-relações*

Tabela 14.2 – Relações *Zang*-orifício.

Zang	Orifícios dos sentidos
Rins (*Shen*)	Orelhas
Baço/Pâncreas (*Pi*)	Boca
Fígado (*Gan*)	Olhos
Coração (*Xin*)	Língua
Pulmão (*Fei*)	Nariz

Rins (Shen) e orelhas

Os orifícios superiores ou os Órgãos dos sentidos governados pelos Rins (*Shen*) são as orelhas, e os orifícios inferiores governados por este Órgão são a uretra e o ânus, mas de acordo com Porket,[19] as orelhas são governadas pelos Rins (*Shen*) e pelo Coração (*Xin*), e visto que todos os Canais e Colaterais (*Jing*) estão conectados com as orelhas, várias Desarmonias dos *Zang Fu* podem afetar as orelhas e a audição. Na patologia, o Fogo no Fígado (*Gan*) e na Vesícula Biliar (*Dan*) pode gerar a Mucosidade, e esta, junto com o Fogo, subir para a cabeça para provocar distúrbios nos órgãos dos sentidos. Para o tratamento das alterações da orelha são usados os Canais da Vesícula Biliar e do Triplo Aquecedor, pois apresentam conexões com as orelhas, podendo ser usado como principais pontos para os tinidos, os seguintes: TA-17 (*Yifeng*), TA-3 (*Zhongzhu*), TA-21 (*Ermen*) e VB-20 (*Fengchi*).

Baço/Pâncreas (Pi) e boca

O Baço/Pâncreas (*Pi*) abre-se na boca e manifesta-se nos lábios, assim, este Órgão distingue os cinco sabores e estando ele sadio, os lábios tornam-se vermelhos e úmidos. A sensibilidade ao gosto está freqüentemente associada com o Baço/Pâncreas (*Pi*) e não com as Desarmonias do Coração (*Xin*) que afetam a língua, pois este Órgão controla a língua no que se refere à fala.

Os lábios pálidos, além de indicar uma Desarmonia crônica de *Pi*, podem também se manifestar numa hemorragia repentina, grave, na Deficiência de Sangue do Coração ou na inabilidade do Fígado (*Gan*) de armazenar adequadamente o Sangue. Os lábios secos e rachados podem indicar o Fogo no Estômago e, também, doenças febris de maneira geral. Os lábios azulados óu púrpuros podem indicar a Deficiência de *Yang* do Coração, assim como a estagnação de Sangue no Coração.

Fígado (Gan) e olhos

Todos os *Zang Fu* contribuem para dar o brilho dos olhos, embora a Energia Ancestral dos Rins (*Shen Jing*) nutra os olhos, mas, tradicionalmente, a atividade deles está relacionada com o Fígado (*Gan*). Se os olhos são vivos e brilhantes significam que a Consciência (*Shen*) e a Energia Ancestral (*Jing*) são saudáveis; se os olhos forem opacos e sem vida, significa a Deficiência geral de *Qi* e de Sangue (*Xue*) ou a Deficiência de espírito (*Shen*) e da Essência (*Jing*). A cor vermelha dos olhos está associada com o Calor, seja de origem externa, seja proveniente de Desarmonias internas, enquanto olhos vermelhos com exsudatos indicam o acúmulo de Calor-Umidade, e o exsudato sem o vermelho ou o velamento da conjuntiva dos olhos pode indicar a presença de Umidade e de Deficiência do *Qi* do Baço/Pâncreas. O inchaço palpebral inferior pode indicar a deficiência de *Qi* dos Rins. O tratamento das doenças oculares dependerá da natureza e da origem delas, e os pontos que serão usados também refletirão sobre os Canais que têm ligações com os olhos, por exemplo,

Inter-relações dos Órgãos e Vísceras (Zang Fu) 177

o da Bexiga (*Pang Guang*), da Vesícula Biliar (*Dan*) e do Estômago (*Wei*). Por exemplo, a conjuntivite é atribuída ao Vento e Calor, assim, o tratamento é direcionado para dispersá-los, utilizando-se dos pontos: VB-20 (*Fengchi*), IG-4 (*Hegu*), B-1 (*Jingming*), enquanto o glaucoma origina-se da Deficiência de *Yin* dos Rins fazendo com que o Fogo e o Vento no Fígado (*Gan*) e na Vesícula Biliar (*Gan*) vá para os olhos, por isso o tratamento deve incluir os pontos para a nutrição de *Yin*, tais como, R-3 (*Taixi*) e BP-6 (*Sanyinjiao*), além dos pontos acima citados.

Coração (Xin) e língua

O Coração (*Xin*) abre-se na língua, que além de refletir as Desarmonias do Coração (*Xin*), reflete também as Desarmonias de todos os *Zang*, por isso é usada como um recurso principal de diagnóstico na Medicina Tradicional Chinesa. Por exemplo, a língua pálida, além de indicar a Deficiência de Sangue do Coração, indica também a Deficiência geral de *Qi*, de *Yang* e de Sangue (*Xue*); e uma língua de cor púrpura indica a estagnação de Sangue do Coração e, também, a estagnação de Sangue pelo Frio, a Depressão do *Qi* do Fígado ou a lesão do Sangue e do *Jin Ye* pelo Calor. A inflamação e a ulceração da língua estão freqüentemente associadas com o Fogo Crescente no Coração (*Xin*), e defeitos ou distúrbios na fala estão mais freqüentemente associados com o Fogo-Mucosidade ou com o Frio-Mucosidade no Coração (*Xin*) que obstrui ou estorva as funções do espírito (*Shen*), por isso, o tratamento das dislalias ou erros na fala incluem os pontos de Acupuntura situados nos Canais da Circulação-Sexo (*Xin Bao*) e do Coração (*Xin*).

Pulmão (Fei) e nariz, garganta e voz

O Pulmão (*Fei*) abre-se no nariz; a garganta é considerada a "porta" do Pulmão e a residência das cordas vocais. Contudo, as Desarmonias dos *Zang*, além do Pulmão (*Fei*), podem afetar o nariz, e esta estrutura anatômica é a interface entre o Pulmão (*Fei*) e o ambiente externo, por isso o nariz é freqüentemente acometido quando o Pulmão (Fei) é invadido por fatores externos da doença. Os distúrbios nasais podem ser tratados pelos pontos locais, por exemplo, M-HN-14 (*Bitong*), M-HN-3 (*Yintang*) e IG-20 (*Yingxiang*). O ponto IG-4 (*Hegu*) pode também ser usado, pois é um ponto distante no Canal de IG-20 (*Yingxiang*) e tem a função de dispersar o Vento Externo. Assim, os pontos principais usados no tratamento de rinite aguda e da sinusite crônica não incluem os pontos do Canal do Pulmão, embora os pontos, tais como, P-7 (*Lieque*), possam ser usados quando o Calor estiver acumulado no Pulmão (*Fei*).

A inflamação da garganta pode estar relacionada com vários padrões de Desarmonias dos *Zang Fu* e o Pulmão somente será tratado se houver o comprometimento do Pulmão (*Fei*) como ocorre na amigdalite aguda quando IG-1 (*Shaoshang*) deve ser sangrado a fim de dispersar o Calor do Pulmão (*Fei*). A voz fraca com pouca disposição de falar pode ser conseqüente à Deficiência do *Qi* do Pulmão, embora não seja sintomas dos mais freqüentes. A fraqueza da "voz", neste caso, é um fenômeno independente do distúrbio da "fala" devido à Desarmonia do Coração (*Xin*) e do espírito (*Shen*).

Vísceras Curiosas

As Vísceras Curiosas são em número de seis: ossos, medula, cérebro, útero, Vasos Sangüíneos (*Xue Mai*) e Vesícula Biliar (*Dan*), assemelham-se ao *Fu* (Víscera) na forma, porque são ocos e ao *Zang* (Órgãos) na função, porque

178 *Inter-relações*

podem armazenar e não excretar. Estas Vísceras no seu aspecto como Vísceras Curiosas são de importância relativa nos aspectos teórico ou prático, e geralmente são tratadas através de outros sistemas que compõem os *Zang Fu.*

Medula, ossos e cérebro

A parte *Yin* da Essência (*Jing*) são os geradores da medula que formam o cérebro, considerado como o "mar da medula" e, também, da medula óssea, uma das estruturas importantes na formação do Sangue (*Xue*). Todas estas Vísceras são formadas a partir da Essência (*Jing*), mantidas por esta energia e governadas pelos Rins (*Shen*), por isso estão envolvidas quando existe a Deficiência da Essência dos Rins e todas podem ser tratadas utilizando-se os pontos que fortalecem as funções dos Rins (*Shen*). Na concepção da Medicina Tradicional Chinesa, o Coração (*Xin*) é onde assenta a consciência, pois este Órgão é a residência do espírito (*Shen*). Entretanto, o cérebro, que tem origem no Rins (*Shen*), toma parte no comportamento, pois o cérebro é o responsável pela fluidez dos movimentos e de todos os sentidos, principalmente da audição e da visão. Se a medula estiver debilitada e o cérebro não estiver sendo nutrido adequadamente ou quando os orifícios dos sentidos forem obstruídos, então poderá haver enfraquecimento da visão e da audição, tontura e, às vezes, a perda da consciência. Esta manifestação é diferente dos distúrbios da Consciência (*Shen*), causados pela obstrução dos orifícios do Coração (*Xin*) que está acompanhada da manifestação de insanidade e de distúrbios da fala. No entanto, em certas condições de doenças mentais, os quadros de obstrução do Coração (*Xin*) e dos sentidos podem ocorrer juntos.

Útero

O útero é a estrutura orgânica central onde ocorre os dois processos inerentes de menstruação e de gestação, os quais, para as atividades, são dependentes principalmente do *Ren Mai, Chong Mai,* Rins (*Shen*),. Baço/Pâncreas (*Pi*) e Fígado (*Gan*) (ver pág. 206). Os distúrbios do útero, menstruais ou gestacionais, são tratados principalmente usando-se pontos de Acupuntura situados em um ou mais Canais destes *Zang Fu* e Canais Curiosos.

Vasos Sangüíneos (Xue Mai)

Não existe uma distinção clara entre Vasos Sangüíneos (*Xue Mai*) e Canais e Colaterais (*Jing Luo*), ambos os sistemas transportam tanto o *Qi* como o Sangue (*Xue*), embora o *Xue Mai* contenha relativamente mais Sangue e o *Jing Luo* contenha relativamente mais *Qi.* Os textos chineses, embora devotem extensamente os detalhes de distribuição dos *Jing Luo,* os chineses não descrevem a distribuição de *Xue Mai* separadamente. Também, os pontos de Acupuntura, que são as unidades básicas do tratamento, são realizados sobre os *Jing Luo* superficiais e não sobre *Xue Mai* como um sistema separado.

O Coração (*Xin*) controla a circulação de Sangue (*Xue*) pelos Vasos Sangüíneos (*Xue Mai*), enquanto o *Pi* mantém *Xue* dentro do *Xue Mai* e o Fígado (*Gan*) é o responsável pelo fluxo livre e uniforme de Sangue e de manter o volume correto de Sangue em circulação. Além disso, *Zhong Qi* auxilia o Coração (*Xin*) para realizar suas funções. O *Yang* dos Rins (*Shen Yang*) é a base onde se forma o *Yang* de todos os *Zang Fu,* portanto, o responsável pela circulação de *Qi* e de *Xue,* enquanto o *Yin* dos Rins é a base para formar o *Yin* dos *Zang Fu* que agrega e resfria o Sangue (*Xue*), impedindo-o de ficar muito aquecido e manter dentro dos Vasos Sangüíneos (*Xue Mai*).

Vesícula Biliar (Dan)

As funções da Vesícula Biliar (Dan) como uma Víscera Curiosa são as mesmas do sistema Fu as quais já foram discutidas. A Vesícula Biliar está relacionada como Víscera Curiosa, uma vez que, diferentemente dos outros Fu, ela armazena um fluido puro, que é a bile.

Órgãos (Zang) e Vísceras (Fu)

A relação entre os cinco Zang e os seis Fu é que estes estão basicamente relacionados com o processo digestivo de mobilizar os produtos digestivos relativamente impuros de uma víscera para outra até que haja a completa separação das frações puras e as impuras sejam expelidas para o exterior. Nesta função os cinco Zang estão intimamente associados com os seis Fu, embora estejam mais relacionados com o armazenamento e distribuição das Matérias puras, Qi, Xue, Jin Ye, Jing e Shen.

Acoplamento dos Zang Fu (Órgãos e Vísceras)

Tradicionalmente, cada um dos Zang está acoplado com um Fu: os Rins (Shen) com a Bexiga (Pang Guang), o Baço/Pâncreas (Pi) com o Estômago (Wei), o Fígado (Gan) com a Vesícula Biliar (Dan), o Coração (Xin) com o Intestino Delgado (Xiao Chang), o Pulmão (Fei) com o Intestino Grosso (Da Chang) e o Pericárdio (Xin Bao) com o Triplo Aquecedor (San Jiao). Alguns destes acoplamentos (ver pág. 61) refletem a observação clínica, por exemplo, a associação muito íntima entre os sistemas Zang e Fu nos três primeiros pares, porém os três últimos não são tão constantes, parecendo mais para convir à teoria do que para convir ao fato.

Um agrupamento mais realista dos Zang Fu poderia ser assim expressado:

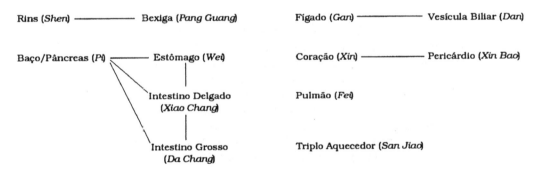

Nesta concepção, o Pulmão (Fei) e o sistema Coração (Xin)-Pericárdio (Xin Bao) não possuem relação íntima com um sistema Fu, e o Triplo Aquecedor (San Jiao) é mais uma expressão da função e das relações de outros Zang Fu do que um sistema Fu propriamente dito.

Órgãos e Vísceras (Zang Fu) e origens da doença

Os Zang Fu estando fortes e em harmonia, haverá a saúde; se os Zang Fu estiverem fracos ou em Desarmonia pode haver a manifestação de sintomas de doença e ficar mais suscetível à invasão de fatores internos e externos de doença, tais como, trauma, desregramentação alimentar, distúrbios emocionais, fraqueza congênita, ou pode haver combinação destes fatores. De modo

180 *Inter-relações*

que a saúde e a doença podem ser definidas como manifestação da harmonia ou da Desarmonia dos Órgãos e Vísceras (*Zang Fu*) e de seus Canais e Colaterais (*Jing Luo*) associados.

As três categorias de fatores da doença – o externo, o interno e nem externo e nem interno – foram analisadas no Capítulo 4, e as origens dos padrões de Desarmonia dos *Zang Fu* já foram discutidas. As inter-relações dos *Zang Fu* e os fatores de doença serão examinados no Capítulo 16 mais detalhadamente.

A seguir, serão analisados os três padrões que podem surgir da ação dos fatores de doença dentro do corpo e que podem, por sua vez, desencadear ou provocar uma Desarmonia dos *Zang Fu*. Estes três padrões são a Estagnação, a Mucosidade e o Vento Interno.

Estagnação

Na concepção da Medicina Tradicional Chinesa, a estagnação implica na obstrução da circulação, principalmente relacionada com a das Matérias que constituem o *Qi*, o Sangue (*Xue*) e o Líquido Orgânico (*Jin Ye*). Os padrões de estagnação de *Qi* e de Sangue (*Xue*) foram mencionados no Capítulo 3 e a estagnação de *Jin Ye* na página 81.

O retardo ou o enfraquecimento da circulação das Matérias pode estar relacionado com a obstrução e bloqueio da circulação ou com o acúmulo e a estagnação destas Matérias. Tanto um como outro pode resultar em estado de Excesso com manifestação de dor e de inchaço local, enquanto a estagnação pode resultar da presença do Frio e da Umidade Externos, os quais diminuem ou impedem a circulação do *Qi*, e este fato pode facilitar a invasão ou a formação destes fatores externos, provocando o quadro de acúmulo de Frio e de Umidade Internos. Por isso, a estagnação de Frio e Umidade Externos ou Internos estão tão intimamente entrelaçados que é melhor analisá-los como partes de um só padrão.

A estagnação de *Qi*, a Umidade ou a Mucosidade podem eventualmente aumentar o Calor, manifestando-se respectivamente com os padrões de Fogo Crescente, Calor-Umidade e Fogo-Mucosidade. Este processo de transformação pode ser agravado pela presença de Calor Interno ou Externo. A maioria dos *Zang Fu* apresenta os padrões de Desarmonia de estagnação e de Frio, assim, ocorre a estagnação de Frio nos Canais e Colaterais (*Jing Luo*) do Fígado (*Gan*) e de Estagnação de Calor, por exemplo, o Calor-Umidade na Bexiga (*Pang Guang*). Alguns dos *Zang Fu* podem apresentar padrões de Estagnação de Calor e de Frio, por exemplo, o Pulmão (*Fei*) pode reter tanto o Calor-Mucosidade quanto o Frio-Mucosidade, e o Coração (*Xin*) pode ter padrões de Mucosidade-Frio que obstrói o Coração ou o Fogo-Mucosidade que agita o Coração (*Xin*).

As principais origens da estagnação, esboçadas na Figura 14.1, podem surgir da Deficiência de *Qi* e de Sangue (*Xue*), ou ela pode agravar estes padrões. O traumatismo pode provocar um bloqueio na circulação de *Qi* e de Sangue (*Xue*) em uma determinada área do corpo, e esta área enfraquecida pode, então, ser invadida pelos fatores patogênicos externos ou, então, formar um foco de estagnação de *Qi*, como acontece na síndrome *Bi* (artrite), que numa data posterior, por exemplo, com a idade e com excesso de trabalho, pode provocar a fraqueza geral na circulação de *Qi* e de *Xue*. A Deficiência do *Yang* do corpo, que é a força dinâmica dos movimentos, resultará em retardo da circulação de *Qi* e de Sangue (*Xue*) e provocará, às vezes, a estagnação que pode se manifestar como Deficiência de *Yang* dos Rins e levar ao quadro semelhante do Baço/Pâncreas que resultará no enfraquecimento de Transformação e de Transporte levando à Deficiência de *Qi* e de Sangue, e, possivelmente, ao

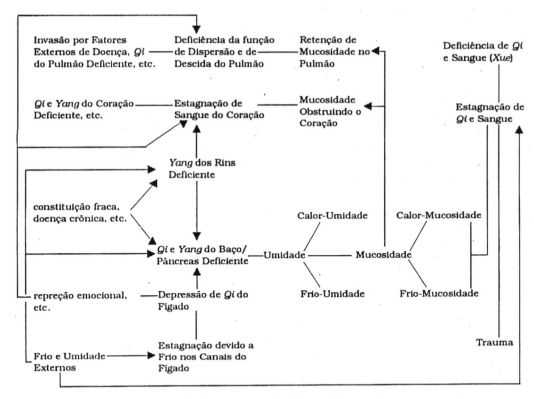

Figura 14.1 – Principais *Zang Fu* e fatores de doença associados com a estagnação.

acúmulo e estagnação de *Jin Ye*, manifestando-se com os quadros de Umidade e de Mucosidade. Em virtude do Baço/Pâncreas formar a Mucosidade e o Pulmão armazenar, portanto, as funções de Dispersão e de Descida deste Órgão ficarem reduzidas e a fraqueza do Baço/Pâncreas ocasionar a produção de Mucosidade, haverá o acúmulo desta no Pulmão e assim pode agravar o enfraquecimento das funções da Difusão e da Descida. Além disso, a Mucosidade pode obstruir os "Orifícios do Coração" ou o *Qi* e o *Yang* do Coração Deficientes podem resultar na estagnação de Sangue do Coração. Em virtude do Coração controlar a circulação de Sangue e o Pulmão a do *Qi*, os fatores que afetam *Zhong Qi*, por exemplo, traumatismos torácicos ou a depressão emocional podem aumentar a estagnação de *Qi* e de Sangue (*Xue*).

O Órgão (*Zang*) que mais se associa com a estagnação é o Fígado (*Gan*), de tal modo que a Depressão do *Qi* do Fígado associada com a debilidade da função deste Órgão de manter o fluxo livre de *Qi* pode levar à estagnação, tanto de *Qi* como de Sangue (*Xue*), e pode ocorrer o mesmo fenômeno com o estado emocional reprimido.

A presença de Frio e de Umidade Externos podem, após um longo período, deprimir os Rins e o *Yang* do Baço/Pâncreas e, assim, enfraquecer a circulação das Matérias, assim como o metabolismo de *Jin Ye*, podendo então, acumular a Umidade e a Mucosidade e, posteriormente, promover a estagnação nos sistemas do Coração (*Xin*), do Pulmão (*Fei*) ou dos Canais e Colaterais. O Vento, o Frio e a Umidade podem invadir áreas específicas do corpo promovendo o retardo da circulação local e a estagnação de *Qi* e de Sangue (*Xue*), e isto ocorre, principalmente, nas áreas onde outros fatores, por exemplo, trauma, já tenham debilitado a circulação de *Qi* e de Sangue (*Xue*).

182 *Inter-relações*

Além disso, os padrões de estagnação de Sangue podem surgir em certos estados febris, por exemplo, na febre puerperal que é chamada de "Calor que invade o útero".

Mucosidade

A Mucosidade foi discutida com alguns detalhes no estudo do Baço/Pâncreas (pág. 81) e do Fígado (pág. 114). Basicamente, a Mucosidade surge da Deficiência das funções do Baço/Pâncreas de Transformação e de Transporte, resultando em acúmulo e estagnação de *Jin Ye* turvo, o que eventualmente se condensa formando, então, a Mucosidade. Essa energia turva pode se manifestar como catarro no sistema respiratório ou como "Mucosidade que obstrui os orifícios do Coração ou dos sentidos", além de que pode obstruir o fluxo de *Qi* nos Canais e Colaterais (*Jing Luo*) causando parestesias e paresias ou a Mucosidade pode-se acumular formando nódulos subcutâneos e aumentando as glândulas da pele.

A Mucosidade pode estar associada com o Vento-Frio Externo como acontece na paralisia facial com a Umidade e Frio Internos, como acontece na Deficiência no *Qi* e *Yang* dos Rins; com o Calor e Fogo, como no padrão "Fogo-Mucosidade que agita o Coração (*Xin*)"; ou com o Fogo e Vento, como acontece no "Fogo Crescente do Fígado (*Gan*) e agitação do Vento Interno do Fígado". A Mucosidade origina-se da estagnação de *Jin Ye* e ao mesmo tempo é um dos responsáveis pela estagnação de *Qi* e de Sangue (*Xue*).

Vento Interno

O Vento Interno já foi discutido no Capítulo 9, e a sua relação com a Mucosidade na página 114. A Estagnação, a Mucosidade e o Vento Interno podem estar intimamente relacionados e os dois Órgãos (*Zang*) que comumente estão envolvidos são o Fígado e o Baço/Pâncreas, pois a deficiência desta, produzindo o acúmulo resultante da Umidade e da Mucosidade leva à estagnação da circulação de *Qi*, enquanto a Depressão de *Qi* do Fígado pode invadir o Baço/Pâncreas e agravar ainda mais a deficiência deste Órgão, piorando a estagnação de *Qi* e de Sangue (*Xue*). O *Qi* estagnante pode eventualmente aumentar o Calor, por exemplo, formando o "Fogo Crescente no Fígado que provoca a agitação de Vento do Fígado". Estes podem ir para a parte alta do corpo em combinação com a Mucosidade que pode obstruir os "orifícios dos sentidos" e os Canais situados na cabeça provocando sintomas de insanidade ou de perda da consciência.

Resumo

Inter-relação forma um tema básico por todo este livro. Este capítulo averiguou as inter-relações dos *Zang Fu* um com o outro e com os fatores de doença, em termos de *Yin Yang*, Matérias, Canais e Colaterais (*Jing Luo*) e Tecidos.

O próximo Capítulo considera as inter-relações *Zang Fu* em termos de Desarmonia emocional.

Capítulo 15

Emoções

Emoções e comportamento

O grau de harmonia existente entre um indivíduo e o meio ambiente reflete-se no comportamento, que para ser harmonioso depende de três fatores que estão intimamente entrelaçados: a saúde física, um fluxo equilibrado das emoções e o desenvolvimento adequado das faculdades intelectuais.

Para o estudo das emoções, elas são artificialmente separadas dos outros componentes do comportamento, de modo que a palavra emoções, como usada aqui, refere-se ao movimento suave dos sentimentos, e é manifestada pelo comportamento, tais como, raiva, ciúme, mágoa, etc.

Entretanto, as emoções nem sempre são necessariamente fatores patológicos, pois o fluxo inconstante das emoções é a parte do comportamento saudável, variando com a pressão ambiental, tendência hereditária, idade, estágio de desenvolvimento e outros fatores. As emoções somente são relacionadas com a Desarmonia de *Zang Fu* quando provocam a obstrução do fluxo de *Qi* ou tornam-na irregular, tornando os *Qi* dos *Zang Fu* Deficientes ou Excessivos, ou quando provocam um desequilíbrio com o predomínio de um *Zang Fu* sobre o outro, de modo que o desequilíbrio emocional pode provocar ou aumentar a desarmonia dos *Zang Fu*. Por outro lado, os distúrbios do *Zang Fu* podem resultar em distúrbio emocional, estabelecendo-se, freqüentemente, um círculo vicioso:

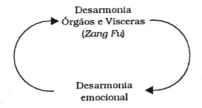

Por exemplo, um desequilíbrio do Fígado (*Gan*) pode aumentar a raiva e a depressão, as quais, por sua vez, agravam o desequilíbrio do Fígado (*Gan*)

As relações existentes entre a Desarmonia dos *Zang Fu* e o desequilíbrio emocional, manifestar-se-ão no comportamento, podendo, às vezes, provocar alteração do meio ambiente, e este fato tende a agravar, mais ainda, a Desarmonia interna do indivíduo, provocando um círculo vicioso, como se segue:

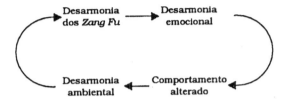

Por exemplo, a raiva intensa resultante de Fogo Crescente do Fígado (*Gan*) pode se manifestar pela violência verbal e física e as reações contrárias a esta violência podem agravar o Fogo Crescente do Fígado (*Gan*)

A desarmonia emocional está associada com os distúrbios das funções dos *Zang Fu* na formação e na transformação de Matérias e com os distúrbios e obstruções da circulação do *Qi* e de Sangue através dos Canais e Colaterais (*Jing Luo*), entre os diferentes Órgãos e Tecidos. As emoções ditas normais, conhecidas como sentimentos, e as suas alterações relacionadas com cada um dos Cinco *Zang* são consideradas na Tabela 15.1.

Classificações das Emoções

Às vezes, em determinados textos, o *You*, que significa ansiedade, tristeza, está omitido dos Sete Sentimentos, e o *Si* é dividido em dois: *Si* com a conotação de preocupação e *Yu* com o significado de ansiedade. A preocupação está freqüentemente associada com o Baço/Pâncreas (*Pi*) e a ansiedade, tristeza com o Pulmão (*Fei*). Além disso, *Bei* com o significado de aflição, mágoa está freqüentemente incluído com o *You* (tristeza, ansiedade) relacionado com o Pulmão (*Fei*). Também, não existe um total acordo quanto à relação das emoções com os *Zang Fu*, por exemplo, alguns consideram que a preocupação lesa o Pulmão (*Fei*), enquanto outros consideram que ela prejudica o Baço/Pâncreas (*Pi*); alguns relacionam a tristeza com a Deficiência do Coração (*Xin*) e a falta de alegria com Deficiência de espírito (*Shen*), sugerindo que a tristeza prejudica o Coração (*Xin*), outros agrupam tristeza com mágoa e aflição e sugerem que ela lesa o Pulmão (*Fei*).

Toda esta ambigüidade reflete simplesmente a habilidade das emoções que estão constantemente surgindo e desaparecendo, associando-se e transformando-se uma em outra. Existem muitos graus de emoções e não é possível dar a todas elas nomes preciosos e rígidos, embora algumas, por exemplo, a raiva e o medo, sejam básicas. Entretanto, as Cinco Emoções ou os Sete Sentimentos nem sempre manifestam-se de maneira suficiente, sem esquecer

Tabela 15.1 – Sete Sentimentos (*Qi Qing*).

Palavra chinesa	Significado em português
Xi	Alegria, felicidade, contentamento, excitação, prazer
Nu	Raiva, irritação
Si	Meditação, contemplação, cogitação
You	Ansiedade, tristeza
Kong	Medo, ansiedade extrema
Jing	Medo intenso repentino, pavor
Bei	Mágoa, aflição

Emoções 185

Tabela 15.2 – Cinco Emoções (*Wu Zhi*).

Palavra chinesa	Significado em português	*Zang* associado
Xi	Alegria, etc.	Coração (*Xin*)
Nu	Raiva	Fígado (*Gan*)
Si	Meditação, etc.	Baço/Pâncreas (*Pi*)
You	Tristeza	Pulmão (*Fei*)
Kong	Medo	Rins (*Shen*)

que eles apresentam uma gama de intensidade e de nuances havendo sérias combinações. Por exemplo, como explicar o orgulho, a ganância, o ciúme, a crueldade, o ódio, a vingança, a inveja, etc.? Para isso existem outros sistemas de classificação que são mais flexíveis e extensos,[2,26] porém nenhuma classificação das emoções pode ser completamente satisfatória.

Cinco Emoções e os Cinco Órgãos (*Zang*)

Medo e os Rins (*Shen*)

O medo está fortemente ligado à autopreservação, à vontade ou ao desejo de viver. Dependendo do grau de estímulo, pode provocar desde as sensações de medo, de pavor e de terror até uma perda temporária do controle de evacuação e da micção. Com o estado de medo pode perder a mobilidade, ter a paralisia ou a tentativa de escapar do perigo – fuga ou de combatê-lo – luta. Cada uma destas possibilidades surge em circunstâncias específicas, tais como, a paralisia pode estar associada com fraqueza de Vesícula Biliar (*Dan*) que é a paralisia da indecisão, enquanto a luta pode estar relacionada com a associação das emoções de medo e de raiva, dos Rins (*Shen*) com o Fígado (*Gan*).

O medo extremo que é repentino e temporário tem a conotação de sobrevivência. No entanto, o estresse contínuo da vida moderna pode resultar, em alguns casos, em um estado de ansiedade-temeroso que é menos acentuado, porém, é crônico. Este fato pode estar ligado com sentimentos de pânico associados com a Desarmonia dos Rins (*Shen*) e do Coração (*Xin*), com a preocupação que ocorre na Desarmonia dos Rins (*Shen*) e do Baço/Pâncreas (*Pi*) e com ansiedade que ocorre na Desarmonia dos Rins (*Shen*) e do Pulmão (*Fei*).

O medo pode-se manifestar numa série de acontecimentos, por exemplo, de estar em lugares fechados, de estar sozinho, de não ser amado, de sexo, do desconhecido, e assim por diante. De fato, na opinião do autor, a linguagem limitada das Cinco Emoções e dos Sete Sentimentos é completamente inadequada para lidar com as sutilezas e complexidades da Desarmonia Emocional.

Os Rins (*Shen*) associam-se com as emoções de medo e de pavor. Se elas forem intensas, o *Qi* dos Rins (*Shen Qi*) pode ficar lesado, havendo a perda temporária do controle da micção e da evacuação, pois este Órgão governa os orifícios inferiores, a uretra e o ânus. No entanto, o Dr. J. H. Shen é da opinião que mágoa também pode afetar os Rins (*Shen*)[23] e que quando ela fica reprimida pode levar ao enfraquecimento do *Qi* do Coração (*Xin Qi*), provocando a lesão no *Qi* dos Rins (*Shen Qi*).

Raiva e Fígado (*Gan*)

A raiva que está associada com o Fígado (*Gan*), manifesta-se por uma explosão violenta de emoção. O som que acompanha a explosão é o grito e o modo de ação é o movimento de arrancar, de arrastar, assim como podem ser acompanhados de mudança da cor do rosto para o vermelho brilhante e de

186 *Inter-relações*

tremores dos músculos que devem ser diferenciados entre "tremor com medo" e o "tremor com fúria", no primeiro caso está associado com os Rins.

A debilidade da função fluxo livre do Fígado, a Depressão do *Qi* do Fígado, pode estar associada com a frustração, a depressão e com as explosões periódicas de raiva e isto acontece quando houver muita frustração e repressão das emoções e das ações. De modo que a frustração crônica pode resultar em raiva e em depressão que podem aparecer alternadamente.

As emoções de nervosismo, irritabilidade e raiva moderada estão freqüentemente associadas com *Yin* do Fígado (*Gan Yin*) Deficiente e com o *Yang* do Fígado (*Gan Yang*) Hiperativo, e estas desarmonias podem desenvolver à custa da irritação e das perturbações crônicas, principalmente nos pacientes hipersensíveis às emoções. A explosão violenta de fúria está associada com o Fogo Crescente do Fígado (*Gan*).

A raiva pode também aparecer como conseqüência de ficar assustado, estar ameaçado, insultado ou agredido. As emoções aliadas ao ódio, ao ressentimento, à intolerância, etc. estão além da esfera de ação desta discussão.

Alegria e Coração (*Xin*)

A felicidade está relacionada com o Coração (*Xin*) que é aquele sentimento maravilhoso de leveza e de alegria, geralmente, após a resolução bem-sucedida de um processo de frustração e de dificuldade. Na Medicina Tradicional Chinesa, a alegria é o filho da raiva, pela relação mãe-filho da teoria dos Cinco Movimentos, mas alegria pode também estar relacionada com a excitação, o riso, a conversa e a atividade social, assim como com prazer e agrados sexuais, havendo muitos níveis e modos de exteriorizar esta emoção.

Sabe-se que a alegria em excesso prejudica o Coração (*Xin*), pois dispersa o *Qi* do Coração (*Xin Qi*), de modo que o espírito (*Shen*) torna-se confuso e desorientado. De acordo com o Dr. Shen, o excesso de alegria expande completamente o Coração (*Xin*), do mesmo modo que o choque e o medo podem contraí-lo por inteiro.

O espírito (*Shen*) enfraquecido pode estar relacionado com a palidez, a apatia, a falta de vitalidade e de alegria de viver, embora seja difícil separar a falta de alegria de viver ocasionada pela depressão em virtude da Depressão de *Qi* do Fígado (*Gan Qi*) e a tristeza, mágoa e melancolia relacionadas com a desarmonia do Pulmão (*Fei*).

O Fígado (*Gan*) e o Coração (*Xin*) são os dois *Zang* mais envolvidos para manter o equilíbrio das emoções e são também os mais suscetíveis aos distúrbios emocionais. O Fígado (*Gan*) é o responsável para manter um fluxo suave e uniforme das emoções, por isso, se o Fígado (*Gan*) estiver desarmonioso, com irregularidade e obstrução deste fluxo, as emoções podem se tornar intensas, flutuantes e inapropriadas, enquanto o Coração (*Xin*) é o responsável para armazenar o espírito (*Shen*) e se ele ficar obstruído e perturbado, pode levar a estados extremos de depressão e de mania. Por isso, os distúrbios mais intensos das emoções e do comportamento aparecem pelas desarmonias do Fígado (*Gan*) ou do Coração (*Xin*).

Meditação e Baço/Pâncreas (*Pi*)

Si, a emoção relacionada com o Baço/Pâncreas (*Pi*), é descrita como a melancolia, a cogitação, a contemplação e a meditação. Sabe-se que pensar em excesso, estudar em excesso, pensamentos obsessivos e a preocupação prejudicam o Baço/Pâncreas (*Pi*), podendo, então, deprimir as funções de

Transformação e Transporte do Baço/Pâncreas que estão envolvidas na digestão.

Alguns textos ocidentais associam o *Si* com a simpatia, a emoção do cuidado, da compaixão e do envolvimento, porém as referências chinesas relacionam-se mais à meditação, pensamento mais profundo, do que à simpatia.

Mágoa e Pulmão (*Fei*)

A mágoa, que está associada com o Pulmão (*Fei*), é a dor da perda de deixar de ir. Associada a ela estão as emoções relacionadas com a angústia, a melancolia e a solidão e, segundo a Medicina Tradicional Chinesa, ansiedade-tristeza também pode estar ligada com o Pulmão (*Fei*).

A tristeza pode ser interpretada como uma falta de alegria e estar associada com Deficiência de espírito (*Shen*), pois todas as emoções relatadas poderão estagnar o *Zhong Qi* no tórax, enfraquecendo a função do Pulmão (*Fei*), assim como do Coração (*Xin*). Este fato pode resultar em fraqueza e estagnação de *Qi* e Sangue (*Xue*) pelo corpo.

De acordo com o Dr. Shen, a preocupação prejudica o Pulmão (*Fei*), pois a infelicidade e a preocupação enfraquecem a respiração.

Cinco Emoções e os Cinco Movimentos

A teoria básica dos Cinco Movimentos é descrita em vários textos,[12] por isso, não será repetida aqui.

Na teoria dos Cinco Movimentos estão relacionadas as correspondências entre os Movimentos, *Zang* e as emoções, tal como é mostrado na Figura 15.1. Sabe-se que no ciclo de *Sheng* (Geração), cada emoção pode aumentar a próxima, pela relação "mãe-filho", por exemplo, o medo gera a raiva. No ciclo *Ko* (Dominância), cada uma é restringida pela outra, assim, o medo controla

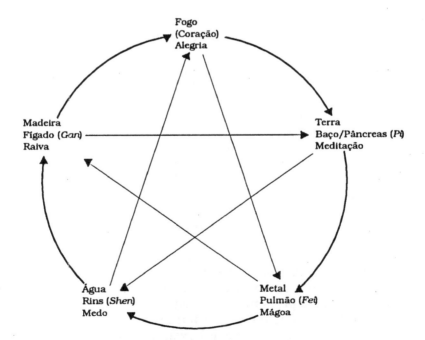

Figura 15.1 – Cinco Emoções e os Cinco Movimentos.

188   *Inter-relações*

a alegria e a alegria controla a mágoa. Uma terceira relação existente é de que dentro de cada Movimento o excesso de emoção pode prejudicar o *Zang* correspondente ou, inversamente, a Desarmonia do *Zang* pode condicionar o aparecimento da emoção. Por exemplo, a raiva em excesso prejudica o Fígado (*Gan*) ou a Desarmonia de Fígado (*Gan*) pode provocar a raiva em excesso.

No entanto, dentro dos princípios dos Cinco Movimentos, a raiva nem sempre aumenta a alegria ou a alegria é gerada pela raiva, além disso, a meditação pode controlar o medo e esta emoção pode ser controlada por outras emoções além da meditação, assim como a mágoa em excesso, às vezes, não prejudica o Pulmão (*Fei*) e a Desarmonia deste Órgão pode não se manifestar pela mágoa e esta emoção pode prejudicar outros Órgãos além do Pulmão (*Fei*) e este Órgão pode ser prejudicado pelas emoções além da mágoa.

No geral, a aproximação da teoria dos Cinco Movimentos com as emoções é incompleta, limitada, rígida e artificial, vale somente como uso para iniciar uma compreensão preliminar e teórica de relações emocionais e o seu uso na clínica freqüentemente leva a fatos que são retorcidos para se adequarem à teoria, mais do que a teoria sendo ajustada para se adequar aos fatos. A variedade da emoção humana é delicada e complexa e mal-adequada às restrições de um sistema rígido de classificação.

Emoções e *Yin/Yang*

A ausência da manifestação de emoção, seja em decorrência da repressão ou de deficiência, pode ser caracterizada como fator *Yin*, ao passo que o excesso de qualquer emoção pode ser considerado como estado *Yang*. Entretanto, algumas emoções parecem mais características *Yin* ou *Yang* do que outras; por exemplo, a raiva é mais *Yang* e ativa do que a meditação e a alegria pode ser mais *Yang* e extrovertida do que a mágoa. No entanto, cada emoção tem seus aspectos *Yin* e *Yang*, os quais podem se transformar um no outro, assim a frustração pode transformar-se tanto em raiva como em depressão; o medo com as características de *Yin* apresenta-se sob a forma passiva de paralisia e de imobilidade, enquanto o medo com o aspecto *Yang* relaciona-se com os movimentos de fuga e de luta.

A divisão arbitrária de pessoas em tipos *Yin* Deficiente e *Yang* Deficiente, discutida na página 205, pode ser aplicada às emoções. Assim, o tipo *Yin* Deficiente tende a ter maior irritabilidade, raiva, inquietação, hipersensibilidade e extroversão, enquanto o tipo *Yang* Deficiente tende a ser mais indiferente, menos ativo, mais introvertido e sujeito à depressão. Esta classificação é bastante simplificada e usada como uma diretriz geral.

De modo mais específico, as emoções podem ser relacionadas com as desarmonias, assim o *Yin* dos Rins (*Shen Yin*) Deficiente está relacionado com sintomas de Calor e ansiedade, enquanto o *Yang* dos Rins (*Shen Yang*) Deficiente está relacionado com os sintomas de Frio e depressão. Se a Deficiência de *Yin* incluir também o *Yin* do Coração, pode ocasionar o Distúrbio de espírito (*Shen*) que se apresenta com hiperexcitação e irritabilidade. Se a Deficiência de *Yang* incluir também do *Yang* e *Qi* do Coração, pode acarretar a do espírito (*Shen*) que se manifesta com a palidez e falta de alegria e de vitalidade. Se o Coração (*Xin*) ficar obstruído da Mucosidade, pode apresentar um quadro predominantemente de *Yin*, que é o da Mucosidade-Frio que obstrui o Coração (*Xin*) que se manifesta por sintomas de introversão, depressão e de inatividade, ou pode haver um padrão predominante que é decorrente da transformação em Mucosidade-Calor que agita o Coração (*Xin*) que se apresenta com sintomas mais de extroversão, de mania violenta e com a hiperatividade.

Emoções e Matérias

Em relação às emoções, a Deficiência das Matérias ou Substâncias pode ser classificada em dois grupos:

Grupo *Yang* Deficiente

Qi Deficiente
Espírito (*Shen*) Deficiente
Essência ou Energia Ancestral (*Jing*)
    Deficiente

Grupo *Yin* Deficiente

Sangue (*Xue*) Deficiente
Distúrbio de espírito (*Shen*)
Jin Ye Deficiente

O primeiro grupo do *Yang* Deficiente pode manifestar-se com a introversão, depressão, falta de alegria, resposta desanimada aos estímulos emocionais e o segundo grupo do *Yin* Deficiente pode estar relacionado com a extroversão, ansiedade, mania e resposta emocional excessiva. No entanto, esta classificação é somente uma diretriz geral, pois há um grande envolvimento entre as Matérias e as suas Desarmonias, como já discutido no Capítulo 3, e pelo fato de haver múltiplas manifestações das Matérias (*Yin* e *Yang*). Assim, no caso de Sangue (*Xue*), existem vários aspectos e fatores envolvidos na manifestação, tal como é evidenciado na Tabela 15.3.

A estagnação, a Mucosidade e o Vento Interno estão relacionados com a obstrução e na irregularidade, na circulação de *Qi* e de Sangue (*Xue*) podem provocar as Desarmonias emocionais, tanto do tipo *Yin* como de *Yang*, como será analisado em outros capítulos.

Emoções e Canais e Colaterais (*Jing Luo*)

Os Canais e Colaterais (*Jing Luo*) podem sofrer basicamente de quatro distúrbios principais:
    Deficiência de *Qi* e Sangue (*Xue*)
    Obstrução na circulação de *Qi* do Sangue (*Xue*)
    Irregularidade ou distúrbio da circulação de *Qi* e Sangue (*Xue*)
    Presença de Fator de Doença

Tabela 15.3 – Desarmonias de Sangue (*Xue*) e emoções.

Aspectos de Sangue (*Xue*)	Desarmonias dos *Zang Fu*	Desarmonias emocionais
Formação de Sangue (*Xue*)	*Qi* e *Yang* Deficiente de Baço/ Pâncreas (*Pi*) e Estômago (*Wei*)	Meditação e preocupação
	Essência dos Rins (*Shen Jing*) Deficiente	Medo e pavor
Circulação de Sangue (*Xue*)	*Yang* Deficiente dos Rins (*Shen*), Coração (*Xin*) e Pulmão (*Fei*)	Medo e pavor Tristeza e mágoa
Uniformidade da circulação de Sangue (*Xue*)	Depressão de *Qi* do Fígado (*Gan Qi*)	Irritação, raiva, frustração, depressão
Conservação de Sangue (*Xue*) nos Vasos Sangüíneos (*Xue Mai*)	*Qi* e *Yang* Deficiente de Baço/ Pâncreas, Calor no Sangue do Fígado (*Gan Xue*)	Meditação, preocupação, raiva, irritação, frustração

Na prática clínica, observa-se freqüentemente o envolvimento destes distúrbios que estão intimamente relacionados. Por exemplo, a obstrução na circulação de *Qi* e Sangue (*Xue*) pode resultar em Deficiência temporária de *Qi* e Sangue (*Xue*) à jusante da obstrução e Excesso temporário de *Qi* e Sangue (*Xue*) à montante, embora a Deficiência também possa provocar a Estagnação de *Qi* e Sangue (*Xue*), e a obstrução pode ser provocada pela irregularidade, pelos distúrbios e flutuações da circulação das Matérias pelos Canais e Colaterais (*Jing Luo*). O *Qi* rebelde, isto é, o *Qi* que se move numa direção inapropriada, é um caso especial de irregularidade da circulação de *Qi*. A presença de Fator de Doença nos Canais e Colaterais pode incluir tanto os Fatores Externos como os Internos, tais como, o Vento, o Frio, o Calor, a Umidade e Secura e a Mucosidade.

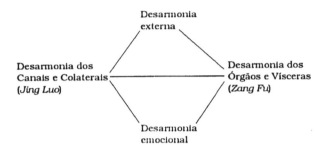

A Desarmonia emocional pode aumentar qualquer combinação destas quatro situações e vice-versa, que estão unidas a Fatores Externos, emocionais, ao *Zang Fu* e ao *Jing Luo*

Capacidades mentais e Emoções

A distinção entre os sentimentos, as emoções e as capacidades intelectuais ou habilidades mentais, é um tanto arbitrária, uma vez que as duas, a mente e a emoção, são interligadas. Entretanto, no livro "*Nei Jing*" observam-se faculdades intelectuais específicas com os *Zang Fu*, relacionados no sentido figurativo com os termos oficiais de Estado:

O Coração (*Xin*) representa o Governador que dirige com perspicácia clara; o Pulmão (*Fei*) é o Ministro encarregado da ordem; o Fígado (*Gan*) é o General que supera através do plano estratégico, enquanto a Vesícula Biliar (*Dan*) é o Oficial encarregado das decisões e do julgamento; o Baço/Pâncreas (*Pi*) é o repositor da imaginação e das idéias, enquanto os Rins (*Shen*) armazenam a força de vontade e estão encarregados da habilidade e da esperteza.

Os Órgãos (*Zang*) com suas respectivas capacidades mentais são mostrados na Tabela 15.4, embora não haja tanta determinação e clareza. Por exemplo, o pensamento claro pode estar ligado com os Rins (*Shen*) no que se refere à habilidade mental e esperteza; com o Baço/Pâncreas (*Pi*) quando se refere ao pensamento claro e armazenamento de idéias; com o Fígado (*Gan*) quando está relacionado com a expressão equilibrada das idéias; e com o Coração (*Xin*) quando se relaciona com a consciência clara e ordenada.

Importância clínica da Desarmonia emocional

Há dois aspectos principais das emoções:
  I. Como fatores que originam Desarmonias dos *Zang Fu*
  II. Como sintomas das Desarmonias dos *Zang Fu*

Os Capítulos 7 a 11 que se referem ao estudo dos Cinco Órgãos (*Zang*), mostram o esboço das origens de desarmonias de cada um dos *Zang* e também

Emoções 191

Tabela 15.4 – Cinco Órgãos (*Zang*) e capacidades mentais.

Órgãos (*Zang*)	Capacidades
Rins (*Shen*)	Armazena e governa a vontade
Baço/Pâncreas (*Pi*)	Armazena e governa a imaginação, idéias e memória
Fígado (*Gan*)	Residência de *Hun*, Alma; governa às emoções, o equilíbrio mental e a conduta
Coração (*Xin*)	Residência do espírito (*Shen*), da consciência, mente; governa a consciência, o pensamento claro e o discernimento
Pulmão (*Fei*)	Residência de *Po*, instintos, governa as sensações e o movimento

os sintomas destas desarmonias. Assim, no caso de Fígado (*Gan*), a raiva, a irritação, a frustração e a depressão podem contribuir para a desarmonia do Fígado (*Gan*), e estas mesmas emoções, juntamente com hipersensibilidade e a tendência de reagir excessivamente ao estímulo ambiental, são também manifestações quando ocorre o desequilíbrio do Fígado (*Gan*).

No caso do Coração (*Xin*), a alegria em excesso não é apresentada como um sintoma e nem como o fator causador de Desarmonia do Coração (*Xin*). Neste caso, os fatores que precipitam a Desarmonia ou o desequilíbrio deste Órgão são devidos à ansiedade, irritação mental, depressão, tristeza e mágoa. As duas primeiras podem levar ao distúrbio da Consciência (*Shen*) e a depressão, tristeza e mágoa podem provocar a estagnação de *Qi* e de Sangue (*Xue*), às vezes, com a produção de Fogo e de Mucosidade. A irritação mental relacionada com o Coração (*Xin*) está mais ligada com as sensações de ansiedade e de pânico do que a relacionada com o Fígado (*Gan*), que é mais associada com a raiva e com a irritação. De modo semelhante, a depressão proveniente do Coração (*Xin*) está mais ligada com a tristeza e a melancolia, do que com a depressão originária do Fígado (*Gan*) que se relaciona mais com a frustração. No entanto, a irritação mental e a depressão podem afetar tanto o Coração (*Xin*) como o Fígado (*Gan*), e o Órgão a ser afetado dependerá da predisposição e da situação do momento, e outras vezes, ambos os *Zang* podem ser afetados ao mesmo tempo pela depressão e pela irritação de modo que se manifestam os sintomas de desarmonia destes Órgãos. A deficiência de Consciência (*Shen*) pode se manifestar pela apatia, falta de alegria de viver e pelo comportamento depressivo e introvertido, ao passo que sintomas de Consciência (*Shen*) agitada incluem a inquietação, ansiedade, pavor e irritabilidade, ou em casos mais extremos, um comportamento violento e a insanidade.

O medo e o pavor são considerados fatores que podem desencadear distúrbios nos Rins (*Shen*), mas não são freqüentemente apresentados como sintomas da Desarmonia dos Rins (*Shen*). De modo semelhante, o pensar em excesso ou a preocupação são considerados como fatores no desequilíbrio do Baço/Pâncreas (*Pi*), mas não são usualmente apresentados como sintomas importantes da Desarmonia deste Órgão. A mágoa não é considerada como causadora e nem como sintoma da desarmonia do Pulmão (*Fei*). De fato, o Fígado (*Gan*) e o Coração (*Xin*) são os dois *Zang* mais afetados pela estagnação de *Qi* associada com a mágoa.

Em resumo, o Fígado (*Gan*) e o Coração (*Xin*) são os dois *Zang* pelos quais os fatores emocionais são mais importantes em desencadear a doença, apesar de que a raiva e a alegria não são as únicas emoções que participam na gênese das doenças, assim, no caso do Coração, a alegria pode não ser o único, ou

192 *Inter-relações*

mesmo o sintoma emocional mais importante de Desarmonia deste Órgão. O medo e a preocupação podem prejudicar igualmente os Rins (*Shen*) e o Baço/Pâncreas (*Pi*), embora não sejam apresentados como principais sintomas da desarmonia destes Órgãos, assim como a mágoa não é considerada como gerador ou sintoma da desarmonia do Pulmão (*Fei*).

Tratamento de Desarmonia Emocional

O diagnóstico, o tratamento e a instrução ao paciente nos casos que envolvem a Desarmonia emocional são realizados de acordo com os princípios usuais gerais, e a escolha de pontos de Acupuntura e a metodologia da manipulação dos pontos dependerão da situação específica do paciente.

As Desarmonias emocionais podem ser arbitrariamente divididas em duas categorias:

Casos gerais
Casos de doença mental grave

A categoria de casos gerais abrange os pacientes onde o distúrbio emocional é um componente importante do padrão de Desarmonia com ou sem sintoma presente. Esta categoria abrange a maioria dos pacientes que vão para o tratamento, pois o estresse emocional e mental estão presentes em quase todos os casos, como já foi discutido em outra parte.[20]

A categoria de doença mental grave é representada pelos pacientes que sofrem de extremo desequilíbrio emocional e mental, que não são capazes de um relacionamento normal, por isso ficam confinados em hospitais especializados, e são pouquíssimos que fazem tratamento ambulatorial.

Entretanto, na prática clínica, não há muita distinção entre as duas categorias, podendo o paciente sofrer de desarmonia emocional moderada crônica e ter crises agudas e graves periodicamente. Enquanto a Acupuntura pode ser muito eficiente em casos gerais, os resultados em casos de doença mental grave podem ser muito lentos e, com freqüência, sujeitos a recaídas.

Tratamento de doença mental grave

Princípios gerais
O objetivo geral do tratamento é dispersar o *Yang* Hiperativo, o Fogo Crescente, a Agitação de Vento Interno e a Mucosidade, harmonizar o *Qi*, e acalmar a mente e clarear o cérebro. Visto que o *Yang*, o Fogo e o Vento tendem a crescer e a obstruir os Canais da cabeça, para o tratamento são importantes os pontos de Acupuntura situados na cabeça e os pontos situados nos membros, principalmente abaixo dos joelhos e dos cotovelos e aqueles relacionados com os Canais dos Rins, Coração, Circulação-Sexo e Fígado, podem ser utilizados como pontos secundários. São usados os métodos de tonificação, de dispersão e de harmonização e em alguns casos com a aplicação de moxa ou com o estimulador elétrico.

Exemplos de pontos de Acupuntura situados na cabeça

Região frontal

VG-24 (*Shenting*)   Acalma a mente e promove o pensamento claro e a memória

B-3 (*Meichong*)	Ajuda nos distúrbios que são provocados pela subida do *Qi*, ajuda nas alterações sensoriais e de percepção
VB-15 (*Toulinqi*)	Coma apoplético, distúrbio emocional
VB-13 (*Benshen*)	Une o *Qi*, impedindo que se separe (os quatro pontos acima, tratam a apreensão e a vertigem)

Região parietal

VG-19 (*Houding*)	Distúrbios de percepção
VG-20 (*Baihui*)	Distúrbios de percepção e movimento
VG-21 (*Qianding*)	Movimento e fala excessivos
VB-5 (*Xuanlu*)	Distúrbios da fala

Região temporal

VB-8 (*Shuaigu*)	Surdez e alucinação auditiva
VB-9 (*Tianchong*)	Distúrbio da audição
TA-17 (*Yifeng*) TA-19 (*Luxi*)	Alucinação auditiva, zumbido

Região occipital

| VB-20 (*Fengchi*) | Atrofia óptica |
| B-10 (*Tianzhu*) | Ataxia |

Exemplos de associação de pontos de Acupuntura

Coma

| Primeiro grupo | VG-20 (*Baihui*); M-HN-3 (*Yintang*); CS-7 (*Daling*) |
| Segundo grupo | VB-13 (*Benshen*); VG-24 (*Shenting*); VG-26 (*Renzhong*) (tratar todo dia, alternando o primeiro e o segundo grupos) |

Estado sonhador (fantasioso)

| Primeiro grupo | VG-14 (*Dazhui*); VB-34 (*Yanglingquan*) |
| Segundo grupo | VC-8 (*Shenque*); VC-4 (*Guanyuan*) (se o segundo grupo for selecionado, pode ser usada moxa com aplicação suave) |

Distúrbios do pensamento

| Primeiro grupo | VG-20 (*Baihui*); B-8 (*Luoque*); C-5 (*Tongli*); R-4 (*Dazhong*) |
| Segundo grupo | VG-20 (*Baihui*); VB-20 (*Fengchi*); C-7 (*Shenmen*); R-3 (*Taixi*) (estas combinações de pontos são usadas quando o pensamento interrompe-se, de modo que não pode terminar uma frase) |

Os estados de mania e de depressão, associados com a Desarmonia do Coração (*Xin*), estão discutidos na página 110; e os padrões envolvendo o comportamento agressivo e violento estão discutidos na página 133, nas Desarmonias do Fígado (*Gan*).

Exemplos de casos clínicos

Os dois casos que se seguem são pacientes tratados no hospital psiquiátrico de Nanjing, em 1981.

1. Um paciente adulto esquizofrênico, com o hábito de coprofagia, de beber a urina e de querer morrer. O tratamento com a alopatia foi insatisfatório. Foram usados pontos de Acupuntura na cabeça e ervas medicinais, havendo

194 *Inter-relações*

a melhora depois de 6 meses de tratamento. As agulhas ficavam retidas durante 1h em cada tratamento e foram utilizados os pontos:

VG-23 (*Shangxing*) inserindo-se até o VG-24 (*Shenting*)
E-8 (*Touwei*) inserindo-se até o VG-13 (*Benshen*)
VG-19 (*Houding*) inserindo-se até o VB-9 (*Tianchong*)

2. Um paciente adulto, que tinha várias fantasias, por exemplo, ele imaginava ser o herói de vários filmes e pensava que o médico era o seu pai. A alopatia foi usada em conjunto com a Acupuntura, usando-se os seguintes pontos:

VG-20 (*Baihui*), VG-21 (*Qianding*), E-8 (*Touwei*) e TA-21 (*Ermen*) unindo-se ao ID-19 (*Tionggong*) e este ao VB-2 (*Tinghui*)

Resumo

As inter-relações entre as emoções e os padrões de Desarmonia dos *Zang Fu* são de extrema importância clínica, em que a maioria das doenças é originada ou agravada com os distúrbios emocionais, muitas vezes aparecendo associadamente.

Embora a terminologia dos Sete Sentimentos e das Cinco Emoções seja muito limitada para representar adequadamente a complexidade das emoções, o tratamento com Acupuntura pode ajudar amplamente uma gama ampla de patologias envolvendo as Desarmonias emocionais.

Capítulo
16

Desarmonias Envolvendo mais de um Órgão (Zang)

Desarmonias associadas de dois Órgãos (Zang)

Esta parte estuda a ocorrência de padrões de Desarmonia que freqüentemente envolvem dois Zang de maneira associada.

Coração (Xin) e Pulmão (Fei) – Qi Deficiente de Coração (Xin) e de Pulmão (Fei)
Estes dois Órgãos estão intimamente associados em duas principais funções:

Formação de Qi e Sangue (Xue)
Circulação de Qi e de Sangue (Xue)

Formação de Qi e Sangue (Xue)
Tanto o Coração (Xin) como o Pulmão (Fei) participam da formação de Qi e Sangue (Xue), como já discutido no Capítulo 3 e agora resumido na Figura 16.1.

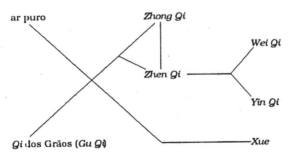

Figura 16.1 – Formação de Qi e Sangue (Xue).

196 *Inter-relações*

Circulação de Qi e Sangue (Xue)

O *Zhong Qi*, o *Qi* do Tórax, reúne-se no tórax, formando o "mar de *Qi*". Tem a função de regular os movimentos de pulsação e da respiração dando energia para o Pulmão (*Fei*) e para o Coração (*Xin*), a fim de circular o *Qi* e o Sangue (*Xue*) pelo corpo, por isso, através do *Zhong Qi*, o Coração (*Xin*) e o Pulmão (*Fei*) estão intimamente relacionados, tanto na saúde como na doença; de modo que as Deficiências de *Qi*, de Coração (*Xin*) e de Pulmão (*Fei*) freqüentemente ocorrem juntas, com a ocorrência simultânea de sintomas como palpitação e dispnéia. Os fatores que tendem a enfraquecer o Coração (*Xin*) via *Zhong Qi*, promovem a debilidade do Pulmão (*Fei*) e vice-versa. Além disso, através desta via, vários outros fatores tendem a enfraquecer o Coração (*Xin*) e o Pulmão (*Fei*) simultaneamente, alguns dos quais encontram-se esboçados na Tabela 16.1, juntamente com os métodos apropriados de tratamento.

Sintomas

Pode ocorrer a Deficiência de *Qi* do Coração (*Xin*) e do Pulmão (*Fei*), por exemplo, em insuficiência cardíaca crônica com bronquite, cujos sintomas podem incluir: palpitações, transpiração espontânea, respiração curta, asma, tosse fraca, pulso fraco ou débil, língua pálida.

Coração (Xin) e Baço/Pâncreas (Pi) – Sangue do Coração (Xin Xue) Deficiente e Qi do Baço/Pâncreas (Pi Qi) Deficiente

Se o *Qi* do Baço/Pâncreas (*Pi Qi*) estiver Deficiente, por isso não produzir o Sangue (*Xue*) suficientemente, poderá resultar na Deficiência de Sangue do Coração (*Xin Xue*), manifestando-se com sintomas de Deficiência, tanto de Sangue do Coração (*Xin Xue*) como do *Qi* do Baço/Pâncreas (*Pi Qi*), fato este que se observa em algumas formas de anemia, insônia e insuficiência cardíaca.

Sintomas

As alterações destes dois Órgãos podem se manifestar através dos seguintes sintomas: palpitações, tez pálida opaca, insônia, letargia, pouco apetite, fezes soltas, pulso fraco ou débil, língua pálida.

Coração (Xin) e Rins (Shen) – Yang Deficiente do Coração (Xin) e dos Rins (Shen)

A Deficiência de *Yang* do Coração (*Xin Yang*) pode ocorrer juntamente com a Deficiência de *Yang* dos Rins (*Shen Yang*) que pode ter origem ou ser agravada

Tabela 16.1 – *Zhong Qi*, Pulmão (*Fei*) e Coração (*Xin*).

Fatores de doença	Métodos de tratamento
Postura e respiração inadequadas	Postura correta, exercícios de respiração
Ar contaminado	Uso de máscara, ajuste às condições de trabalho
Fumar	Parar de fumar
Frio externo	Manter aquecido
Falta de exercício	Exercício apropriado, suficiente
Lesão no tórax	Tratamento apropriado e exercícios auxiliares
Distúrbios emocionais	Suporte, aconselhamento, tratamento, tempo

pelo *Yang* dos Rins. Esta associação de alteração do Coração e dos Rins pode evoluir para a Estagnação do Sangue do Coração (*Xin Xue*), para a Deficiência de *Yang* do Coração ou para envolvimento secundário do Pulmão (*Fei*) em que Água e Fogo afetam o Pulmão (*Fei*), cuja combinação pode ser vista em certas formas de insuficiência cardíaca.

Sintomas

Os sintomas desta patologia podem ser: palpitação, sensação de frio, edema dos membros, do rosto e das pálpebras, urina escassa, pulso débil, pequeno, rugoso ou intermitente e a língua úmida, mole, pálida, com o revestimento lingual branco.

Coração (*Xin*) e Rins (*Shen*) – Xin e Shen não estão em harmonia

O equilíbrio do Fogo e da Água, do Coração (*Xin*) e dos Rins (*Shen*) pode ser observado em termos da polaridade de *Yin* e de *Yang* dentro com cada Órgão (*Zang*), assim cada Órgão possui seu aspecto Fogo e Água (Fig. 16.2).

As relações de "suporte mútuo de Fogo e Água", "suporte mútuo de Coração (*Xin*) e Rins (*Shen*)" podem ser vistas como uma polaridade onde os Rins (*Shen*) são predominantemente Água e o Coração (*Xin*) é o Fogo, cada um dando suporte ao outro (Fig. 16.3).

Se estas relações *Yin-Yang*, Fogo-Água, estiverem equilibradas, o Coração (*Xin*) e os Rins (*Shen*) estarão em harmonia. Se, por exemplo, o *Yin* dos Rins (*Shen Yin*) estiver Deficiente, então ele não poderá controlar e esfriar o Fogo do Coração, exaltando-o, e se manifesta com sintomas, tais como, insônia e irritabilidade. No caso de os Rins e o *Yin* do Coração (*Xin Yin*) estiverem Deficientes, o Coração (*Xin*) e os Rins (*Shen*) dissociam-se ou "perdem a comunicação", como ocorre em determinados casos de insônia.

Sintomas

Nesta alteração dos Órgãos podem-se manifestar por: palpitação, irritabilidade, insônia, garganta seca, suores noturnos, lombalgia, pulso fraco, rápido e língua vermelha, seca, com pouco revestimento.

Coração (*Xin*) e Fígado (*Gan*) – Yin Deficiente de Coração (*Xin*) e de Fígado (*Gan*)

O Coração (*Xin*) e o Fígado (*Gan*) são os dois *Zang Fu* mais relacionados com a manutenção da harmonia emocional (Fig. 16.4).

Uma alteração emocional pode aumentar a Desarmonia de Coração (*Xin*), de Fígado (*Gan*) ou vice-versa, independentemente da Desarmonia emocional ser depressão ou irritação (Fig. 16.5).

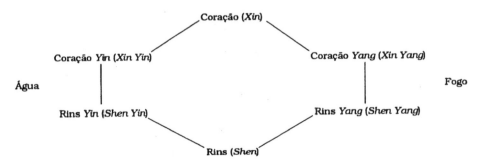

Figura 16.2 – *Yin* e *Yang*, Coração (*Xin*) e Rins (*Shen*).

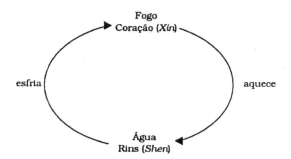

Figura 16.3 – Fogo e Água. Coração (*Xin*) e Rins (*Shen*).

O estado de irritação mental pode originar uma Deficiência de *Yin* tanto do Coração (*Xin*) como do Fígado (*Gan*), por isso estes dois padrões freqüentemente ocorrem juntos e geralmente em combinação com *Yin* dos Rins (*Shen Yin*) Deficiente, tal como ocorre em determinados casos de insônia ou distúrbios da menopausa. Em casos mais extremos, a ansiedade intensa, depressão e a raiva podem aumentar o Fogo Crescente no Coração (*Xin*) e no Fígado (*Gan*), cujo Fogo ascende para a parte alta do corpo, acompanhado de Mucosidade que obstrói e perturba o espírito (*Shen*), manifestando-se com sintomas de insanidade violenta.

Sintomas

Os sintomas desta associação podem ser: inquietação, excitabilidade, irritabilidade, insônia, dor de cabeça, transpiração noturna, pulso fino, fraco e rápido e língua, seca com pouco revestimento, vermelha principalmente na ponta e com marcas vermelhas nas laterais.

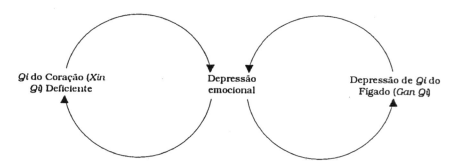

Figura 16.4 – Fígado (*Gan*), Coração (*Xin*) e Depressão.

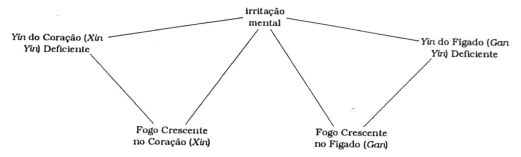

Figura 16.5 – Coração (*Xin*), Fígado (*Gan*) e irritação mental.

Rins (Shen) e Fígado (Gan) – Yin Deficiente dos Rins (Shen) e do Fígado (Gan)

Esta associação é freqüente e aparece na seqüência da patologia, assim, se o Yin dos Rins (Shen Yin) estiver Deficiente, então o Yin do Fígado (Gan Yin) não será suficientemente nutrido e o Yang do Fígado não poderá ser adequadamente controlado, transformando-se em Yang do Fígado Hiperativo, assim como o Yin poderá controlar o Fogo apropriadamente, no que resulta em Fogo Crescente no Fígado. Estes dois estados de Yang Hiperativo e de Fogo Crescente podem levar à agitação do Vento Interno do Fígado. Por isso, o Yin dos Rins Deficiente provoca o Yang, o Fogo e o Vento do Fígado que se dirigem para cima, junto com a Mucosidade, podendo romper os vasos ou obstruir o Qi nos Canais da cabeça e desequilibrar a mente e os sentidos. Estes fatos são vistos na epilepsia ou no acidente vascular cerebral. A associação de Yin Deficiente dos Rins e do Fígado pode ocorrer também na nefrite glomerular crônica, no sangramento uterino anormal e na amenorréia.

Sintomas

Os sintomas desta associação podem ser: dor de cabeça, vertigem, raiva, insônia, bochechas vermelhas, palmas das mãos e plantas dos pés quentes, flancos doloridos, costas doloridas, às vezes, hemiplegia, pulso fino, fraco e rápido e língua vermelha com pouco revestimento.

Pode haver um padrão menos importante de Xin Qi Deficiente e Dan Qi Deficiente que se manifestam com sintomas de insônia, timidez, sono perturbado com sonhos, tendência à acordar em pânico, pulso fino, fraco e língua pálida. Este padrão que associa o medo de Xin Qi Deficiente com a timidez e falta de confiança de Dan Qi Deficiente é visto em determinados casos de insônia.

Fígado (Gan) e Baço/Pâncreas (Pi) – Fígado (Gan) invade o Baço/Pâncreas (Pi)

Existe uma relação íntima entre a função de fluxo livre de Qi do Fígado com as funções de Transformação e de Transporte do Baço/Pâncreas (Pi). Se a função de fluxo livre de Fígado for lesada provocando a Depressão de Qi do Fígado, promovendo o retardo e a estagnação da circulação do Qi, este fato tende à debilitar a função digestiva do Baço/Pâncreas e do Estômago. Embora este padrão seja chamado de "Gan invadindo Pi", pode envolver também o Estômago e a Vesícula Biliar, podendo haver as associações de Fogo Crescente no Fígado (Gan) e Fogo Crescente no Estômago (Wei) e de Calor-Umidade no Fígado (Gan) e na Vesícula Biliar e Calor-Umidade acumulando-se no Baço/Pâncreas dependendo das circunstâncias.

Se o Baço/Pâncreas (Pi) estiver Deficiente, então é mais provável que haja a agressão pelo Fígado, quando se manifestam as dores de cabeça e a irritabilidade que, às vezes, acompanham o estado de fome que desaparece com a ingestão de alimentos. Este padrão é visto em vários casos de indigestão, vômito, diarréia e dor abdominal.

Sintomas

Os sintomas deste padrão podem ser: irritabilidade, mau humor, dolorimento e distensão do tórax e nos flancos, náusea, vômito, dor e desconforto abdominal, flatulência, perda do apetite, fezes soltas, pulso fino e língua normal ou escura, com revestimento branco.

Baço/Pâncreas (Pi) e Rins (Shen) – Qi do Baço/Pâncreas (Pi Qi) e Yang dos Rins (Shen Yang) Deficiente

Os Rins são responsáveis pela constituição pré-natal, enquanto o Baço/Pâncreas é pela constituição pós-natal, neste processo é necessário o Yang dos Rins para ativar a digestão e o processo da digestão é importante para reabastecer a Essência (Jing).

Uma das funções importantes de Chong Mai é a de conectar os Rins (Shen) com o Baço/Pâncreas (Pi), unindo o Qi pré-natal (Congênito) ao Qi pós-natal (Adquirido), por isso, este Canal é importante na clínica em casos de digestão difícil associada à fraqueza da constituição. As funções de Transformação e de Transporte do Baço/Pâncreas que dependem de Yang do Baço/Pâncreas, e por sua vez do Yang dos Rins (Shen Yang) para o aquecimento, promovem as atividades e os movimentos.

Se o Estômago e o Yang do Baço/Pâncreas estiverem Deficientes, as funções de Transformação e de Transporte do Baço/Pâncreas serão lesadas, de modo que a formação de Qi e de Sangue (Xue) será insuficiente, o Jin Ye não será metabolizado adequadamente formando-se o Jin Ye turvo que se acumula transformando-se em edema e Mucosidade.

Este padrão de associação é visto em patologia de edema, diarréia, anemia, doença inflamatória pélvica e nefrite glomerular aguda.

Sintomas

Os sintomas desta associação podem ser: membros frios, sensação do frio na região lombar e dolorimento, edema, micção difícil, às vezes, leucorréia clara, fezes soltas com alimentos não digeridos, pulso fraco, profundo e língua úmida, mole, pálida, com revestimento branco.

Baço/Pâncreas (Pi) e Pulmão (Fei) – Qi do Baço/Pâncreas (Pi Qi) Deficiente e Qi do Pulmão (Fei Qi) Deficiente

Estes Órgãos estão unidos na formação e na circulação de Qi, Sangue e Jin Ye. O Baço/Pâncreas envia o Qi dos Grãos (Gu Qi) para o tórax, onde, sob influência do Coração e do Pulmão, são formados Zhong Qi, Zhen Qi e Xue, assim, o Pulmão está relacionado com a formação de Qi e Jin Ye, sendo o responsável pela sua distribuição adequada pelo corpo.

Se o Qi do Baço/Pâncreas (Pi Qi) estiver Deficiente, então, o Qi do Pulmão, que depende de Qi dos Grãos (Gu Qi) para nutrir o Zhong Qi e Zhen Qi no tórax, poderá tornar-se Deficiente. É importante lembrar que o Baço/Pâncreas forma a Mucosidade e que o Pulmão a armazena, por isso, se formar Mucosidade em virtude da debilidade das funções do Baço/Pâncreas de Transformar e de Transportar o Jin Ye, pode se acumular a Mucosidade no Pulmão, que se acumula no Pulmão pela Deficiência da função de Dispersão do Pulmão, e, ao mesmo tempo a Umidade tende a se acumular pois o Qi do Baço/Pâncreas está Deficiente e o Pulmão não executa adequadamente a função de Descida para os Rins, neste caso pode se desenvolver edema. Esta associação é observada na convalescência, subnutrição e no edema.

Sintomas

Os sintomas desta associação podem ser: falta de energia, perda do apetite, respiração curta, tosse, asma, catarro branco, fino e abundante, fezes soltas, edema, pulso fraco e língua pálida com revestimento branco.

Pulmão (Fei) e Rins (Shen) – Qi do Pulmão (Fei Qi) Deficiente e Yang dos Rins (Shen Yang) Deficiente

Esta associação é conhecida como "Shen incapaz de segurar o Qi". A função de Descida do Pulmão é a responsável pelo envio de Qi para os Rins (Shen), e estes têm a função de receber e segurar o Qi. Se o Qi e o Yang dos Rins estiverem enfraquecidos, por isso o Shen não consegue receber o Qi de maneira adequada, esta energia toma sentido, contracorrente, indo para cima e lesando a função respiratória do Pulmão que pode resultar em asma.

Além disso, se o Yang dos Rins (Shen Yang) estiver Deficiente, as atividades dos Rins do Baço/Pâncreas e do Pulmão de transformação e de circulação de Jin Ye ficarão lesadas e o Pulmão não poderá encaminhar adequadamente os líquidos para os Rins (Shen), assim como estes não poderão enviar o Qi para o Pulmão, este fato resultará em acúmulo de Umidade na parte baixa, edema e distúrbios urinários.

Da mesma maneira, se o Yin dos Rins (Shen Yin) não pode nutrir adequadamente o Yin do Pulmão (Fei Yin) tornando-o Deficiente, o Pulmão poderá ficar seco, quente e inflamado, como acontece na forma Yin Deficiente da tuberculose pulmonar ou a forma Fogo do Pulmão do diabetes melito.

Sintomas

Os sintomas desta associação podem ser: asma, dispnéia inspiratória, respiração curta que é agravada por esforço, transpiração espontânea, membros frios, voz baixa, preguiça, pulso fraco ou fino e língua úmida, mole e pálida.

Fígado (Gan) e Pulmão (Fei) – Fogo do Fígado (Gan) invade o Pulmão (Fei)

O Fogo Crescente de Fígado pode ascender-se e afetar a função de Descida do Pulmão (Fei) causando tosse, ao mesmo tempo, lesar a função de Dispersão do Pulmão (Fei) ocasionando a Secura, assim como o Calor pode fazer com que o Sangue saia dos Vasos Sangüíneos (Xue Mai) provocando tosse hemóptica.

Sintomas

Os sintomas desta associação podem ser: irritabilidade e raiva, dor ardente no tórax e nos flancos, garganta seca, tosse ou catarro com sangue, olhos avermelhados, gosto amargo na boca, urina escura, constipação, pulso rápido tenso e língua avermelhada com revestimento amarelo, seco e fino.

Além disso, existe a relação entre o Fígado (Gan) e o Pulmão (Fei) que se baseia na função do Pulmão de governar a circulação de Qi e a função do Fígado (Gan) de ter fluxo livre de Qi. Por isso, quando estes Órgãos são afetados pelas depressões emocionais, tais como, a tristeza, melancolia e a mágoa, prejudicam a circulação do Qi e provocam a estagnação de Qi no tórax. No caso do Fígado (Gan), a Depressão de Qi estaria mais associada com depressão, frustração, irritação, lamentar freqüentes, distúrbios digestivos e menstruais. Enquanto de Pulmão, a Depressão de Qi estaria associada com mágoa, melancolia, tristeza, falta de espírito (Shen), voz fraca, soluço, fôlego curto, podendo ter a Deficiência de Qi bem como de Estagnação. O padrão predominante depende da predisposição emocional e das circunstâncias.

Desarmonias associadas de três ou mais Órgãos (Zang)

Serão consideradas somente algumas das associações mais freqüentes de três ou mais Zang, pois este estudo será desenvolvido no próximo capítulo –

202 *Inter-relações*

estudo de Padrões de Doença Comuns. A base dos grupos de associação de três ou mais *Zang* é a divisão em *Yin* Deficiente e *Yang* Deficiente.

Grupo *Yin* Deficiente

Pode ocorrer qualquer combinação de Rins (*Shen*), Fígado (*Gan*), Coração (*Xin*), Pulmão (*Fei*) e Estômago (*Wei*) Deficiente e as combinações de Fígado e Coração, e de Fígado e Pulmão que já foram analisadas, freqüentemente incluem a dos Rins, formando-se as associações de:

Yin Deficiente dos Rins, do Fígado, do Coração
Yin Deficiente dos Rins (*Shen*), do Fígado (*Gan*) e do Pulmão (*Fei*)

Grupo *Yang* Deficiente

É possível encontrar qualquer associação de *Yang* Deficiente dos Rins (*Shen*), Baço/Pâncreas (*Pi*), Coração (*Xin*), Pulmão (*Fei*) e Estômago (*Wei*). A diferença entre *Yang* Deficiente e *Yin* Deficiente é que na primeira ocorre a alteração de Baço/Pâncreas (*Pi*), e não o Fígado (*Gan*), enquanto na última ocorre as de Fígado (*Gan*) e não de Baço/Pâncreas (*Pi*). Este fato resulta das características de Baço/Pâncreas (*Pi*) e de Fígado (*Gan*), em que o primeiro é suscetível à Umidade e ao *Yang* Deficiente, enquanto o último, à Secura e ao *Yin* Deficiente.

Algumas combinações já foram mencionadas e são:

Yang Deficiente dos Rins (*Shen*), do Baço/Pâncreas (*Pi*) e do Coração (*Xin*)
Yang Deficiente dos Rins (*Shen*), do Baço/Pâncreas (*Pi*) e do Pulmão (*Fei*)
Yang Deficiente dos Rins (*Shen*), do Baço/Pâncreas (*Pi*) e do Estômago (*Wei*)

Rins (Shen), Baço/Pâncreas (Pi) e Coração (Xin)

É possível que a combinação de *Yang* Deficiente dos Rins e do Baço/Pâncreas esteja acompanhada de Desarmonias do Coração, tais como, o *Yang* do Coração Deficiente, Sangue do Coração (*Xin Xue*) estagnante e obstrução do Coração pela Mucosidade-Frio, pois a base do *Yang* Deficiente do Baço/Pâncreas e do Coração é o *Yang* dos Rins Deficiente, fazendo com que a debilidade na função de Transformação e de Transporte de Baço/Pâncreas promova o acúmulo de Mucosidade, e que nas condições de *Qi* e *Yang* do Coração Deficiente, em que a circulação de *Qi* e *Xue* neste Órgão fica lesada, pode haver a penetração da Mucosidade que pode retardar e estagnar o fluxo de *Qi*, fazendo aumentar as sensações de opressão torácica e de letargia, e em casos mais graves desenvolver uma dislalia, confusão mental ou a perda da consciência.

Rins (Shen), Baço/Pâncreas (Pi) e Pulmão (Fei)

Estes são os três principais *Zang Fu* que estão relacionados com o metabolismo do *Jin Ye* e no seu ciclo da circulação (ver págs. 67 e 81). Se o *Yang* que é o aspecto que aquece, ativa, transforma e move o *Jin Ye* estiver deficiente, então o metabolismo e a circulação dos líquidos estarão alterados. Se o *Yang* dos Rins (*Shen Yang*) estiver deficiente, este Órgão não poderá transformar os fluidos e enviá-los para o Pulmão (*Fei*) e nem dirigir adequadamente o processo de separação, absorção e transformação do *Jin Ye* que ocorre no Intestino Delgado (*Xiao Chang*), Intestino Grosso (*Da Chang*) e na Bexiga (*Pang Guang*), assim como os Rins (*Shen*) não poderão ajudar adequadamente o processo de digestão do Baço/Pâncreas e do Estômago e também as funções de Dispersão e de Descida realizadas pelo *Yang Qi* do Pulmão (*Fei*). A Deficiência de *Yang* do

Baço/Pâncreas, conseqüentemente da Transformação e do Transporte, fazem com que os alimentos e a bebida sejam mal aproveitados, ocasionando a Deficiência de *Qi* e de Sangue (*Xue*) e, também, fazem acumular o *Jin Ye* turvo, a Umidade e a Mucosidade, enquanto a Deficiência de *Yang* do Pulmão acarreta a debilidade das funções de Dispersão e de Descida fazendo com que os líquidos não sejam adequadamente movimentados e encaminhados para os Rins, resultando no aparecimento de edema e, às vezes, no acúmulo de Mucosidade ou de líquidos no Pulmão (*Fei*).

Rins (Shen), Baço/Pâncreas (Pi) e Estômago (Wei)

A Deficiência *Yang* dos Rins pode estar associada com a do Baço/Pâncreas e do Estômago, acarretando uma má digestão e facilitando a penetração do Frio Externo e da Umidade, ou pode promover o acúmulo de Frio Interno e da Umidade, fazendo reter alimentos parcialmente digeridos no Estômago (*Wei*) e apresentar alimentos não digeridos nas fezes. Esta patologia será discutida com maiores detalhes posteriormente no estudo dos distúrbios digestivos.

Desarmonias emocionais

Vários grupos de associações são possíveis, pois as emoções oscilam e mudam constantemente na interação do indivíduo com o meio ambiente, destacando-se dois grupos principais, que são:

Yin Deficiente dos Rins (*Shen*), do Fígado (*Gan*) e do Coração (*Xin*)
Depressão da função do Fígado (*Gan*), do Coração (*Xin*) e do Pulmão (*Fei*)

Yin Deficiente dos Rins (Shen), do Fígado (Gan) e do Coração (Xin)

Pertence ao grupo de *Yin* Deficiente, estando freqüentemente associado com os quadros emocionais de ansiedade, inquietação, irritabilidade, excitabilidade, hipersensibilidade e reações acima do normal ao estímulo ambiental. Este fato pode ser visto em muitos padrões de Desarmonia, tais como, insônia, hipertensão, neuroses da menopausa e hiperatividade e, em algumas formas extremas, quando se desenvolvem os padrões de Fogo Crescente acompanhados de Mucosidade e Vento Interno, o que acontece no acidente vascular cerebral e nas formas de insanidade.

Depressão da função do Fígado (Gan), do Coração (Xin) e do Pulmão (Fei)

As emoções, tais como, a melancolia, a tristeza e a mágoa podem afetar o Coração (*Xin*), assim como o Pulmão (*Fei*), visto que elas deprimem as funções de *Zhong Qi*. As depressões de Fígado (*Gan*), de Coração (*Xin*) e do Pulmão (*Fei*) podem ocorrer juntas, assim, se a Depressão de *Qi* do Fígado (*Gan Qi*) for predominante poderá haver a depressão, frustração, raiva e uma predominância dos sintomas do Fígado (*Gan*), enquanto se o *Qi* do Coração for deficiente e tiver a predominância, poderá haver sintomas de deficiência de espírito (*Shen*), tais como, a falta de alegria, apatia e falta de vivacidade mental e habilidade emocional. Se as funções do Pulmão (*Fei*) ficarem enfraquecidas pode manifestar-se pela voz fraca, fôlego curto e, possivelmente, as manifestações de mágoa, enquanto nas Deficiências de Coração e de Fígado podem haver a alternância de depressão e de introversão com os estados de hiperatividade, conversação excessiva ou explosões de raiva. Em casos extremos pode haver oscilações entre a mania violenta e a depressão acentuada. Estas alternâncias podem representar as oscilações no movimento de *Qi* e das

204   *Inter-relações*

emoções que estão associadas com obstrução temporária seguida de um reajuste no bloqueio, antes que a obstrução ocorra novamente. Do mesmo modo, pode haver a estagnação crônica de *Qi* relacionada com as emoções que eventual e periodicamente transformam-se em Fogo, dirigindo-se para o alto que, em casos mais extremos, por exemplo, na obstrução do Coração pela Mucosidade que obstrui os "orifícios dos sentidos do Coração", pode resultar em sintomas mais severos, tais como a síncope.

Problemas digestivos

Os três principais *Zang Fu* envolvidos em distúrbios digestivos são Baço/Pâncreas (*Pi*), Estômago (*Wei*) e Fígado (*Gan*) e, secundariamente, a Vesícula Biliar (*Dan*), o Intestino Delgado (*Xiao Chang*) e o Intestino Grosso (*Da Chang*), e a patologia dos dois últimos é tratada com pontos situados nos Canais do Baço/Pâncreas e do Estômago. As interações entre o Baço/Pâncreas (*Pi*), Estômago (*Wei*) e Fígado (*Gan*), *Yin* e *Yang*, Frio e Calor, estão resumidas na Figura 16.6.

A divisão básica apresentada no diagrama é em *Yin* Deficiente e *Yang* Deficiente. Os Rins (*Shen*) e o Estômago podem ter padrões tanto de *Yin* Deficiente como de *Yang* Deficiente, por isso, estão no centro do diagrama. O Fígado (*Gan*) tende a *Yin* Deficiente e não a *Yang* Deficiente, enquanto o Baço/Pâncreas tende a *Yang* Deficiente e não a *Yin* Deficiente. Assim, enquanto os Rins (*Shen*) e o Estômago (*Wei*) podem ser afetados pelo Calor e Frio Externos, o Fígado (*Gan*) é predominantemente afetado por Calor Externo, ao passo que o Baço/Pâncreas (*Pi*) é afetado principalmente pelo Frio Externo e Umidade, pois este Órgão está ligado inerentemente ao Frio e à Umidade. Apesar de que o Fígado pode, também, ser afetado pelo Frio tal como ocorre na estagnação de Frio nos Canais e Colaterais do Fígado, e o Baço/Pâncreas (*Pi*) pode ter padrões associados com Calor, por exemplo, Calor-Umidade que se acumula neste Órgão, porém, estes padrões não são os predominantes.

O Estômago (*Wei*) apresenta padrões de *Yin* Deficiente e de Fogo Crescente tal como o Fígado (*Gan*), mas também os de *Yang* Deficiente e de invasão pelo Frio tal como ocorre com o Baço/Pâncreas (*Pi*) que pode também ser agredido pelo Fígado durante a Depressão de *Qi* do Fígado, principalmente se o Baço/Pâncreas (*Pi*) e o Estômago (*Wei*) estiverem Deficientes.

De modo geral, as pessoas podem ser divididas em dois tipos, como mostra a Figura 16.6: o tipo *Yin* Deficiente e o *Yang* Deficiente. O primeiro tipo tende a ter um rosto magro e corpo tenso, com maneirismos e movimentos rápidos, nervosos, inquietos e aguçados. As pessoas deste grupo estão propensas à hipoatividade física, mental e sexual, à irritabilidade e insônia, à ejaculação precoce e à irritabilidade pré-menstrual e ter calor na menopausa. O tipo *Yang* Deficiente tende a ser gordo na face e no corpo devido ao acúmulo de Mucosidade e são mais sossegados, com movimentos mais lentos. As pessoas deste grupo tendem à hipoatividade, à lentidão e à hipersonia, com pouco interesse sexual, e se é do sexo masculino, tende a ser mais lento para conseguir ereção, e se é do sexo feminino, à depressão pré-menstrual e na menopausa. No tipo *Yin* Deficiente, o pulso tende a ser fraco, rápido e tenso; com língua fraca, vermelha, enquanto no *Yang* Deficiente tende a ter pulso mais retardado, mais profundo e instável, com língua maior, mais úmida e mais pálida, com revestimento branco, gorduroso, grosso.

Uma manifestação da diferença entre os dois tipos está no apetite, assim, o tipo *Yin* Deficiente tenderá a ficar com fome mais freqüentemente e se não for saciada, poderá ter sensações de irritabilidade, agitação psicomotora ou dores

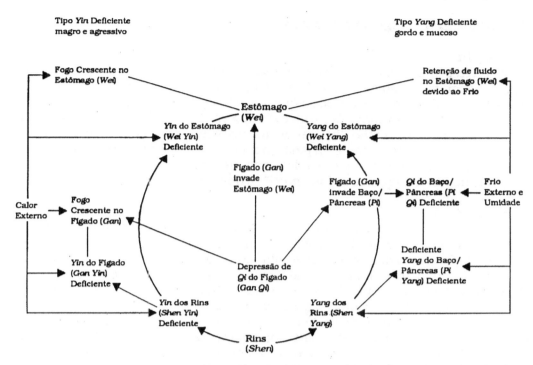

Figura 16.6 – Inter-relações de Baço/Pâncreas (Pi), Estômago (Wei) e Fígado (Gan), Yin e Yang, Frio e Calor.

de cabeça. Isto ocorre pela relação recíproca existente entre o Fígado (Gan) e o Baço/Pâncreas (Pi), em que o Estômago vazio representa a Deficiência temporária do Baço/Pâncreas e da Energia do Estômago, fazendo com que o Fígado (Gan) possa agredir o Baço/Pâncreas e o Estômago mais adequadamente, enquanto o Yang do Fígado Hiperativo sobe à cabeça, causando sintomas de agitação psicomotora, dor de cabeça e irritabilidade. O tipo Yang Deficiente pode comer freqüentemente devido à depressão ou ao tédio, mas não sofre das sensações de fome do mesmo modo que os tipos anteriores e está mais propenso a ganhar peso, pois a Deficiência de Yang resulta na debilidade das funções de Transformação e de Transporte do Baço/Pâncreas (Pi), assim como no acúmulo de Mucosidade e pelo fato de este tipo de pessoa ser menos ativa do que a outra. Outro fator importante é que as pessoas Yin Deficiente tendem a beber maiores quantidades de bebidas mais frias do que as de Yang Deficiente, estes preferem menores quantidades de bebidas, porém, mais quentes. Assim, um indivíduo com tendência a Yin Deficiente beberia uma cerveja gelada, pois a Deficiência de Yin está associada com o Calor e Secura, enquanto nos portadores de Yang Deficiente, uma bebida alcoólica destilada, pois a Deficiência de Yang está associada ao Frio e à Umidade, de modo que este tipo escolheria uma bebida que "aquece".

Embora estas tendências gerais existam e sejam importantes no diagnóstico diferencial, na prática clínica não é tão simples e definida, assim, pode haver manifestação de sintomas simultâneos de Yin Deficiente como de Yang Deficiente, ou pode apresentar sintomas de Yin Deficiente em uma ocasião e de Yang Deficiente na outra; enquanto alguns Zang Fu podem ter padrões de Deficiência de Yin e, ao mesmo tempo, outros Zang Fu terem padrões de Yang Deficiente, tal qual descrito na página 23.

Distúrbios ginecológicos e obstétricos

Fisiologia

Os três principais Zang relacionados com a fisiologia e a patologia ginecológica e obstétrica são os Rins (Shen), Baço/Pâncreas (Pi) e o Fígado (Gan). O primeiro está diretamente unido ao útero, ao Chong Mai e ao Ren Mai, enquanto outros se comunicam com o útero através do Ren Mai e do Chong Mai (Fig. 16.7)

Na Figura 16.7 estão ilustradas as principais relações dos Zang Fu envolvidas na menstruação e na gestação, cujos processos dependem principalmente de um fornecimento adequado de Sangue (Xue), fato este que depende da atividade correta dos Zang Fu e dos Canais e Colaterais (Jing Luo).

Sangue (Xue)

Os Órgãos e Vísceras, tais como, o Baço/Pâncreas (Pi), Estômago (Wei), Coração (Xin), Pulmão (Fei) e os Rins (Shen) estão relacionados com as várias funções na formação de Sangue (Xue), enquanto o Fígado (Gan) e o Chong Mai são envolvidos com o armazenamento de Sangue (Xue), e o Fígado (Gan) e o Baço/Pâncreas (Pi) são os responsáveis em manter o Sangue (Xue) dentro dos Vasos Sangüíneos (Xue Mai). O Coração (Xin) harmoniza a circulação de Sangue (Xue), o Fígado (Gan) é o responsável pelo movimento suave e uniforme do Sangue, e o Chong Mai e o Ren Mai também participam para assegurar que a circulação de Sangue seja livre e desobstruída, principalmente no abdome inferior. Se o Pulmão estiver Deficiente, o Qi pode se tornar também Deficiente, podendo, então, a circulação de Sangue ser enfraquecida, pois o Qi move o Sangue (Xue).

Patologia

As interações dos Zang Fu e os fatores de doença na origem dos distúrbios ginecológicos e obstétricos serão considerados, em que os três principais Zang Fu envolvidos são os Rins, o Baço/Pâncreas e o Fígado.

Rins (Shen)

Na Figura 16.8 consta as origens das Deficiências de Yin e Yang dos Rins que são as bases de Yin Deficiente ou de Yang Deficiente de outros Zang Fu.

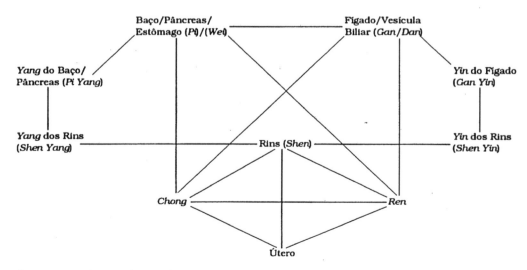

Figura 16.7 – Inter-relações dos Zang Fu na ginecologia e na obstetrícia.

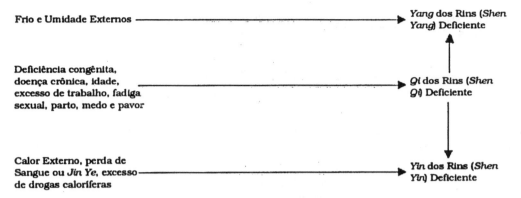

Figura 16.8 – Origens de Desarmonias dos Rins (*Shen*).

Baço/Pâncreas (Pi)

Os Rins (*Shen*) são a base do *Qi* Congênito, enquanto o Baço/Pâncreas (*Pi*) é a base do *Qi* Adquirido. As Desarmonias de Baço/Pâncreas podem originar-se como mostrado na Figura 16.9.

Fígado (Gan)

O terceiro *Zang* envolvido em distúrbios ginecológicos é o Fígado (*Gan*) que se relaciona com o *Yin* dos Rins Deficiente, do mesmo modo que o Baço/Pâncreas está ligado ao *Yang* dos Rins Deficiente. As Desarmonias de Fígado (*Gan*) têm várias origens, como está ilustrado na Figura 16.10.

Resumo

As inter-relações dos Rins (*Shen*), do Baço/Pâncreas (*Pi*) e do Fígado (*Gan*) nas origens de distúrbios ginecológicos e obstétricos com fatores de doença estão ilustradas, em resumo, na Figura 16.11 e discutidas com maiores detalhes em outras publicações.[21,22]

Inter-relações dos *Zang Fu* de doenças mais comuns

Esta parte ilustra a origem das doenças para evidenciar o tipo de inter-relação das Desarmonias dos *Zang Fu* com os fatores de doença.

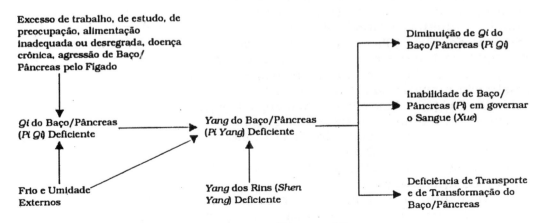

Figura 16.9 – Origens de Desarmonias do Baço/Pâncreas (*Pi*).

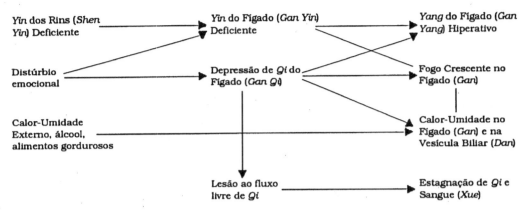

Figura 16.10 – Origens de Desarmonias do Fígado (*Gan*).

Hipertireoidismo

As origens do hipertireoidismo e as Desarmonias dos Zang e os fatores de doença envolvidos encontram-se ilustrados na Figura 16.12, mostrando a inconveniência de se equiparar as doenças da tireóide com o Triplo Aquecedor (*San Jiao*) (ver págs. 60 e 157).

Impotência

Na Medicina Tradicional Chinesa são aventadas três origens principais de impotência:

Excesso sexual ou emissão seminal

Este estado resulta na exaustão da Essência dos Rins (*Shen Yin*) e na depleção de *Ming Men* e de Yang dos Rins (*Shen Yang*).

Distúrbio emocional

O pavor pode prejudicar o Qi dos Rins (*Shen Qi*), assim como a preocupação, ansiedade, pensar em excesso e o esforço mental podem lesar e enfraquecer o Coração (*Xin*) e o Baço/Pâncreas (*Pi*).

Calor-Umidade na parte baixa

A presença de Calor-Umidade é uma origem freqüente dos distúrbios geniturinários que podem estar associados tanto com Umidade Externa quanto a Interna. A Umidade Externa pode invadir o corpo, enquanto a fraqueza dos Rins (*Shen*) e do Baço/Pâncreas (*Pi*) pode provocar acúmulo de Umidade Interna e o Calor-Umidade pode surgir em decorrência da estagnação de Umidade Interna, principalmente se ocorrer a irritação e a frustração provocando o Fogo do Coração (*Xin*) que é transmitido para o Intestino Delgado (*Xiao Chang*) ou o Fogo do Fígado que é transmitido para o ventre, via Canais e Colaterais do Fígado. O Fígado controla os Tendões e o Canal Tendinomuscular do Fígado conecta-se com os órgãos genitais, por isso a presença de Calor-Umidade e a Estagnação de Calor no Canal do Fígado podem levar ao relaxamento dos músculos e dos Tendões resultando em impotência sexual.

Geralmente, a origem mais freqüente da impotência sexual é a Deficiência dos Rins, mas todos os outros padrões podem também estar envolvidos.[15]

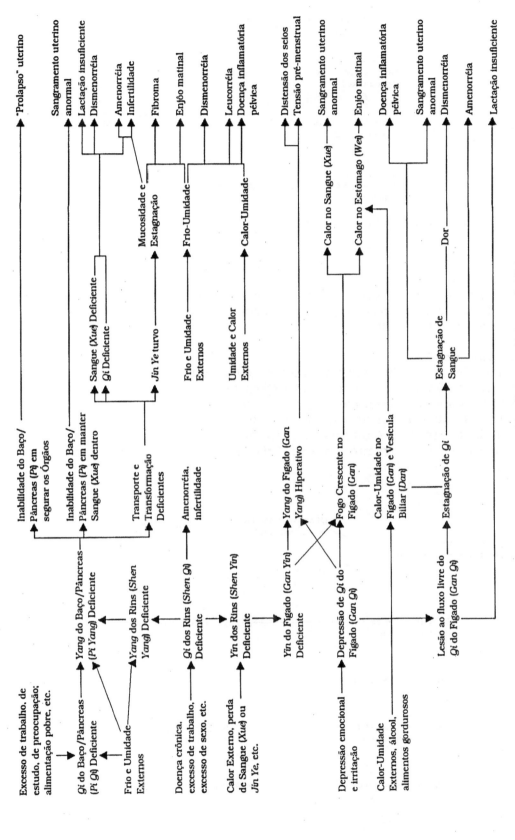

Figura 16.11 – Inter-relação dos Zang Fu e fatores de doença na origem dos distúrbios ginecológicos e obstétricos.

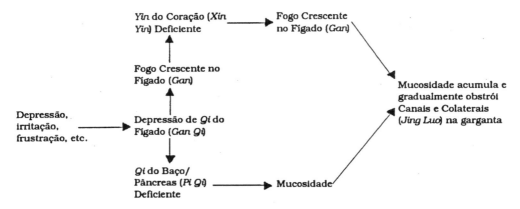

Figura 16.12 – Origens do hipertireoidismo.

Insônia

Existem cinco origens principais da insônia, as quais podem ocorrer isoladamente ou em associação, dependendo da predisposição e da situação prevalente (Fig. 16.13).

Desarmonias Wei

Padrões Wei incluem flacidez ou atrofia dos músculos dos membros, com fraqueza ou dano de movimentos. As Desarmonias Wei caracterizam-se pela paralisia somente no sentido de flacidez e de fraqueza, como acontece na polio e na miastenia e devem ser distinguidas de Desarmonias dolorosas de Bi, por exemplo, a artrite e o reumatismo, e dos quadros de hemiparalisia de ataque de Vento, tais como acontece nas seqüelas de acidente vascular cerebral e na paralisia facial.

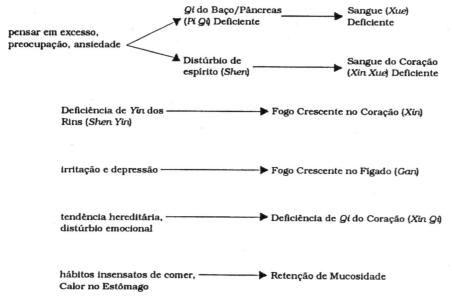

Figura 16.13 – Origens da insônia.

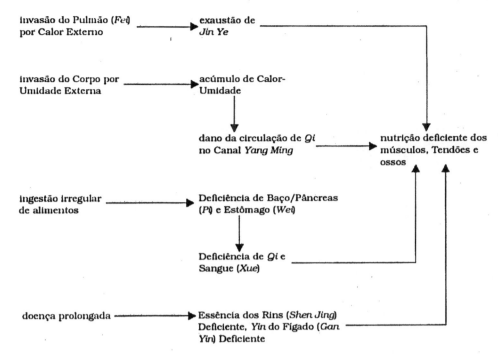

Figura 16.14 – Origens de padrões Wei.

Os padrões Wei são devidos a um ou mais fatores que se encontram listados na Figura 16.14.

Resumo

Neste capítulo foram analisadas as Desarmonias envolvendo pares de Zang e associação de três ou mais Zang e descritos quatro exemplos de Padrões de Doença Comuns. O próximo capítulo é o estudo de casos clínicos com a aplicação prática. Para se entender melhor as técnicas aplicadas, primeiramente são considerados rapidamente os tópicos de Diagnóstico, Tratamento e Orientação ao paciente.

Parte
4

Prática Clínica

Capítulo
17

Métodos Clínicos

O objetivo deste livro baseia-se na aplicação teórica da prática clínica e não com a teoria propriamente dita.

A prática da Acupuntura tradicional na China está baseada na aplicação dos seguintes princípios teóricos:

Yin e *Yang*	Matéria (Substância)
Oito Princípios	Canais e Colaterais (*Jing Luo*)
Fatores de doença	Órgãos e Vísceras (*Zang Fu*)

Os procedimentos clínicos, tais como, o interrogatório, o estudo do pulso e da língua e a eleição dos pontos de Acupuntura e os métodos utilizados para a manipulação dos pontos são realizados de acordo com os princípios teóricos acima citados, assim, a classificação dos 28 tipos diferentes de pulso é baseada nesta teoria e o estudo individual do pulso é estudado nestes termos. Desta maneira, um pulso rápido, fraco, tenso pode representar a Deficiência de *Yin*, a Deficiência de Calor, lesão do Líquido Orgânico (*Jin Ye*) e a Desarmonia do Fígado (*Gan*).

O objetivo principal deste capítulo é dar uma visão geral dos métodos clínicos, pois a discussão mais profunda consta em outra parte[13,14,17,18,27] e dar uma compreensão de como os princípios teóricos discutidos anteriormente podem ser aplicados na prática clínica.

As três áreas bases da clínica são:

Diagnóstico
Tratamento
Instrução ao paciente

Diagnóstico

O primeiro estágio da prática clínica é o diagnóstico e as informações são colhidas de três recursos principais:

216　*Prática Clínica*

Observação-interrogatório
Pulso
Língua

Observação-interrogatório

Os profissionais da Medicina Tradicional Chinesa obtêm maiores informações a partir deste método propedêutico e, também, onde apresenta maior confiabilidade. É considerada uma fonte de informação mais importante do que o pulso ou o exame da língua.

As técnicas de observação-interrogatório (ver, ouvir, perguntar, palpar, cheirar) são semelhantes às do ocidente, por isso, não serão descritas aqui, porém, será enfatizado como fazer **perguntas chaves**.

Um médico inexperiente apesar de fazer dezenas de perguntas, ainda pode permanecer confuso, porém um médico experiente pode chegar rapidamente ao diagnóstico com poucas perguntas chaves, que é uma habilidade que surge somente quando se conhece todas as teorias de padrões de Desarmonia e com a experiência de muitos anos, analisando as várias combinações dessas Desarmonias. Serão apresentados três exemplos de diagnóstico rápido feito a partir de perguntas chaves:

1. Sintomas ginecológicos e confusos foram resolvidos através da pergunta: "a dor aparece antes, durante ou após a menstruação?" A resposta de que a dor se dava principalmente antes da menstruação indica que o quadro predominante se deve provavelmente à Estagnação de *Qi*; se é durante a menstruação, é mais provável tratar-se de Estagnação de Sangue (*Xue*) e se for após a menstruação está associada com a Deficiência de *Qi* e de Sangue (*Xue*).

2. Numa paciente com menorragia foi difícil diagnosticar qual o quadro predominante envolvido na Desarmonia, se era do Fígado (*Gan*), Baço/Pâncreas (*Pi*), *Ren Mai* ou *Chong Mai*. A pergunta chave utilizada foi: "houve um trabalho físico pesado antes do início da menorragia?" A resposta foi de que a paciente tinha mudado de casa antes do distúrbio menstrual, por isso a Desarmonia predominante mais provável fosse a do Baço/Pâncreas (*Pi*), pois o excesso de trabalho pode lesar o Baço/Pâncreas resultando na perda da capacidade deste Órgão (*Pi*) de manter o Sangue (*Xue*) nos Vasos Sangüíneos (*Xue Mai*).

3. Um paciente que apresentava inflamação da garganta, febril e pulso rápido, foi feita a pergunta: "tem sede, mas quer bebidas quentes ou frias?" Visto que a resposta era de que o paciente não tinha preferência, o diagnóstico foi de que o fator predominante era a Deficiência do *Yin*. Isto significa que além de remover o Calor da garganta, é importante fortalecer o *Yin*. Sede com desejo de bebidas frias, geralmente indica Calor Excessivo; sede sem preferência por bebidas quentes ou frias indica a Deficiência de Calor; sede sem vontade de beber líquidos significa acúmulo de Umidade Interna e o desejo por bebidas quentes, embora não necessariamente com sede, significa acúmulo de Frio no Corpo.

Pulso

Na Inglaterra, no início dos ensinamentos do diagnóstico pelo pulso, em virtude das informações inadequadas sobre a Medicina Tradicional Chinesa

Métodos Clínicos 217

e principalmente sobre a pulsologia, foram incorporadas muitas idéias errôneas e equivocadas. Por isso, a maneira de diagnóstico pelo pulso que é tratado na China difere muito daquilo que foi ensinado no passado nas escolas inglesas.

Como já foi citado, os objetivos dos métodos diagnósticos da Medicina Tradicional Chinesa – observação, interrogatório, pulso e língua – são de obter informações sobre o *Yin* e o *Yang*, padrões dos Oito Princípios, fatores de doença, matérias, Canais e Colaterais (*Jing Luo*) e sobre Órgãos e Vísceras (*Zang Fu*).

O método diagnóstico da pulsologia chinesa não se preocupa muito com os Cinco Movimentos, sendo o objetivo principal, determinar se a Desarmonia é de origem *Yin* ou *Yang*, se é de Calor ou Frio, se é de Deficiência de *Qi* ou de Sangue (*Xue*), se é de Baço/Pâncreas (*Pi*) ou de Fígado (*Gan*), de invasão pelo Vento-Frio ou Umidade e assim por diante.

Posição e profundidade do pulso

A metodologia de avaliação do pulso na China é realizada em função dos Cinco Órgãos (*Zang*): Rins (*Shen*), Baço/Pâncreas (*Pi*), Fígado (*Gan*), Coração (*Xin*) e Pulmão (*Fei*) e não em termos dos Seis Órgãos (*Zang*), uma vez que o Pericárdio (Circulação-Sexo) (*Xin Bao*) está incluído no Coração (*Xin*). As Vísceras (*Fu*) também recebem pouca importância, sendo incorporadas com os seus Órgãos (*Zang*) acoplados. A Tabela 17.1 mostra o diagrama do pulso feito inicialmente pelos ingleses e a Tabela 17.2 como é utilizada na China, observando-se que nesta, não há uma separação nítida entre os Órgãos (*Zang*) e as Vísceras (*Fu*), e o Pericárdio (*Xin Bao*) não é considerado como um pulso isolado e, tanto à direita como à esquerda, está relacionado com os Rins (*Shen*).

As escolas ocidentais de Acupuntura costumam ensinar que há duas profundidades, a superficial e a profunda, correspondendo respectivamente às Vísceras (*Fu*) e Órgãos (*Zang*), havendo uma certa verdade nisto, pois a Víscera (*Fu*) pode ser considerada um aspecto *Yang* do Órgão (*Zang*), porém no estudo da pulsologia na China inclui uma terceira profundidade que é a média ou

Tabela 17.1 – Diagrama do pulso na Acupuntura inglesa.

	Mão esquerda superficial	Profunda	Mão direita profunda	Superficial
Cun	Intestino Delgado (*Xiao Chang*)	Coração (*Xin*)	Pulmão (*Fei*)	Intestino Grosso (*Da Chang*)
Guan	Vesícula Biliar (*Dan*)	Fígado (*Gan*)	Baço/Pâncreas (*Pi*)	Estômago (*Wei*)
Chi	Bexiga (*Pang Guang*)	Rins (*Shen*)	Pericárdio (*Xin Bao*)	Triplo Aquecedor (*San Jiao*)

Tabela 17.2 – Diagrama do pulso chinês.

	Mão esquerda		Mão direita	
Cun	Intestino Delgado (*Xiao Chang*)	Coração (*Xin*)	Pulmão (*Fei*)	Intestino Grosso (*Da Chang*)
Guan	Vesícula Biliar (*Dan*)	Fígado (*Gan*)	Baço/Pâncreas (*Pi*)	Estômago (*Wei*)
Chi	Bexiga (*Pang Guang*)	Rins (*Shen*)	Rins (*Shen*)	Triplo Aquecedor (*San Jiao*)

218 *Prática Clínica*

intermediária. Estas três profundidades, em algumas aplicações, poderiam ser consideradas como correspondentes ao *Qi*, Sangue (*Xue*) e à Essência (*Jing*).

Qualidades e quantidades do pulso

No ocidente, no estudo do pulso, a preocupação era com as suas seis posições, cada uma com duas profundidades resultando em doze posições, e as considerações sobre a qualidade do pulso eram consideradas de importância secundária. Ao passo que a preocupação chinesa é em relação aos 28 tipos característicos do pulso, com suas três profundidades, as suas seis posições e o relacionamento com os Cinco Órgãos (*Zang*), aparecendo, então, um número muito grande de combinações de características do pulso, o que torna o sistema de aferição do pulso bastante flexível, permitindo classificar as doenças em termos de *Yin* e *Yang*, segundo os padrões dos Oito Princípios, fatores de doença, Matérias e Órgãos e Vísceras (*Zang Fu*).

No passado, os acupuntores ocidentais descreviam os pulsos em termos de quantidade e não as características, assim, os Doze Órgãos e Vísceras (*Zang Fu*) eram assinalados como sendo "mais", "menos" ou "normal" e "equilibrado", fazendo-se a dispersão de energia no caso de "mais" para um "menos". O autor nunca viu esta conotação sendo utilizada na prática clínica na China.

Outro dado importante é que na Medicina Tradicional Chinesa, os pulsos **não** são referidos aos Canais e Colaterais, mas sim aos Órgãos e às Vísceras (*Zang Fu*), relacionando-se com as Matérias, padrões de Desarmonia dos Oito Princípios e fatores de doença. Logicamente, se um Órgão (*Zang*) for afetado, o seu Canal também pode estar envolvido, apesar de que no pulso aparecerá o estado do Órgão (*Zang*) e não registrará as alterações somente do Canal.

Em resumo, os chineses observaram, em primeiro lugar, as finalidades do pulso de maneira global em três profundidades e, posteriormente, em cada uma das seis posições (três em cada punho). Através do pulso procuravam as informações concernentes ao *Yin* e *Yang*, padrões de Desarmonia dos Oito Princípios, Fatores de Doença, Matérias e Órgãos e Vísceras (*Zang Fu*).

Padrões de pulso de Desarmonia mais comuns

As qualidades do pulso são descritas em detalhes em outras publicações,[12,14,27] por isso esta parte irá se concentrar no esboço de algumas Desarmonias padrões (Tabela 17.3).

Numa Desarmonia, geralmente o pulso dos Rins (*Shen*) tende a ser profundo, uma vez que este Órgão controla a Essência (*Jing*) que está associada com o nível profundo do pulso; o pulso do Baço/Pâncreas (*Pi*) tende a ser vazio, uma vez que a Desarmonia freqüentemente está associada com a Deficiência de *Qi* e de Sangue (*Xue*) e também pelo fato de que o Baço/Pâncreas (*Pi*) e o Estômago (*Wei*) formam o Sangue (*Xue*), o pulso do Baço/Pâncreas tende a estar associado com a profundidade média; o pulso do Fígado (*Gan*) tende a ser tenso, uma vez que este Órgão (*Zang*) governa o movimento suave e uniforme e livre circulação de *Qi* e se houver Desarmonia ocorre a obstrução do fluxo de *Qi*; o pulso do Coração (*Xin*) tende a ser intermitente, uma vez que a regularidade dos batimentos determina também a do pulso e o pulso do Pulmão (*Fei*) tende a ser superficial, uma vez que este Órgão comanda o *Qi* que está associado com o nível superficial do pulso e porque o Pulmão (*Fei*) é o Órgão (*Zang*) mais superficial, por isso, mais afeito à agressão por fatores de doenças externos. O Vento Externo está também associado com o pulso superficial, uma vez que esta energia, freqüentemente, representa o primeiro estágio da invasão, afetando as áreas externas do corpo.

Tabela 17.3 – Desarmonias com suas características no pulso.

Desarmonias	Características do pulso
Deficiência de *Yang*	Profundo, retardado
Deficiência de *Yin*	Fraco, rápido
Deficiência de *Qi*	Vazio
Deficiência de Sangue (*Xue*)	Fraco, flutuante
Deficiência de Essência (*Jing*)	Inconstante, variável
Deficiência de Líquido Orgânico (*Jin Ye*)	Fraco, flutuante

Desarmonias	Características do pulso
Deficiência	Vazio
Excesso	Cheio
Interna	Profundo
Externa	Superficial
Frio	Retardado, duro
Calor	Rápido

Desarmonias	Características do pulso
Calor de Verão	Superficial, cheio
Vento	Superficial
Vento-Calor	Superficial, rápido
Vento-Frio	Superficial, duro
Umidade	Escorregadio
Umidade-Frio	Escorregadio, retardado
Umidade-Calor	Escorregadio, rápido
Mucosidade	Escorregadio
Estagnação do Sangue (*Xue*)	Flutuante, tenso
Perda de Sangue (*Xue*)	Cavo

Os padrões dos pulsos acima referidos são generalizados, significando com isto que um pulso tenso não indica necessariamente uma Desarmonia do Fígado (*Gan*) e, nem sempre, o Calor de Verão produz um pulso superficial cheio.

Análise de combinações de características do pulso

As características do pulso raramente ocorrem de modo isolado, mas sim combinada, de modo que podem estar presentes várias características. A determinação destas características no pulso constituem a arte e a ciência do diagnóstico pulsológico, devendo-se determinar claramente quais as características e associações que estão presentes e quais delas as predominantes. Em seguida, deve-se interpretar estes dados em termos do *Yin* e *Yang*, Padrões dos Oito Princípios, Fatores da Doença, Matérias e Órgãos e Vísceras (*Zang Fu*). Poucos são os pulsos que dão característica ambígua, por exemplo, a combinação flutuante e rápido pode indicar a Mucosidade-Fogo, e um pulso fraco e flutuante pode indicar a Deficiência de Sangue (*Xue*), Deficiência da Energia Ancestral (*Jing*) ou a Deficiência de Líquido Orgânico (*Jin Ye*). Nestes casos, devem ser considerados outros sintomas para se determinar o padrão determinante.

No entanto, apesar da ambigüidade, há uma lógica clara na análise de associação das características do pulso. Assim, algumas das associações mais comuns das Desarmonias do Fígado (*Gan*) são mostradas na Tabela 17.4.

Obviamente, existem outras interpretações possíveis para alguns destes pulsos, assim, por exemplo, pulso tenso e retardado pode indicar dor provo-

220 *Prática Clínica*

Tabela 17.4 – Alguns dos padrões comuns de pulso de Desarmonia do Fígado (*Gan*).

Desarmonias do Fígado (*Gan*)	Características do pulso
Depressão de *Qi* do Fígado	Tenso
Depressão de *Qi* do Fígado com acometimento de Baço/Pâncreas e Estômago, isto é, com Deficiência de Baço/Pâncreas e Estômago	Tenso, vazio
Depressão de *Qi* do Fígado com acometimento de Baço/Pâncreas e do Estômago com formação de Mucosidade	Tenso, flutuante
Depressão de *Qi* do Fígado com Estagnação de Sangue	Tenso, flutuante
Deficiência de Sangue do Fígado	Tenso, fraco, flutuante
Deficiência de *Yin* do Fígado	Tenso, fraco, rápido
Fogo do Fígado	Tenso, cheio, rápido
Umidade-Calor no Fígado e na Vesícula Biliar	Tenso, escorregadio, rápido
Invasão de Frio no Canal e Colateral do Fígado	Tenso, retardado

cada pela Estagnação pelo Frio e não relacionada à Desarmonia do Fígado, mas a Tabela 17.4 fornece um guia útil.

Língua

A língua pode fornecer informações sobre as origens, gravidade e a evolução provável de uma doença. As alterações no corpo ou no revestimento lingual podem ajudar o diagnóstico e o prognóstico de um curso de uma doença e de um tratamento.

Uma língua que está pálida, úmida e levemente mole indica um prognóstico melhor do que aquela que está com palidez acentuada, bastante úmida e mole, assim como se a língua antes do tratamento estivesse avermelhada, que indica o Calor, com o tratamento retorna à cor normal, isto significa que o tratamento foi bem-sucedido. Porém, se durante o tratamento a língua de cor avermelhada passa a escarlate, isto significa que houve a piora do quadro de Calor porque o tratamento foi incorreto ou que houve a mudança da situação da doença, neste caso, requerendo um outro tipo de tratamento.

As manifestações que ocorrem na língua são menos instáveis do que do pulso, por isso não fornece as informações com a mesma extensão e profundidade do pulso, no entanto, ela fornece as mesmas informações que o pulso no que se refere a Padrões de Oito Princípios, Matéria, Fatores de Doença e Órgãos e Vísceras (*Zang Fu*).

A língua, de maneira semelhante ao pulso, não fornece informação sobre os Canais e Colaterais (*Jing Luo*). O estudo da língua, segundo a concepção da Medicina Tradicional Chinesa, foi introduzido recentemente no ocidente, por isso há menos idéias errôneas do que em relação ao pulso.

Características da língua em Desarmonias mais comuns

O estudo da língua foi divulgado em outra publicação,[17] por isso, será dado um resumo das características da língua de algumas Desarmonias para ilustrar a teoria básica aplicada no diagnóstico pela língua (Tabela 17.5).

A Tabela 17.5 é apenas uma diretriz, é importante lembrar que o revestimento lingual fino não significa somente a Deficiência, mas *também pode ser* causado pela agressão por fatores de doenças externas, assim como a

Tabela 17.5 – Algumas Desarmonias básicas com suas características na língua.

Desarmonias	Características da língua
Deficiência de *Yang*	Pálida, úmida, mole, revestimento mais ou menos branco
Deficiência de *Yin*	Vermelha, revestimento mais ou menos fino
Deficiência de *Qi*	Pálida, mole
Deficiência de Sangue	Pálida, fina
Estagnação de Sangue	Púrpura, manchas mais ou menos púrpuras
Deficiência de Líquido Orgânico	Seca, fina
Acúmulo de Líquido Orgânico	Úmida, mole

Desarmonias	Características da língua
Deficiência	Revestimento fino
Excesso	Revestimento grosso
Interno	Alterações no corpo e/ou no revestimento
Externo	Alterações no revestimento
Frio	Pálida, revestimento branco
Calor	Vermelha, revestimento amarelo

Desarmonias	Características da língua
Umidade	Úmida, revestimento gorduroso
Umidade-Calor	Vermelha, revestimento gorduroso e amarelado
Mucosidade	Revestimento gorduroso, grosso
Obstrução pelo Frio	Pálida, púrpura, úmida
Estagnação de Sangue	Púrpura, manchas púrpuras

Deficiência pode levar ao acúmulo e à estagnação de alimentos, à Mucosidade e à estagnação de Líquido Orgânico (*Jin Ye*), resultando, em todos os casos, num revestimento lingual grosso. As características da língua sempre devem ser utilizadas conjuntamente com as informações obtidas da inspeção, do interrogatório e do pulso. Estas são consideradas mais importantes que as obtidas pelo exame da língua.

Obs.: Às vezes, a língua é descrita como inchada ou intumescida, com ponta recortada e "marcas de dentes" – que são impressões aparentes de dentes. Neste livro, estas características estão enquadradas como língua mole que aparece freqüentemente com as Deficiências de *Qi*, de *Yang* ou no acúmulo de Líquido Orgânico (*Jin Ye*).

Áreas da língua

O corpo da língua, de maneira rudimentar, pode ser dividido em áreas que correspondem aos Cinco Órgãos (*Zang*), tal como está ilustrado na Figura 17.1.

As alterações que se manifestam no centro da língua nem sempre indicam Desarmonias do Baço/Pâncreas (*Pi*) e do Estômago (*Wei*), outras, também, podem se manifestar no centro da língua, assim como os pontos avermelhados na face lateral da língua podem ser vistos nas Desarmonias crônicas do Fígado (*Gan*) e da Vesícula Biliar (*Dan*) ou podem representar, também, uma condição aguda de acometimento pelo Vento Externo.

Análise de associação das características da língua

As características da língua raramente aparecem isoladas, tal como acontece no exame do pulso, manifestando-se em associação; por exemplo, na Tabela 17.6 são mostradas as Desarmonias do Fígado (*Gan*).

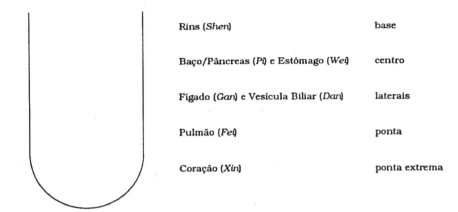

Figura 17.1 – Correspondência das áreas da língua com os Órgãos e Vísceras (Zang Fu).

Pode-se observar que as informações oferecidas pela língua são menos específicas do que as do pulso, não existindo uma qualidade específica que corresponda a um pulso tenso que está presente em quase todas as Desarmonias do Fígado (Gan), por isso, estas não podem ser decididas simplesmente pelo exame de língua. Assim, como uma língua púrpura indica somente a estagnação de Sangue, por isso necessita do exame do pulso e de outros dados clínicos para determinar se existe ou não com a Depressão do Qi do Fígado.

Resumo

As três técnicas principais de diagnóstico na ordem de importância são a inspeção-interrogatório, pulso e língua. Todos são utilizados em conjunto para fornecer um quadro nítido e detalhado da Desarmonia.

Diferenciação de padrões de Desarmonia

A prática clínica baseia-se na diferenciação dos padrões de Desarmonia envolvidos na doença, que na Medicina Tradicional Chinesa são caracterizadas em termos de Yin e Yang, Oito Princípios, Fatores de Doença, Matérias, Canais e Colaterais (Jing Luo) e Órgãos e Vísceras (Zang Fu). As informações obtidas pela inspeção-interrogatório, pulso e língua são consideradas nestes termos. Assim, uma paciente que reclama de inquietação e insônia, com dores de

Tabela 17.6 – Características da língua na Desarmonia do Fígado (Gan).

Desarmonias do Fígado	Características da língua
Depressão do Qi do Fígado com acometimento do Baço/Pâncreas pelo Fígado	Normal; revestimento gorduroso branco
Depressão do Qi do Fígado com Estagnação do Sangue	Púrpura
Deficiência de Sangue do Fígado	Pálida, mais ou menos fina, seca
Yin do Fígado Deficiente com a Hiperatividade de Yang do Fígado	Vermelha, pontos mais ou menos vermelhos nos lados, seca, pouco revestimento
Fogo do Fígado	Vermelha, principalmente nos lados e, às vezes, na ponta, revestimento seco, amarelado e grosso
Umidade-Calor no Fígado e na Vesícula Biliar	Vermelha, revestimento gorduroso, amarelado
Estagnação de Frio no Canal do Fígado	Revestimento branco e úmido

Métodos Clínicos 223

cabeça leves periódicas na região temporal e tensão pré-menstrual que se agrava com estresse e irritação, com pulso tenso, fraco, levemente rápido e a língua vermelha nos lados foi analisada como se segue:

Yin e Yang e Oito Princípios

A causa provável é interna, mais do que externa, uma vez que o quadro é crônico e não agudo. O pulso levemente rápido e a língua vermelha sem revestimento indicam que o fator de doença é mais Calor do que Frio. Entretanto, a suavidade da dor de cabeça e a característica fraca do pulso indicam mais Deficiência do que Excesso e o fato de que o pulso é levemente rápido indica que se trata de Calor Deficiente (Falso-Calor) e não Calor Real. A combinação da língua vermelha sem revestimento com o pulso fraco levemente rápido, indica uma condição de Deficiência de *Yin* do que uma Deficiência de *Yang*. Em resumo, trata-se de causa interna crônica, de Calor Deficiente, originada pela Deficiência de *Yin*.

Fatores de doença

Os lados avermelhados da língua poderiam ter sido causados pela invasão aguda de Vento-Calor ou poderiam estar associados com Desarmonia de Fígado (*Gan*) e Vesícula Biliar (*Dan*), sendo esta a mais provável, visto tratar-se de causa crônica com sintomas de envolvimento de Fígado (*Gan*) , tais como, dor de cabeça e pulso tenso. O fator precipitador pode ter sido emocional, uma vez que a tensão pré-menstrual era agravada pelo estresse e irritação. Em resumo, os fatores de doença podem ter sido predominantemente internos, associados com a Desarmonia emocional.

Matérias (Substâncias)

A Deficiência de *Yin* pode ter causado a Deficiência de Líquido Orgânico (*Jin Ye*), uma vez que havia sintomas tanto de Deficiência como de Calor, por exemplo, o pulso fraco, rápido e língua vermelha. Também pode ter sido envolvido algum distúrbio de Consciência (*Shen*) na insônia e inquietação, associado com Fogo no Fígado (*Gan*) afetando o Coração (*Xin*). Em resumo, Deficiência de *Jin Ye* e distúrbio de *Shen* eram os dois padrões de Desarmonia mais prováveis das Matérias.

Canais e Colaterais (Jing Luo) e Órgãos e Vísceras (Zang Fu)

A primeira indagação é se esta doença envolve somente Canais e Colaterais (*Jing Luo*) ou somente Órgãos e Vísceras (*Zang Fu*); pelo fato de haver alteração no pulso e na língua, teria que estar envolvido o Órgão (*Zang*) que foi reforçado pela presença de sintomas internos crônicos, tais como mudanças no ciclo menstrual; o envolvimento do Canal da Vesícula Biliar (*Dan*), foi evidenciado pela localização da dor de cabeça, mostrando que era um padrão predominantemente de *Zang Fu* do que de Canal de Energia (*Jing Luo*).

A segunda indagação era em saber quais os *Zang Fu* envolvidos. O pulso tenso sugere Fígado (*Gan*) e talvez Vesícula Biliar (*Dan*), enquanto a dor de cabeça sugere Fígado (*Gan*) e/ou Vesícula Biliar (*Dan*), e a localização temporal da dor de cabeça sugere Vesícula Biliar (*Dan*).

A terceira indagação era qual o padrão de Desarmonia de Fígado (*Gan*) e Vesícula Biliar (*Dan*). A tensão pré-menstrual e a dor de cabeça sugerem Fígado (*Gan*) Hiperativo; e o pulso fraco, levemente rápido e a língua vermelha com pouco revestimento sugerem que o *Yang* do Coração (*Gan Yang*) Hiperativo estava associado com Deficiência de *Yin* do Fígado (*Gan Yin*). Em resumo, havia

224   *Prática Clínica*

o predomínio de *Zang Fu* mais do que de *Jing Luo*, e associado com *Yin* Deficiente e *Yang* Hiperativo de Fígado (*Gan*), com envolvimento de Canal de Vesícula Biliar (*Dan Jing Luo*).

A doença desta paciente poderia ser descrita como uma condição de Deficiência de Calor Interno, originada por Desarmonia emocional, envolvendo a Deficiência de *Jin Ye* e distúrbio de Consciência (*Shen*) e provocando a Deficiência de *Yin* e *Yang* Hiperativo de Fígado (*Gan*), com envolvimento de Canal da Vesícula Biliar (*Dan Jing Luo*).

Tratamento

Com os dados obtidos da inspeção-interrogatório, do pulso e da língua, e feito corretamente a diferenciação dos padrões de Desarmonia envolvidos, o próximo passo é o tratamento, que envolve a seleção, a localização e uso dos pontos de Acupuntura, corretos para o tratamento específico do padrão de Desarmonia.

Escolha dos pontos de Acupuntura

Os padrões de doença estão relacionados, como já visto no Capítulo 5, em termos de *Yin Yang*, Padrões dos Oito Princípios, Fatores de Doença, Matérias, *Jing Luo* e *Zang Fu*, e os pontos são selecionados de acordo com estes princípios. Assim, nos casos de tensão pré-menstrual e dor de cabeça, do tipo apresentado pela paciente:

Yin Yang *e Padrões dos Oito Princípios*

Para o tratamento de Deficiência de Calor Interno, isto é, Deficiência de *Yin*, são usados os pontos para nutrir o *Yin*, por exemplo, BP-6 (*Sanyinjiao*) e R-3 (*Taixi*).

Fatores de Doença

Para o tratamento da Desarmonia emocional relacionada com a inquietação e insônia podem ser usados para pacificar o Coração (*Xin*) e a mente pontos, tais como, C-6 (*Yinxi*), C-7 (*Shenmen*), M-HN-3 (*Yintang*) e M-HN-54 (*Anmian*). Para Desarmonia emocional relacionada com a irritação e a tensão prémenstrual, poderia ser usado F-3 (*Taichong*) para pacificar o Fígado (*Gan*).

Matérias

Para Distúrbio de espírito (*Shen*), os pontos listados para inquietação e insônia poderiam ser usados, e para Deficiência de *Jin Ye*, os pontos listados para *Yin* Deficiente poderiam ser aplicados.

Zang Fu *e Canais e Colaterais (Jing Luo)*

Para o tratamento de Deficiência de *Yin* do Fígado podem ser usados os pontos, tais como, BP-6 (*Sanyinjiao*) e R-3 (*Taixi*) e para a Hiperatividade de *Yang* do Fígado, com a invasão do Canal da Vesícula Biliar (*Dan*), os pontos F-3 (*Taichong*), VB-20 (*Fengchi*) e VG-20 (*Baihui*) poderiam ser usados para acalmar o Fígado (Gan) e harmonizar o *Yang* Hiperativo no alto.

Em resumo, em tais casos os pontos F-3 (*Taichong*), VB-20 (*Fengchi*), VG-20 (*Baihui*), BP-6 (*Sanyinjiao*), R-3 (*Taixi*), C-6 (*Yinti*), C-7 (*Shenmen*), *Yintang* e *Anmian* poderiam ser usados. Mas este é somente um exemplo teórico e, os pacientes na hora do tratamento, seriam avaliados de acordo com suas necessidades individuais.

Uso dos pontos de Acupuntura

Após a seleção e a localização correta dos pontos de Acupuntura, o próximo passo é o uso correto do ponto, havendo três aspectos principais a serem considerados:

Escolha correta do método
Produção da sensação de Acupuntura
Técnica correta de inserção e manipulação

Escolha correta do método

O principal método é o da inserção de agulha de Acupuntura com manipulação manual, porém há outras técnicas, por exemplo, a moxa, a ventosa, a sangria, eletroacupuntura e assim por diante. Visto que estas técnicas já foram citadas com detalhes em outra parte,[13] não serão discutidas aqui.

Produção da sensação de Acupuntura

O paciente pode ou não sentir a picada com uma boa técnica de inserção da agulha, conforme ela penetra a pele, porém se a agulha estiver sem corte ou se for inserida muito lentamente, pode ser muito dolorosa. Uma vez estando a agulha na pele, o profissional procura produzir uma sensação bem definida – o *De Qi* ou "sensação da Acupuntura", que é percebida como uma sensação de adormecimento, de inflamação, de peso, de dor ou de distensão; e alguns pacientes podem ter a sensação de calor ou de frio, ou mesmo de uma sensação como de um choque elétrico lento. Esta sensação é diferente da dor que pode aparecer se houver inserção incorreta do ponto, ou se a agulha raspar o osso, perfurar uma veia sangüínea, penetrar num nervo principal ou se ficar presa em um tendão. É importante que tanto o profissional como o paciente possam distinguir a dor e a verdadeira sensação da Acupuntura. Esta, pode ser desconfortável, mas é diferente da dor. O aparecimento de *De Qi* indica a inserção correta do ponto e dor indica a incorreta, exceto para alguns pontos, tais como aqueles localizados nas palmas das mãos e nas plantas dos pés e nas extremidades dos dedos das mãos e dos pés, que são dolorosos, mesmo havendo a inserção correta. Embora *De Qi* seja obtido geralmente nos pontos situados nos membros e no tronco, os profissionais não devem tentar produzir sensações na cabeça e no rosto; por isso alguns autores simplesmente inserem e manipulam levemente, evitando qualquer sensação forte, enquanto outros, procuram produzir somente sensações leves de distensão.

O termo *De Qi*, "sensação da Acupuntura" ou "reação da agulha", indica a "chegada de *Qi*" no ponto de Acupuntura. A importância de se "obter o *Qi*" não deve ser muito enfatizada e, se ele não for obtido após a inserção, devem ser usados vários métodos de manipulação de agulha até o seu aparecimento. Entretanto, em pacientes fracos pode ser difícil de se obter o *De Qi*, podendo aparecer lentamente ou mesmo nem aparecer. De modo geral, se o *De Qi* vier rápido e facilmente é de bom prognóstico, indicando que apresenta *Qi* suficiente dentro dos Canais e Colaterais para promover a recuperação. Se for difícil de se obter o *De Qi*, isto pode indicar um mau prognóstico e uma recuperação lenta. No entanto, o *De Qi* pode aparecer mais facilmente durante o tratamento, significando o aumento do *Qi* do paciente. Para determinados pontos de Acupuntura, assim como para determinados pacientes, o *De Qi* pode ser sempre fraco, mesmo que o tratamento traga resultado.

Técnica correta de inserção e manipulação

Esta parte foi vista em detalhes em outro lugar,[13,18] e, de fato, a variedade de diferentes técnicas de inserção e de manipulação freqüentemente é confusa.

226 *Prática Clínica*

Enquanto as mais complexas técnicas, com seus nomes adoráveis como "Batalha do Tigre e o Dragão" e o "Fênix Macho e Fêmea Embaralham suas Asas", podem ter validade em certas situações, é importante que se entenda os princípios básicos da técnica de manipulação, antes de ir para as mais complexas.

Os três métodos fundamentais de manipulação de agulha estão relacionados com as três condições básicas de Desarmonia:

Excesso
Deficiência
Intermediária ou mista

Os estados de Excesso devem ser sedados, os de Deficiência devem ser tonificados e os Intermediários, harmonizados. Na Tabela 17.7 são apresentados os três principais métodos de manipulação da agulha juntamente com as condições associadas para as quais são usados, o tipo de manipulação adotado e o tipo de sensação apresentada.

Qualquer que seja o método utilizado de tonificação, de harmonização ou de sedação, a agulha é inserida e deve-se sempre obter o *De Qi*. A diferença entre os três métodos está na "força" da sensação da Acupuntura e no "tipo de manipulação" usado para obtê-la.

No caso de Deficiência, principalmente nos pacientes de constituição fraca, é usada a manipulação leve para que a sensação seja suave, a fim de tonificar suavemente e assim, fortalecer a Deficiência. Se for usada manipulação forte, no caso de Deficiência produzindo uma sensação forte, o paciente pode desmaiar, porque sua energia está fraca. Por outro lado, se o paciente estiver num estado de Excesso, por exemplo, com dor intensa ou febre, a manipulação suave pode ser insuficiente para dispersar o Excesso. Apesar de que, a manipulação forte, é apropriada para situações de Excesso em um paciente de constituição forte, porém em um paciente com uma constituição fraca, com a condição de Excesso, é melhor ter cautela, não fazendo manipulação excessivamente forte, pois pode haver a perda da consciência.

A dor forte está geralmente associada com o estado de Excesso, e o efeito analgésico da eletroacupuntura é visto como método de dispersão, equivalente a uma forte manipulação manual das agulhas, isto ocorre nas cirurgias médicas e odontológicas, no parto e na situação de dor extrema, tais como na nevralgia do trigêmeo. A febre é uma manifestação comum de condição de Excesso de Calor interno agudo. O Calor pode ser dispersado pelo uso de pontos apropriados usando-se o método de Sedação, fazendo-se a estimulação forte sem reter as agulhas, ou, de modo alternativo, retendo e manipulando as agulhas intermitentemente. Por exemplo, a malária e a disenteria bacteriana são doenças febris raramente tratadas pela Acupuntura no ocidente, onde a maioria dos casos se deve à Deficiência e/ou à Estagnação. Embora o método de Sedação possa ser usado para remover a Estagnação local no Canal e na área, o ponto E-39 (*Tiakou*) pode ser utilizado para o ombro congelado ou N-UE-17 (*Neihegu*) para tratar o torcicolo. No ocidente, o método de tonificação ou de harmonização são mais comumente usados do que o método de Sedação.

Tabela 17.7 – Três métodos básicos de manipulação da agulha.

Métodos	Condições	Manipulações	Sensações
Tonificação	Deficiência	Leve, lenta, pequena	Suave
Harmonização	Intermediária ou mista	Moderada	Moderada
Sedação	Excesso	Forte, rápida, grande	Forte

Às vezes, as condições agudas podem ter aspectos de Excesso, mesmo que tenham origens na Deficiência básica, nestes casos, a sedação deve ser usada durante a fase de Excesso agudo e o método de tonificação deve ser aplicado entre as crises agudas para fortalecer a Deficiência básica, embora, mesmo na fase aguda, deva ser mais seguro utilizar o método de harmonização se o paciente estiver enfraquecido, pois pode haver o desmaio.

Resumo

O tratamento bem-sucedido deve-se à correta seleção dos pontos, à localização precisa, e, se for o caso de inserção manual da agulha de Acupuntura, com a manipulação da agulha. É essencial obter *De Qi*.

Há três condições básicas: Excesso, Deficiência e Intermediária. Para reduzir as condições de Excesso, deve-se usar uma manipulação forte, de modo que haja uma forte sensação de Acupuntura. Para tonificar a Deficiência, a manipulação deve ser suave para produzir uma sensação suave de agulha. Em condições que são intermediárias entre o Excesso e a Deficiência, ou em condições que contenham aspectos tanto de Excesso como de Deficiência, o método é o da harmonização, com manipulação e sensação de Acupuntura moderadas.

Instrução ao paciente

O objetivo do diagnóstico é a percepção clara dos diferentes padrões de Desarmonia envolvidos na doença. Isto possibilita a escolha dos pontos de Acupuntura e a utilização dos métodos. Compreendendo-se os fatores que originam e agravam a doença estes podem ser transmitidos ao paciente, de modo que possa tomar as medidas necessárias para evitar ou reduzir os fatores de doença. O tratamento e a instrução combinam-se para combater a Desarmonia; em algumas situações simples, o tratamento isolado pode ser suficiente, embora, em outras, a Desarmonia só pode ser melhorada com a participação ativa do paciente. Geralmente a associação do tratamento com Acupuntura e com as medidas auxiliares corretas feitas pelo paciente são condições para alcançar uma melhora definitiva. É o que ocorre nos casos complexos de Deficiência crônica. Uma Desarmonia pode se tornar crônica, a menos que seja dado ao paciente um entendimento claro das origens da doença, e mostrado quais procedimentos auxiliares a adotar, se não, pode haver um resultado parcial com o tratamento pela Acupuntura. Em outras palavras, as ações apropriadas dos pacientes para ajudar a si mesmos podem reduzir amplamente seus sofrimentos e as necessidades de Acupuntura ou de outros tratamentos médicos.

Há dois aspectos principais da instrução ao paciente: primeiro, preocupar-se com a identificação dos fatores que originam a doença, e então prescrever as medidas auxiliares apropriadas para combater fatores e para tratar as mudanças patológicas associadas; segundo, preocupar-se em ajudar os pacientes num nível mais pessoal, devendo para isso, ajudá-los a entender e aceitar a si mesmos e ainda determinar a mudança dos padrões que viviam. Estes são a base da instrução ao paciente.

Identificação de fatores determinantes da doença e seleção de medidas auxiliares

Esta seção refere-se ao capítulo prévio sobre Origens de Doença, visto que o objetivo da instrução ao paciente é de identificar os fatores originadores, e

228 *Prática Clínica*

então, mostrar ao paciente como evitá-los ou reduzí-los. As três principais categorias de fatores originadores são: externa, interna, e nem interna ou externa. As Tabelas 17.8, 17.9 e 17.10 listam cada fator originador com um exemplo de medida apropriada ou auxiliar, e dá um exemplo de Padrão de Doença Comum no qual o fator originador pode estar envolvido.

Algumas destas medidas preventivas e auxiliares podem parecer óbvias, todavia, se as pessoas adotassem firmemente estas medidas, haveria pouco mal-estar e doença no mundo. As pessoas são ignorantes destas medidas ou as ignoram insensatamente por várias razões. A instrução ao paciente consiste em dar um quadro claro dos fatores originadores das doenças e mostrar as medidas adequadas de auto-ajuda.

Serão considerados agora alguns dos exemplos listados nas tabelas com um pouco mais de detalhe.

Resfriado comum

Invasão de Pulmão (*Fei*) pelo Vento-Frio Externo pode resultar na lesão da função de difusão do Pulmão (*Fei*), facilitando a invasão de Vento-Frio, que pode aumentar o Calor no Pulmão (*Fei*) devido à estagnação resultante da fraca função de dispersão, e, por sua vez, posteriormente o Calor pode enfraquecer esta função. Tanto a Deficiência da função de Dispersão do Pulmão (*Fei*) quanto o Calor no Pulmão (*Fei*) são agravados pelo hábito de fumar. Se o *Qi* do Baço/Pâncreas (*Pi Qi*) estiver Deficiente, formar-se-á insuficiência de *Qi* dos Grãos (*Gu Qi*), podendo, então, o *Qi* do Pulmão (*Fei Qi*) ficar Deficiente com debilidade

Tabela 17.8 – Fatores externos – clima.

Fatores	Medidas terapêuticas	Desarmonias
Vento	Evitar exposição ao vento	Resfriado comum
Frio	Evitar exposição ao frio	Asma aguda
Calor	Evitar exposição ao vento e ao calor	Alguns casos de urticária aguda
Umidade	Evitar locais úmidos, roupas úmidas, etc.	*Bi* permanente
Secura	Evitar ambientes secos	Tosse seca
Calor de verão	Evitar exposição ao sol em excesso	Insolação

Tabela 17.9 – Fatores internos – emoções.

Fatores	Medidas terapêuticas	Desarmonias
Alegria	Exercícios de respiração, relaxamento e meditação; moderação da vida social, etc.	Insônia
Raiva	Igual para alegria; exercício físico; evitar álcool e comida rica em gorduras, etc.	Dor de cabeça
Mágoa, tristeza	Vida social mais variada e intensificada, ajudar aos outros, etc.	Insuficiência cardíaca
Preocupação	Suplemento de ferro; reduzir a fonte de preocupação; reduzir estudo e pensamento em excesso; passear mais e atividade de relaxamento	Anemia
Medo, pavor	Evitar frio, especialmente na região lombar; descanso e relaxamento; evitar fontes de medo, etc.	Incontinência urinária

Tabelas 17.10 - Fatores variados.

Fatores	Medidas terapêuticas	Desarmonias
Alimentação	Regularizar hábitos alimentares, dieta balanceada, evitar excesso de comidas gordurosas, etc.	Dor epigástrica
Excesso de trabalho	Reduzir carga de trabalho; hábito e postura corretos; evitar frio e levantar peso; etc.	Dor lombar crônica
Ocupacional	Postura inclinada correta; melhorar respiração; exercício ao ar livre; evitar frio em excesso, etc.	Bronquite crônica
Exercícios Deficientes	Exercício vigoroso de todo o corpo, exercícios abdominais específicos; evitar frio em excesso e esforço na época da menstruação, etc.	Menstruação irregular
Relacionamentos	Aconselhamento, tanto do indivíduo como do casal; relaxamento, exercícios de meditação e respiração, etc.	Impotência
Sexo	Reduzir atividade sexual; reduzir excesso de trabalho físico e mental; evitar estresse desnecessário, etc.	Hematúria
Trauma	Aumentar e regularizar o sono; reduzir drogas; reduzir carga de trabalho; evitar estresse, etc.	Propensão a acidentes

da função de dispersão. Do mesmo modo, se a fraqueza de Qi do Pulmão (*Fei Qi*) levar à formação de Mucosidade, que pode se acumular no Pulmão (*Fei*), devido ao retardamento da função de difusão, ocorrerá secundariamente a fraqueza do Qi do Pulmão.

As medidas auxiliares podem incluir:

1. Evitar fatores de doença externos, tais como, Vento e Frio.
2. Exercícios de respiração e exercícios físicos para fortalecer o Qi do Pulmão (*Fei Qi*) e a função de dispersão do Pulmão (*Fei*), para dispersar a Mucosidade.
3. Parar de fumar para reduzir o Calor no Pulmão (*Fei*) e evitar dano posterior ao Qi do Pulmão (*Fei Qi*).
4. Melhorar a dieta e harmonizar hábitos alimentares para fortalecer o Qi do Baço/Pâncreas (*Pi Qi*), e portanto do Qi do Pulmão (*Fei Qi*) e do Qi Defensivo aumentando a resistência do corpo contra a invasão externa.

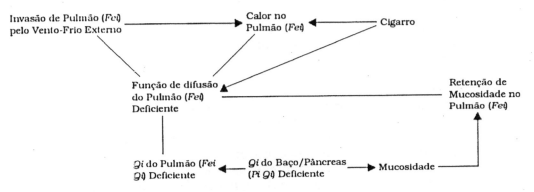

Figura 17.2 – Origens do resfriado comum.

230 *Prática Clínica*

Dor de cabeça

Dor de cabeça pode estar associada com muitos fatores de doença e com muitos padrões de Desarmonia. Ela pode surgir de invasão por Vento-Frio, Vento-Calor ou Vento-Umidade; pelo *Yin* dos Rins Deficiente ou *Yang* dos Rins Deficiente. A cefaléia pode estar associada com Sangue (*Xue*) Deficiente, *Qi* do Baço/Pâncreas (*Pi Qi*) Deficiente ou Mucosidade na parte superior do corpo; pode resultar de um trauma ou de estagnação de Sangue e freqüentemente ocorre com padrões de Desarmonia de Fígado (*Gan*) e Vesícula Biliar (*Dan*), principalmente na Depressão de *Qi* do Fígado, *Yang* do Fígado Hiperativo, Fogo do Fígado e agitação de Vento do Fígado. A cefaléia manifesta-se na situação onde a raiva e a frustração estão associadas com Depressão de *Qi* do Fígado (*Gan Qi*) e com a agitação do *Yang* do Fígado. A irritação está associada com *Yin* dos Rins Deficiente e com *Yin* do Fígado Deficiente, fatores que aumentam o *Yang* Hiperativo do Fígado. Este fato, resulta no distúrbio de circulação de *Qi* nos Canais situados na cabeça, principalmente nos Canais de Fígado (*Gan*) e Vesícula Biliar (*Dan*), que é agravado posteriormente pela invasão na parte alta do corpo pelo Vento-Frio Externo.

Nesses casos, o paciente pode tomar as seguintes medidas para evitar ou reduzir a intensidade dos fatores desencadeantes:

1. Evitar exposição da cabeça e pescoço ao Vento-Frio.
2. Evitar situações de estresse e de irritação.
3. Evitar padrões irregulares, especialmente ligados ao sono desregrado e insuficiente, evitar agravamento de Deficiência de *Yin* dos Rins e, conseqüentemente, da Deficiência de *Yin* do Fígado.
4. Evitar álcool e alimentos gordurosos que podem agravar a Depressão de *Qi* do Fígado (*Gan Qi*) transformando em *Yang* Hiperativo ou Fogo do Fígado.

Hematúria

A hematúria, ocorrência de sangue na urina, pode resultar de um ou mais dos seguintes fatores:

Trauma

Dano físico em uma parte do sistema urinário: rins, ureteres, bexiga ou uretra.

Excesso de trabalho físico

Isto pode enfraquecer o *Qi* dos Rins (*Shen Qi*, de modo que *Shen Qi* desça; e o *Qi* do Baço/Pâncreas (*Pi Qi*, de modo que *Pi* não possa manter adequadamente o Sangue nos Vasos Sangüíneos (*Xue Mai*), resultando em hematúria.

Doença crônica

Isto também pode enfraquecer o *Qi* dos Rins e do Baço/Pâncreas, resultando em hematúria.

Excesso de sexo

Dependendo da tendência inerente do paciente e das circunstâncias, o excesso de sexo pode enfraquecer o *Yin* dos Rins ou o *Yang* dos Rins. No primeiro caso, pode aumentar o Calor dentro dos Rins que pode resultar em sangramento, pela via Fígado ou Fogo do Coração, no segundo, pode aumentar a Deficiência de *Yang* do Baço/Pâncreas, e os dois juntos podem resultar na incapacidade de *Yang Qi* de manter o Sangue nos Vasos Sangüíneos, fato que ocorre com a doença crônica e excesso de trabalho físico.

Métodos Clínicos 231

Distúrbio emocional

O medo e o pavor podem aumentar a fraqueza dos Rins, porém a origem emocional mais comum da hematúria são o estresse, a irritação, o excesso de trabalho mental, a frustração e a raiva que aumentam a Deficiência de *Yin* dos Rins, o Fogo no Fígado (*Gan*) e Fogo no Coração (*Xin*). Se o Fogo do Coração (*Xin*) for transmitido para o Intestino Delgado (*Xiao Chang*), pode atingir a Bexiga (*Pang Guang*), causando inflamação, irritação e hematúria. O Fogo do Fígado (*Gan*) também pode ser transmitido para baixo, através do seu Canal que se conecta com a região urogenital, com resultados similares. O acúmulo de Calor na Bexiga (*Pang Guang*), proveniente destas fontes, pode resultar em Calor no Sangue (*Xue*) e em escape do Sangue dos Vasos Sangüíneos (*Xue Mai*).

Por isso, as medidas auxiliares apropriadas para o paciente com hematúria poderiam incluir:

1. Não fazer excesso de trabalho ou de exercício físico durante o tratamento, enquanto os Rins (*Shen*) e o Baço/Pâncreas (*Pi Qi*) recuperam a força. Evitar Frio Externo e Umidade.
2. Evitar o excesso de sexo principalmente quando está emocionalmente aborrecido, cansado, doente ou durante a recuperação de doença crônica ou aguda.
3. Evitar o excesso de trabalho mental, estresse mental e aborrecimento. Harmonizar e adequar o ritmo de alimentação, de repouso e de sono, nutrir o *Yin*, de modo que ele possa controlar o Fogo.

Ajudando os pacientes a se ajudarem

No ocidente, as principais origens de doença não são fatores físicos, mas padrões desarmoniosos de pensamento e de emoção.[20] Mudar estes padrões de Desarmonia enraizados é o mais importante, mas o mais difícil é a parte da instrução ao paciente, visto que muitas pessoas são distintamente relutantes em mudar suas personalidades. A regra destes padrões de sentimento e crença enraizada profundamente é o centro da instrução ao paciente. Visto que alguns indivíduos não podem cooperar com isso e que muitas pessoas podem cooperar com mudanças limitadas, elas devem ser graduais, um pouco de cada vez e somente dentro da capacidade do paciente. Há três componentes para a fórmula básica para mudança:

Entendimento
Motivação
Disciplina

Entendimento

Os pacientes necessitam primeiramente entender, por completo, o padrão de sua Desarmonia e o papel que desempenham na vida. Necessitam saber quais os aspectos de sua constituição e do comportamento que se tornaram os fatores originadores da doença. Desta maneira, podem conhecer quais os pensamentos, as emoções e os comportamentos que precisam ser modificados, e quais as medidas preventivas e auxiliares que são mais apropriadas.

Motivação

O entendimento isolado não é o suficiente, necessita haver motivação para colocar o conhecimento em prática, que pode vir somente de dentro do paciente; o profissional pode atuar como um catalisador, mas não pode fornecer a motivação para uma pessoa que necessita dela.

232 *Prática Clínica*

Disciplina

O entusiasmo momentâneo, a motivação temporária, é inútil. Mudar os padrões arraigados de pensamento e emoção é o trabalho de uma vida inteira. Disciplina é a aplicação de entendimento e de motivação por longos períodos de tempo, apesar de contrariedades e de desencorajamentos. Este é o único modo para que uma mudança possa ser eficaz e duradoura. Disciplina não significa estouros repentinos, de auto-tortura e de privação, é a implementação da mudança lenta, estável, suave, descartando o prejudicial e instruindo o útil.

Resumo

A instrução ao paciente apóia-se na percepção clara pelo profissional da desarmonia no contexto da vida e do ambiente do paciente. O médico precisa comunicar este conhecimento ao paciente para que, através do entendimento, do encorajamento e apoio do profissional, possa surgir a vontade e a motivação pela mudança dentro do paciente. Se o paciente puder desenvolver a disciplina para manter esta motivação e aplicar o conhecimento por um certo período de tempo, terá os meios para ter a saúde de longa duração.

Resumo da seqüência de procedimentos clínicos

Vamos imaginar que um paciente venha para a consulta reclamando de dor e mal-estar na região lombar. Qual seria a seqüência provável de procedimentos clínicos, e qual é sua lógica?

Preliminares

É importante que o médico esteja fisicamente disposto e mentalmente calmo. O profissional necessita conhecer todos os princípios teóricos e estar familiarizado com os principais padrões de Desarmonia e de Doença Comum e com sua trocas e associações que ocorrem na prática clínica. O médico tem que ser competente em todas as técnicas mais importantes de diagnóstico e de tratamento, e ser perceptivo e saber dar apoio ao paciente.

A seqüência

Logo que o paciente entra no consultório, o médico começa a montar o esquema para o entendimento do padrão de Desarmonia do paciente, procurando organizar as informações das três principais áreas de diagnóstico – inspeção-interrogatório, pulso e língua – em termos das concepções básicas da Medicina Tradicional Chinesa: *Yin* e *Yang*, Oito Princípios, Fatores de Doença, os Padrões de Desarmonia de Matérias, Canais e Colaterais (*Jing Luo*) e *Zang Fu*.

Princípios gerais

Agudo ou crônico

A primeira pergunta é sobre se a doença é aguda ou crônica. Se for aguda, é genuinamente aguda ou é uma crise aguda sobre um padrão crônico?

Padrões de Desarmonia dos Oito Princípios

As próximas perguntas envolvem os padrões de Desarmonia dos Oito Princípios. A doença é Interna ou Externa, e se Externa, é puramente Externa ou Externa devido a/ou misturada com um padrão Interno subjacente? É um padrão de Calor ou Frio, é uma oscilação entre/ou uma combinação tanto de

Calor como de Frio? É um padrão de Excesso ou de Deficiência, e se for de Excesso, é um Excesso real, é temporário ou é um Excesso local sobre um padrão de Deficiência? É um padrão *Yin* ou *Yang*?

Fatores de doença
É necessário saber quais os fatores de doença que estão envolvidos; se são fatores Externos, tais como Vento e Frio, fatores Internos, tais como, raiva e medo, fatores variados, tais como trauma e desnutrição.

Matérias, Canais e Colaterais (Jing Luo) e Zang Fu
O médico tem como objetivo determinar quais padrões de Desarmonia das Matérias que estão envolvidos, tais como *Qi* Deficiente ou Sangue Estagnante; se esta é uma Desarmonia predominantemente de Canais e Colaterais (*Jing Luo*) ou *Zang Fu*; e quais os que estão envolvidos.

Dor nas costas em geral

Aguda ou crônica
A dor nas costas pode ser aguda devido a um trauma recente, resultando em estagnação local de *Qi* e Sangue (*Xue*) ou um acidente de anos atrás poderia ter deixado uma área de fraqueza de circulação de *Qi* e de Sangue (*Xue*), que pode ser periodicamente ativada pela invasão de Vento-Frio, resultando em dor nas costas.

Padrões de Desarmonia dos Oito Princípios
Exposição ao Vento, Frio e Umidade extremos, pode provocar uma condição Externa aguda; uma fraqueza congênita de região lombar pode estar associada com uma doença interna crônica, que pode predispor à invasão de fatores de doença externos, produzindo doenças crônicas com crises agudas periódicas.

A dor nas costas pode estar associada com o Frio ou o Calor, seja Externo ou Interno. O Frio Interno e a Umidade no corpo podem transformar em Umidade-Calor e, por fim, a dor pode estar associada com *Yin* Deficiente ou com *Yang* Deficiente.

Fatores de doença
Os principais fatores de doença Externos envolvidos incluem o Vento, o Frio e a Umidade, e os principais fatores de doença Internos incluem o medo e pavor que podem lesar o *Qi* dos Rins (*Shen Qi*) e *Yang* dos Rins (*Shen Yang*), e o estresse mental e emocional que podem lesar o *Yin* dos Rins. Os principais fatores de doença mistos são exercícios insuficientes, excessivos ou inapropriados; excesso de trabalho, de sexo, tendência hereditária, trauma, desnutrição e ocupação (profissão) ou postura e hábitos inadequados.

Matérias, Jing Luo e Zang Fu
As Desarmonias das Matérias comuns em afecções lombares são o *Qi* Deficiente, a Essência (*Jing*) Deficiente e *Qi* e Sangue Estagnante que podem ocorrer nos Canais de Bexiga (*Pang Guang*) e *Du Mai*; ou *Zang Fu* pode estar envolvido, principalmente os Rins (*Shen*), por exemplo, *Qi* dos Rins (*Shen Qi*) Deficiente, Essência dos Rins (*Shen Jing*) Deficiente, *Yin* dos Rins (*Shen Yin*) Deficiente ou *Yang* dos Rins (*Shen Yang*) Deficiente. A difusão para baixo do Calor-Umidade indo para a Bexiga (*Pang Guang*), discutido na página 80, pode

234 *Prática Clínica*

ser incluído entre sintomas, a dor lombar em golpes ou grave que está associada com litíase das vias urinárias, disúria ou hematúria. Em pacientes do sexo feminino, a dor lombar pode estar associada com distúrbios menstruais ou com a gravidez.

Um caso específico de dor lombar

As situações clínicas raramente são simples; e não há geralmente um único fator, mas uma combinação de vários fatores de doença, por exemplo:

Um homem de 30 anos de idade, vindo de uma família propensa a ter dor lombar. Na idade entre 18 e 20 anos teve um acidente envolvendo a parte inferior das costas, mas sem problemas seqüentes na época. A partir dos 22 anos, começou seu próprio negócio que envolvia excesso de trabalho, fadiga e estresse. Aos 24 anos, na tentativa de recuperar a forma, começou a levantar peso. Dos 23 anos em diante, teve dor lombar mais ou menos contínua que piorava no inverno, geralmente agravada pelo Frio e Umidade. Aos 30 anos, teve uma dor em golpe na região lombossacra esquerda, após uma sessão de levantamento de peso, persistindo até a primeira consulta para o tratamento.

O médico diagnosticou o seguinte padrão: Era uma condição crônica com crises periódicas ocorrendo por várias razões. Havia uma fraqueza básica na circulação de *Qi* e Sangue (*Xue*) nesta região devido ao fator inato associado com trauma. Este padrão era de fraqueza, manifestado como dor lombar que era agravada por excesso de trabalho, fadiga e estresse. Estes fatores danificaram *Shen Qi*, *Shen Yang* e *Shen Yin*, aumentando a fraqueza da circulação de *Qi* e *Xue* na região lombar. Esta Desarmonia não era, portanto, somente de *Jing Luo*, mas também de *Zang Fu*. Os padrões de *Qi* Deficiente e *Qi* e *Xue* Estagnante nos Canais e Colaterais da região lombar eram agravados pela invasão de Frio e Umidade Externos, fatores estes que tendem a retardar e obstruir o fluxo de *Qi*. Também, a exposição prolongada ao Frio e à Umidade tende a lesar o *Shen Yang*. Finalmente, o estado enfraquecido das costas resultou em estagnação de Sangue.

Neste caso, o princípio de tratamento foi de aquecer e fortalecer *Shen Qi* e *Shen Yang*, a fim de fortalecer a circulação de *Qi* e *Xue* na região lombar, e dispersar o acúmulo de Frio e Umidade. Pontos selecionados foram usados com método de tonificação e moxa. Além disso, pontos foram usados com método de harmonização e moxa para aliviar a dor e dispersar a estagnação.

B-23 (*Shenshu*)	Para fortalecer o *Qi* dos Rins (*Shen Qi*) e dispersar Frio e Umidade
VG-4 (*Mingmen*)	Para fortalecer o *Yang* dos Rins (*Shen Yang*) e fortalecer a coluna vertebral
B-54 (*Weizhong*)	Utilizado porque havia uma história de estagnação de *Qi* e *Xue*, e também porque havia uma dor aguda recente abaixo do nível de *Shenshu* (B-23) (Se as veias sangüíneas na cavidade poplítea mostram-se congestionadas, é permissível usar estímulos mais fortes ou picar *Weizhong* para retirar uma gota de sangue)
B-60 (*Kunlun*)	Ponto para tratar dor lombar crônica, para remover a obstrução das colaterais da coluna vertebral
B-26 (*Guanyuanshu*)	Aplicado somente no lado esquerdo, para aliviar dor e a estagnação

Ao paciente foi explicado a origem do problema da coluna vertebral e sua provável progressão. Foi aconselhado a evitar exposição ao Frio e Umidade, a parar com o levantamento de peso, pelo menos temporariamente, e a dar mais importância para natação e outros exercícios relativamente suaves, a fim de manter o dorso fortalecido e flexível. Foi aconselhado a reduzir o trabalho, com menos estresse e fadiga, e a dormir e descansar mais, para restabelecer o *Qi* dos Rins (*Shen Qi*). Foi enfatizada a importância de hábitos alimentares regulares e de nutrição adequada, visto que a parte de *Shen Jing* que pode ser reposta deriva de alimentos e bebidas e da ação de *Qi* do Baço/Pâncreas (*Pi Qi*).

Resumo

As três áreas principais da prática clínica são o diagnóstico, o tratamento e a instrução ao paciente.

Os três principais métodos de reunir informações no diagnóstico são observação-interrogação, pulso e língua.

No diagnóstico discriminativo, a informação é organizada em termos de *Yin* e *Yang*, Oito Princípios, Fatores de Doença, Matérias, *Jing Luo* e *Zang Fu*; e a escolha dos princípios de tratamentos, dos pontos, dos métodos e dos modos da instrução ao paciente, são decididos nesta base. Uma seqüência simples de procedimentos clínicos foi esboçada, usando-se o exemplo de dor lombar.

Capítulo
18

Casos Clínicos

No capítulo anterior foi debatido os princípios da prática clínica. Resumos de oito casos clínicos são discutidos abaixo para ilustrar a aplicação dos princípios no consultório.

1. Otite média crônica

Uma paciente do sexo feminino, 23 anos, teve otite média por 10 anos, durante o qual a doença teve evolução intermitente. Uma crise atual iniciou há 6 dias a qual se manifestava pela dor e secreção aquosa pela orelha esquerda, com audição prejudicada e tontura. O pulso era levemente duro e rápido e sua língua era vermelha com um revestimento fino úmido.

Diagnóstico

Há dois tipos principais de otite membranosa: Excesso e Deficiência. O tipo Excesso está principalmente associado com Calor-Umidade no Fígado (*Gan*) e na Vesícula Biliar (*Dan*), cuja energia sobe para afetar a orelha. Os sintomas são de dor ardente, grave na orelha, que se irradia para a cabeça; quando o tímpano é perfurado pode haver a secreção de pus amarelo viscoso, e, às vezes, febre. O pulso é rápido e duro; o revestimento lingual é amarelo. O quadro corresponde a de otite aguda da Medicina Ocidental.

O tipo Deficiente está associado principalmente com Deficiência dos Rins (*Shen*) e do Fígado (*Gan*) com Fogo Hiperativo ascendente que afeta a orelha. A secreção é mais fina e aquosa do que do tipo Excesso. Pode ter crises repetidas acompanhadas de tontura, zumbido e audição prejudicada. O quadro clínico associa-se com a Deficiência dos Rins (*Shen*). O pulso é fraco e com força e a língua vermelha com revestimento lingual amarelo e fino.

A paciente em questão apresentava o quadro agudo de otite crônica do tipo *Deficiente*.

Tratamento

O princípio do tratamento é de fortalecer o corpo, principalmente os Rins (*Shen*) e o Fígado (*Gan*), de dispersar o Fogo e de acalmar a orelha.

Os pontos de Acupuntura foram:

E-36 (*Zusanli*)	Fortalece o corpo e a resistência contra infecção e inflamação
VB-40 (*Qiuxu*) } VB-2 (*Tinghui*) }	Acalmam o Fígado (*Gan*) e a Vesícula Biliar (*Dan*) e harmonizam a orelha, visto que o Canal da Vesícula Biliar passa nesta região
TA-17 (*Yifeng*)	Ponto local do Canal do Triplo Aquecedor que passa pela orelha; fortalece o efeito de acalmar o Fogo do Fígado (*Gan*) e da Vesícula Biliar (*Dan*)
R-3 (*Taixi*)	Fortalece os Rins (*Shen*), dispersa a Umidade e fortalece o *Yin* dos Rins (*Shen Yin*) para eliminar o Calor. Fortalece a Energia Ancestral (*Jing Qi*) para ajudar a orelha

Pelo fato de tratar-se de Deficiência básica foi utilizado o método de tonificação, com manipulação suave de pistonagem e de rotação. As agulhas foram mantidas por 20min e os pontos da orelha inseridas a uma profundidade de meio *tsun*.

Após uma aplicação, a secreção aquosa cessou, diminuindo a dor na orelha. Foram realizados mais dois tratamentos, usando-se os mesmos pontos, quando a paciente foi enviada ao departamento de Ouvido, Nariz e Garganta para o exame, onde se constatou somente uma congestão suave da membrana timpânica. Foram feitos mais dois tratamentos para consolidar a cura, quando foi dada a alta para a paciente.

Instrução à paciente

A paciente foi aconselhada a evitar exposição ao Frio e contato da orelha com a água.

2. Tinidos e vertigem

Um paciente do sexo masculino, 50 anos, submetido a estresse por muitos anos, perdeu a mãe e o irmão, um após o outro, quando começou a ficar doente, com tontura e náusea intensas, foi levado ao hospital, onde a fala ficou embaralhada e paralisado do membro inferior esquerdo. A dislalia e a paralisia desapareceram em 2 semanas, deixando-o com vertigem, zumbido e uma sensação de desconforto no pescoço. Tinha catarro por muitos anos, e um pulso escorregadio, duro e língua com revestimento gorduroso, grosso. O estado clínico era agravado pela exposição ao Vento e ao Frio.

Diagnóstico

O estresse e o fator emocional levaram à Depressão de *Qi* do Fígado (*Gan Qi*), Hiperatividade do *Yang* do Fígado (*Gan Yang*) e agitação de Vento do Fígado (*Gan*), os quais, combinados com o movimento ascendente da Mucosidade, causaram o acidente vascular cerebral que se manifestou com tontura, paralisia temporária e dificuldade na fala e o pulso em corda. A presença de Mucosidade resultou em catarro, náusea, pulso escorregadio,

238　*Prática Clínica*

e revestimento de língua gorduroso e grosso. A Deficiência de *Qi* dos Rins (*Shen Qi*) manifestou-se pelos tinidos, e a parte do *Yin* dos Rins (*Shen Yin*) Deficiente e, conseqüentemente, da Deficiência do *Yin* do Fígado, manifestou-se com a Hiperatividade do *Yang* do Fígado (*Gan Yang*). A exposição ao Vento e ao Frio Externos agravaram o estado devido aos distúrbios e obstruções da circulação de *Qi* e Sangue (*Xue*) nos Canais e Colaterais situados na cabeça.

Tratamento

O princípio do tratamento é o de acalmar o *Yang* do Fígado (*Gan Yang*) Hiperativo, eliminar a Mucosidade, fortalecer os Rins (*Shen*), dispersar o Vento e Frio Externos e limpar os Canais da cabeça e da orelha. Foram selecionados pontos e usados com o método de harmonização. Os pontos VB-20 (*Fengchi*), TA-17 (*Yifeng*) e *Yiming* foram aplicados à moxa além das agulhas, e em seguida o paciente cobria os pontos com um pano até chegar em casa, para evitar a exposição ao Vento Frio.

VB-41 (*Zulinqi*) TA-5 (*Waiguan*) }	Pontos confluentes do Canal da Cintura (*Dai Mai*) e *Yang Wei Mai*. Em combinação com outros pontos da Vesícula Biliar e do Triplo Aquecedor são usados para limpar a obstrução destes Canais e Colaterais. O ponto TA-5 (*Waiguan*) também elimina os agentes externos, por exemplo, Vento e Frio
VB-20 (*Fengchi*)	Pacifica o *Yang* do Fígado (*Gan Yang*) Hiperativo e o Vento Interno. Também elimina os agentes externos, neste caso, o Vento e o Frio
TA-21 (*Ermen*) TA-17 (*Yifeng*) }	Limpam os Canais da orelha e dispersam o Vento
M-HN-13 (*Yiming*)	Específico para vertigem e tinidos
VG-20 (*Baihui*)	Acalma a agitação do *Yang* da cabeça
F-3 (*Taichong*)	Acalma o *Yang* do Fígado (*Gan Yang*) Hiperativo
R-1 (*Yongquan*)	Fortalece o *Yin* e acalma o *Yang* Hiperativo
R-3 (*Taixi*)	Fortalece o *Qi* dos Rins (*Shen Qi*) e o *Yin* dos Rins (*Shen Yin*)
E-40 (*Fenglong*) E-36 (*Zusanli*) VC-12 (*Zhongwan*) }	Fortalecem o Baço/Pâncreas (*Pi*) e o Estômago (*Wei*) para transformar a Mucosidade

Instrução ao paciente

Dois aspectos importantes deveriam ser reduzidos ou eliminados: a Mucosidade e a tensão nervosa. Foi aconselhado para evitar as tensões emocionais de várias maneiras, enquanto para diminuir a Mucosidade, diminuiu o hábito de fumar, fez dietas periódicas e adequou dieta diária para evitar alimentos causadores de Mucosidade.

Além disso, foi aconselhado a evitar o excesso de trabalho, de modo que *Shen Qi* pudesse ser restabelecido gradualmente e evitar a exposição da cabeça e do pescoço ao Vento e ao Frio.

O zumbido da orelha foi praticamente restabelecido após quatro sessões de tratamento e, posteriormente, tanto os tinidos como a vertigem foram mantidos em níveis mínimos pelo tratamento regular realizado mensal ou bimestralmente.

3. Angina *pectoris*

Durante 6 anos, um paciente do sexo masculino, 50 anos, teve dor no peito e falta de ar durante os esforços. Há 1 ano atrás, por um período de 4 dias, teve dor no peito contínua, que foi diagnosticada como um ataque médio do coração. Os familiares também tiveram doenças cardíacas. Era nervoso e sofria de insônia desde pequeno. Esteve envolvido em vários acidentes de carro e por muitos anos teve estresse grave nos seus negócios e esteve bastante preocupado. A dor no peito era iniciada ou agravada pelo esforço físico, frio ou estresse. Tinha palpitações, era friorento e com dificuldade para urinar; pulso era duro, levemente retardado; e língua mole e pálida.

Diagnóstico

A dor no peito, palpitações, nervosismo e insônia indicam um distúrbio no Coração (*Xin*). Pelo fato da dor ser o fator dominante, considerou-se a Estagnação de Sangue do Coração (*Xin Xue*) como a principal Desarmonia, embora a cianose fosse leve e a língua pálida ao invés de púrpura. A língua pálida indica *Yang* Deficiente, *Qi* Deficiente e Sangue Deficiente. A sensibilidade ao Frio, agravamento da dor pelo Frio, pulso retardado e língua mole indicam *Yang* Deficiente. A Deficiência de *Qi* e *Yang* dos Rins levaram à incapacidade dos Rins em manter o *Qi* enviado pelo Pulmão, provendo à dispnéia durante o esforço e também à lesão do Líquido Orgânico (*Jin Ye*) que se manifestou pela dificuldade de urinar.

Além da tendência inata à fraqueza de Coração (*Xin*), os vários estresses emocionais contribuíram para este quadro. Primeiramente, a relação entre os Rins e Coração foi enfraquecida pelo medo, pavor e choque envolvidos nos vários acidentes de carro, resultando em *Qi* e *Yang* Deficientes dos Rins (*Shen*) e do Coração (*Xin*). Em segundo lugar, a relação entre o Baço/Pâncreas e o Coração (*Pi-Xin*) pode ter sido enfraquecida pela preocupação crônica (Fig. 18.1).

Em terceiro lugar, a relação entre o Fígado (*Gan*) e o Coração (*Xin*) pode ter sido lesada pela depressão crônica, frustração, irritação e raiva envolvidas em seus estresses de negócios, resultando em Depressão de *Qi* do Fígado (*Gan Qi*) e de *Zhong Qi*, levando à Estagnação de *Qi* e Sangue principalmente na região do tórax e à Estagnação de Sangue no Coração.

Em resumo, o quadro de Estagnação de Sangue do Coração é acompanhado de *Yang* do Coração Deficiente, *Qi* do Coração Deficiente e Sangue do Coração Deficiente; pela Deficiência tanto dos Rins como de Baço/Pâncreas e pela Depressão de *Qi* do Fígado (*Gan Qi*).

Tratamento

Entre as crises foram selecionados e combinados os seguintes pontos, e usados com o método de harmonização:

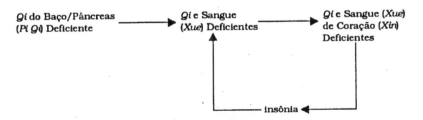

Figura 18.1 – Relação Baço/Pâncreas e Coração (*Pi-Xin*).

240   *Prática Clínica*

BP-4 (*Gongsun*)⎤ CS-6 (*Neiguan*)⎦	Pontos confluentes de *Chong Mai* e *Yin Wei Mai*; usados para fortalecer os Rins com a moxa no *Gongsun*
VC-14 (*Juque*)	Para fortalecer o Coração (*Xin*) e o Estômago (*Wei*)
VC-17 (*Shanzhong*)	Para fortalecer a circulação de *Zhong Qi*, para dispersar a estagnação, regular e eliminar o *Qi* a contracorrente e expandir o tórax. Tanto no *Juque* como no *Shanzhong* são aplicados a moxa
B-23 (*Shenshu*)	Para fortalecer o *Qi* e o *Yang* dos Rins
B-20 (*Pishu*)	Para fortalecer a função do Baço/Pâncreas para formar o *Qi* e o Sangue (*Xue*)
B-17 (*Geshu*)	Para fortalecer a circulação de *Qi* e Sangue (*Xue*) e para dispersar a Estagnação
B-15 (*Xinshu*)	Para fortalecer o *Qi* e o *Yang* do Coração (*Xin*) (Todos os pontos *Shu* dorsais são aplicados com a moxa)
F-3 (*Taichong*)	Para aliviar a Depressão do *Qi* do Fígado (*Gan Qi*) e a Estagnação de *Qi* e Sangue (*Xue*)

Instrução ao paciente

Foi aconselhado tomar cuidados com esforço físico e exposição ao Frio. O aspecto mais difícil para a mudança foi a combinação da Desarmonia emocional profundamente arraigada com o excesso de trabalho. O paciente era um perfeccionista e foi aconselhado a moderar esta tendência, visto que levava à permanente insatisfação com ele e com os outros, assim como excesso de trabalho. Foi aconselhado a evitar confrontações e conflitos emocionais de todas as naturezas sempre que possível, pois era um fator de agravamento agudo de Estagnação de Sangue do Coração (*Xin Xue*), e possivelmente levaria a outras crises de dor ou mesmo a um "ataque cardíaco" em escala maior. Foram sugeridas várias atividades moderadas de natureza relaxante, criativa e social para promover a quebra do padrão de frustração e de preocupação.

4. Dor torácica

Um paciente do sexo masculino, 50 anos, teve dores torácicas quando tinha 30 anos de idade, repetindo-se em 10 ocasiões subseqüentes. A última, foi em janeiro do ano em que veio fazer o tratamento, fazia trabalhos na neve. Numa das ocasiões, a dor foi bastante intensa, mas geralmente branda e de localização variável, aparentemente nos músculos da região do tórax. A dor ocorria a qualquer hora, não associada a esforços físicos e ocasionalmente aparecia mesmo quando estava sentado e relaxado. Apresentava tosse com catarro e dispnéia e os dois últimos dedos das mãos tinham adormecimento e formigamento. Há 18 meses teve uma dor intensa, repentina, da parte da coluna vertebral até a cabeça. Recentemente aumentou a ansiedade associada com arrotos, sem outros sintomas de Desarmonia digestiva. O paciente era obeso, um tanto indolente, com pés frios, o pulso escorregadio, fraco; e a língua mole, pálida com revestimento gorduroso.

Diagnóstico

Em primeiro lugar, existem sintomas de *Qi* Deficiente e de *Yang* Deficiente: lentidão, excesso de peso, pés frios, pulso fraco e língua mole e pálida. A presença de catarro, pulso escorregadio e vazio, e língua gordurosa e pálida

Casos Clínicos 241

sugerem *Qi* e *Yang* de Baço/Pâncreas (*Pi*) Deficientes que resultaram na formação de Mucosidade.

Em segundo lugar, haviam sintomas que aparentemente poderiam sugerir Desarmonia do Coração (*Xin*), principalmente do *Yang* do Coração (*Xin Yang*) Deficiente e Estagnação de Sangue do Coração (*Xin Xue*): dores torácicas, dispnéia e adormecimento e formigamento dos dois últimos dedos das mãos. Além de que as dores eram agravadas pelo frio e pelo esforço, por exemplo, o trabalho na neve. Porém, não apresentava palpitações que é o sintoma característico de Desarmonia do Coração (*Xin*) e nem a presença de pulso irregular. A dispnéia era decorrente do hábito de fumar cigarros e não à fraqueza do Coração (*Xin*) e o adormecimento dos dedos vinha do trauma da vértebra cervical. Se fosse a Estagnação de Sangue do Coração, a dor seria intensa e em golpes, ao invés de ser branda, e apresentaria a dor num local fixo e não variado. Se o *Yang* do Coração (*Xin Yang*) Deficiente estivesse envolvido, a dor pioraria com os exercícios e melhoraria com o repouso. Neste caso, em algumas ocasiões, ocorria o contrário.

Recentemente houve estresse considerável que culminou com a piora da dor torácica e o aparecimento de arrotos. Na Medicina Tradicional Chinesa, o arroto geralmente deve-se à invasão do Baço/Pâncreas (*Pi*) pelo *Qi* do Fígado (*Gan Qi*) após um estresse emocional ou depressão. O paciente apresentava uma história de dor torácica periódica e nas intercostas que pode ser conseqüência da fraqueza inata desta área ou a invasão pelo Frio Externo como poderia ter acontecido quando trabalhou na neve. Ao mesmo tempo, a Deficiência de *Qi* e de *Yang* promoveram a má circulação de *Qi* e de Sangue (*Xue*), que foi agravada pela Depressão de *Qi* do Fígado (*Gan Qi*) devido ao estresse, resultando em obstrução e fluxo irregular de *Qi* e, ao mesmo tempo, a Mucosidade foi obstruindo os Canais e Colaterais do tórax.

Não havia tido uma invasão maior de Frio, senão o paciente teria se queixado de frio no tórax, e nem havia uma depressão maior de *Qi* do Fígado (*Gan Qi*), pois não havia outros sintomas de Fígado (*Gan*). De modo semelhante, não havia uma obstrução grave pela Mucosidade, senão o paciente teria se queixado de lassidão e sensação de peso no tórax, ao invés de dor. Visto que os exercícios tendiam a melhorar a dor, sugere que a dor torácica é de origem da Estagnação de *Qi*, pois ela é aliviada pelos movimentos. Nenhum dos fatores acima era intenso, mas todos se combinavam para produzir a dor torácica, associando-se com os seguintes fatores:

Qi Deficiente e *Yang* Deficiente
Mucosidade resultante do *Qi* do Baço/Pâncreas Deficiente e *Yang* do Baço/
    Pâncreas Deficiente
Estagnação de *Qi*: do esforço excessivo dos músculos torácicos
               do padrão de fraqueza prévia
               da Depressão de *Qi* do Fígado (*Gan Qi*)
               da invasão temporária por Frio Externo

Tratamento

Os seguintes pontos de Acupuntura foram utilizados com o método de tonificação e aplicação de moxa:

VC-4 (*Guanyuan*) — Fortalece *Qi* e *Yang*
VC-6 (*Qihai*) — Fortalece a circulação de *Qi*
VC-12 (*Zhongwan*) — Fortalece o Baço/Pâncreas (*Pi*) e o Estômago (*Wei*) para eliminar a Umidade e a Mucosidade

242 *Prática Clínica*

VC-17 (*Shanzhong*)	Dispersa a Mucosidade e a lassidão do tórax revigorando a circulação de *Qi*
CS-6 (*Neiguan*)	Harmoniza o sistema digestivo, abre o tórax e acalma a mente
F-3 (*Taichong*)	Harmoniza o Fígado (*Gan*) para evitar a agressão do Baço/Pâncreas pelo Fígado, e remove a Estagnação de *Qi* nos músculos da região torácica; acalma a mente

As dores torácicas tiveram a remissão completa após quatro aplicações quando o tratamento foi dirigido para o adormecimento dos dedos e para a dor ocasional do pescoço, utilizando-se os pontos:

| ID-3 (*Houxi*) ⎫ B-62 (*Shenmai*) ⎭ | Pontos confluentes dos Canais *Du* e *Yang Qiao*, usados para remover obstrução de *Du Mai* e para relaxar tendões e músculos. Também *Houxi* é o ponto local para distúrbios dos dedos da mão |
| VG-14 (*Dazhui*) | Limpa obstrução dos Canais *Du*, principalmente da região do pescoço |

Os pontos foram usados com o método de tonificação e moxa; os distúrbios dos dedos melhoraram bastante após duas aplicações.

Instrução ao paciente

O paciente foi aconselhado a parar de fumar, perder peso e fazer exercícios suaves regularmente, todos ele fez com bons resultados. Entretanto, houve perda excessiva de peso, ficou muito magro e começou a perder força, fato este que foi corrigido; permaneceu bem com tratamento a cada 3 ou 4 meses.

5. Urticária e gastralgia

Uma paciente do sexo feminino, chinesa, 34 anos, veio para tratamento em *Nanjing*, com a história de gastralgia há 5 dias e urticária, 4 dias. A urticária era agravada pelo vento. Referia dor de estômago intermitente desde a infância, e gastroptose há 10 anos. Era sensível ao frio e durante a gastralgia gostava de calor, comidas quentes, como canja de galinha, e bebidas "quentes", tais como chá de gengibre. A dor melhorava com a pressão. Apresentava fezes soltas, sensível ao estresse, pulso flutuante e fraco, e língua com o revestimento branco.

Diagnóstico

A paciente apresentava uma fraqueza crônica do Aquecedor Médio, isto é, Deficiência de *Qi* e de *Yang*, tanto de Baço/Pâncreas (*Pí*) como de Estômago (*Wei*), traduzido pelas fezes soltas, pulso fraco e revestimento branco na língua. Este quadro estava associado com uma Deficiência de *Qi* crônica que permitia uma invasão fácil do Frio Externo. Assim, quanto mais fraco o *Qi*, mais diminui a capacidade de *Qi* em manter os órgãos, advindo daí a gastroptose. Quando o estômago era invadido pelo Frio, ocorria a contração, produzindo uma dor constritiva. O Calor, as bebidas e os alimentos aquecidos e "quentes" faziam dispersar o Frio provocando o alívio. A pressão aliviava porque o quadro era de Vazio.

Na Teoria dos Cinco Movimentos, quando a Terra (Baço/Pâncreas e Estômago) está fraca, o equilíbrio entre a Madeira e a Terra fica desequilibrado

Casos Clínicos 243

e a Madeira (Fígado e Vesícula Biliar) pode ficar hiperativa. A paciente tinha propensão à ascensão de *Qi* do Fígado (*Gan Qi*, pois o pulso era flutuante, e pela reação ao estresse. Três fatores contribuíram para o Calor no Sangue: hiperatividade de Fígado (*Gan*); consumo de alimentos "quentes", tais como canja de galinha e gengibre; e exposição ao Vento Externo.

Em resumo, o Frio Externo agravou seu padrão crônico de Frio Interno no Aquecedor Médio, resultando em dor no estômago; e a bebida e o alimento aquecidos, os quais aliviaram a dor no estômago, contribuíram para a urticária. A hiperatividade de Fígado (*Gan*), associada com estresse, e a exposição ao Vento Externo, também contribuíam para o padrão de Calor no *Xue*, com o qual a urticária estava associada.

Tratamento

O princípio do tratamento foi dirigido para a dor de Estômago e à urticária: primeiro através do fortalecimento e aquecimento do Aquecedor Médio para dispersar o Frio e aliviar a dor, e segundo, através da dispersão de Vento e Calor no Sangue.

Para a gastralgia foram usados os seguintes pontos:

VC-12 (*Zhongwan*) Com moxa, para fortalecer e aquecer o Aquecedor Médio, dispersar o Frio e aliviar a dor

VC-6 (*Qihai*) Fortalece o *Qi* do corpo para dispersar o Frio

E-36 (*Zusanli*) Fortalece o Baço/Pâncreas e o Estômago

IG-11 (*Quchi*)
BP-6 (*Sanjinjiao*) } Eliminam o Calor no Sangue (*Xue*)
BP-10 (*Xuehai*)

Não foi realizado o tratamento da gastroptose, pois este método é útil para pacientes com constituição forte, porém esta paciente era muito fraca. Já tinha realizado este tratamento em uma ocasião anterior, o resultado não foi eficaz e nem duradouro. O ponto VG-20 (*Baihui*) poderia ser usado com a aplicação de moxa para tratar a gastroptose, mas não foi realizado, pois poderia agravar o *Qi* do Fígado Hiperativo. No ponto VC-12 (*Zhongwan*) poderia ter sido usado a moxa, pois este ponto aquece o Baço/Pâncreas eliminando o Frio e a Umidade, mas não nos pontos *Quchi, Sanjinjiao* e *Xuehai*, pois estes pontos são utilizados para remover o Calor do Sangue e a aplicação de moxa sobre estes pontos aumentaria o Calor no Sangue agravando a urticária.

A primeira parte do tratamento foi enfocada para aliviar a dor e tratar a urticária. Nos tratamentos subseqüentes foram acrescidos os pontos, tais como, B-20 (*Pishu*) para fortalecer o corpo, B-12 (*Fengmen*) e VB-20 (*Fengchi*) para dispersar o Vento, B-18 (*Ganshu*) ou F-3 (*Taichong*) poderiam ser adicionados para acalmar o Fígado e B-17 (*Geshu*) para regular o Sangue (*Xue*).

Depois de seis aplicações, a paciente passou a se sentir menos cansada durante mais tempo. A urticária involuiu, embora retornasse levemente durante a exposição ao vento; a gastralgia foi bastante aliviada, embora ainda agravasse com o frio.

Instrução à paciente

Foi aconselhada a evitar trabalho pesado e levantar peso, evitar a exposição ao frio e ao vento externo, a alimentar-se com comidas aquecidas, mas não muito do tipo "quente" e a evitar estresse emocional.

244   *Prática Clínica*

6. Dor lombar, nos ombros, seios e sistema respiratório

Uma paciente do sexo feminino, 43 anos, tinha dor lombar desde uma queda aos 12 e durante 2 anos teve dor forte irradiando-se do ombro para o braço esquerdo. Durante muitos anos tinha irritação, retenção de líquidos e inchaço, distensão e dolorimento nos seios pré-menstrual. Tinha tendência a crises ocasionais de tosse e infecção do sistema respiratório. Seu trabalho era muito forçado e estressante, com muita preocupação e pensamentos obsessivos em relação ao trabalho. Apresentava uma ptose uterina grave de alguns anos para cá e sentia-se constantemente cansada, era pálida e obesa; com pulso fraco, mas variável; e língua pálida e púrpura.

Diagnóstico

A Deficiência de circulação de *Qi* e Sangue (*Xue*) na região lombar era conseqüente a um estado crônico de *Qi* Deficiente e de *Yang* Deficiente que se manifestaram pela face e língua pálidas, cansaço, obesidade e pulso vazio. As alterações do ombro e do braço, conseqüentes ao trauma, foram difíceis de melhorar devido a baixos níveis de Energia de Nutrição e de Defesa. O excesso de trabalho contínuo e a preocupação levaram à fraqueza de *Qi* do Baço/Pâncreas e à Deficiência de *Qi* do corpo e conseqüente agravação do Pulmão visto que este depende do Baço/Pâncreas para a nutrição. As funções de Transformação e de Transporte enfraquecidas de *Jin Ye* resultaram na retenção de líquidos; e o *Yang* do Baço/Pâncreas Deficiente resultou na ptose uterina.

A irritabilidade pré-menstrual e os distúrbios nos seios foram devido ao *Yang* do Fígado (*Gan Yang*) Hiperativo que resultou do estresse emocional afetando o Canal do Fígado (*Gan*) que passa pelos seios. As Depressões de *Qi* do Fígado (*Gan Qi*) e de *Yang* do Fígado (*Gan Yang*) Hiperativo, manifestadas pela língua púrpura, afetaram o Baço/Pâncreas, principalmente na época da menstruação, provocando a retenção de líquidos. As fraquezas da Energia de Defesa e do Pulmão provocaram a invasão deste Órgão (*Fei*) pelos Fatores de Doença Externos, provocando Calor no Pulmão (*Fei*), resultando em pneumonia viral ou tosse, fato que contribui para a fraqueza da função de Difusão do Pulmão.

Tratamento

O tratamento foi realizado em quatro regiões:

Lombar e sistêmico
Ombro e sistêmico
Seio e retenção de líquidos
Distúrbios respiratórios

Lombar e sistêmico

Foram utilizados os seguintes pontos com método de harmonização:

BP-6 (*Sanyinjiao*)	Fortalece o Baço/Pâncreas e os Rins e harmoniza o Fígado
B-20 (*Pishu*)	Fortalece o Baço/Pâncreas para produzir *Qi* e Sangue (*Xue*)
B-23 (*Shenshu*)	Fortalece os Rins (*Shen*) e a região lombar
B-25 (*Dachangshu*)	Fortalece e revigora os Canais da região lombar

Houve uma melhora acentuada com o tratamento, tanto da dor lombar como da sensação geral de fraqueza, e após mais um tratamento foi realizado nos ombros.

Ombro e sistêmico

Foram usados os seguintes pontos com método de harmonização e os pontos específicos para o ombro e pescoço aplicados somente no lado esquerdo:

BP-6 (*Sanyinjiao*)	Harmoniza o Baço/Pâncreas, os Rins e o Fígado
F-3 (*Taichong*)	Harmoniza o Fígado (*Gan*) para dispersar a estagnação e acalmar o *Yang*
IG-14 (*Binao*) ⎫ IG-16 (*Jugu*) ⎬ TA-15 (*Tianliao*) ⎭	Revigoram a circulação de *Qi* e Sangue (*Xue*) nos Canais e Colaterais do ombro e do braço
M-HN-31 (*Chonggu*) ⎫ N-BW-3 (*Qijingzhuipang*) ⎭	Revigoram a circulação de *Qi* e Sangue (*Xue*) nos Canais e Colaterais do pescoço e do ombro

Seios e retenção de líquidos

A retenção de líquidos foi tratada com os seguintes pontos fazendo-se o método de harmonização, e aplicada a moxa nos dois primeiros pontos:

VC-6 (*Qihai*)	Revigora a circulação de *Qi* para dispersar a Umidade
VC-9 (*Shuifen*)	Ponto específico para retenção de líquido no Canal *Ren*
BP-6 (*Sanyinjiao*) ⎫ BP-9 (*Yinlingquan*) ⎭	Fortalecem o Baço/Pâncreas para dispersar a Umidade
F-3 (*Taichong*)	Reduz a agressão de Baço/Pâncreas pelo Fígado, por isso fortalece *Pi* para dispersar a Umidade

Para o inchaço, a distensão e dolorimento dos seios foram selecionados os seguintes pontos e usados com método de harmonização. Quando a distensão e a dor são consideráveis, deve-se usar o método de dispersão e se a dor for intensa, usar a eletroacupuntura no *Taichong* e no *Qimen*.

F-3 (*Taichong*) ⎫ F-14 (*Qimen*) ⎭	Pacificam o *Yang* do Fígado Hiperativo, dispersam a obstrução da Circulação de *Qi* e Sangue (*Xue*) nos seios
E-18 (*Rugen*)	Regula o *Qi* nos seios

Distúrbios respiratórios

Os distúrbios respiratórios foram tratados com os seguintes pontos com o método de harmonização, exceto o *Kongzhui* que foi usado com método de dispersão em situações graves:

P-6 (*Kongzhui*)	Elimina o Calor, harmoniza o *Qi* do Pulmão, a Descida do *Fei Qi*, principalmente nos distúrbios agudos
P-9 (*Taiyuan*)	Fortalece o Pulmão (*Fei*), cessa a tosse
E-36 (*Zusanli*)	Fortalece o Baço/Pâncreas (*Pi*) e o Estômago para produzir Energias de Nutrição e de Defesa, para nutrir e proteger o Pulmão (*Fei*)
B-13 (*Feishu*)	Elimina o Vento e o Calor do Pulmão (*Fei*), regula a circulação de *Fei Qi*, e principalmente a função de Difusão
VG-14 (*Dazhui*)	Elimina os Fatores Externos, por exemplo, o Vento-Frio e o Calor

246   *Prática Clínica*

Instrução à paciente

O principal conselho para a paciente foi descansar mais, fazer mais atividade social agradável e relaxamento longe das pressões e preocupações do trabalho. Isto foi difícil na época do tratamento, pois tinha problemas familiares e de negócios e era uma fase em que se exigia muito no seu trabalho. Foi recomendado para não aumentar o trabalho e planejar uma redução de serviço no futuro. Também, foi aconselhada a não planejar alterações e renovações grandiosas até que recuperasse a força, pois o Fígado (*Gan*) é responsável pelo planejamento e a Vesícula Biliar (*Dan*) pelas decisões e julgamentos, por isso é melhor evitar fazer planos importantes e decisões enquanto a mente está cansada e sob o estado de angústia mental e emocional.

7. Cansaço e Insônia

Um paciente do sexo masculino, 32 anos, tinha cansaço, pés frios e sensação de calor na parte superior do corpo, principalmente na cabeça; sofria de insônia, inquietação e irritabilidade; apresentava dores de cabeça ocasionais, dor lombar e depressão; manifestava indigestão periodicamente e fezes soltas, ocasionalmente com partículas de alimentos não digeridos; o pulso era irregular e tenso, vazio e, ocasionalmente, rápido; a língua era pálida e mole, vermelha nas bordas e na ponta; o revestimento era gorduroso, às vezes, branco e amarelado.

Diagnóstico

Trata-se de um caso de Deficiência Interna crônica, com alguns sintomas de Calor Deficiente e *Yin* Deficiente, e alguns de Frio Deficiente e *Yang* Deficiente. O caso ilustra os princípios discutidos na página 22, pois trata-se de um padrão de Deficiência de *Qi* geral, no qual, às vezes, predomina o de *Yin* Deficiente e em outras vezes, o de *Yang* Deficiente, e ao mesmo tempo alguns *Zang Fu* estão em estado de *Yin* Deficiente, enquanto outros estão tendendo a *Yang* Deficiente. O estado de *Qi* Deficiente geral é manifestado pela falta de energia, língua pálida, mole e pulso vazio; o de Deficiência de *Qi* dos Rins (*Shen Qi*) é indicado pela dor lombar; o *Yang* dos Rins Deficiente pelas extremidades frias; e o *Qi* do Baço/Pâncreas e do *Yang* Deficientes pelas fezes soltas com ocasionais partículas de alimentos não digeridos. Os sintomas de *Yang* e *Qi* Deficientes dos Rins e do Baço/Pâncreas são, geralmente, agravados pelo Frio e pela fadiga.

A sensação de Calor na parte superior do corpo, inquietação, insônia, irritabilidade, pulso rápido ocasional e língua com algumas áreas vermelhas indicam o *Yin* Deficiente; a dor lombar indica *Yin* Deficiente dos Rins, os lados vermelhos da língua indicam o *Yin* Deficiente de Fígado e a ponta vermelha da língua indicam o *Yin* Deficiente do Coração. As dores de cabeça e o pulso tenso indicam a agressão do Fígado, enquanto a depressão sugere a Depressão de *Qi* do Fígado (*Gan Qi*); e a indigestão periódica, pulso escorregadio, vazio e língua gordurosa indicam a agressão do Baço/Pâncreas pelo Fígado. Os sintomas de Calor e de *Yin* Deficiente são geralmente agravados por excesso de trabalho mental e estresse e pelos distúrbios emocionais.

Tratamento

O tratamento do paciente ficou na dependência de se o *Yin* Deficiente ou o *Yang* Deficiente era temporariamente predominante. Se o tempo estivesse frio e o paciente cansado, o *Yang* Deficiente seria fortalecido usando-se até mesmo a moxa, conquanto o pulso não estivesse rápido e não houvesse sintomas de

Calor, e que o paciente fosse ter momentos tranqüilos nos dias seguintes ao tratamento. Se, entretanto, o paciente estivesse sob estado de estresse mental e emocional e apresentasse sintomas de *Yin* Deficiente, o tratamento seria dirigido mais para nutrir o *Yin*, a fim de controlar a ascensão de *Yang* e de Fogo do Fígado (*Gan*) e do Coração (*Xin*).

Pontos principais

VC-4 (*Guanyuan*)	Fortalece o *Qi* dos Rins (*Shen Qi*)
VC-6 (*Qihai*)	Fortalece a circulação de *Qi*
VC-12 (*Zhongwan*)	Fortalece o *Qi* do Baço/Pâncreas e do Estômago
E-36 (*Zusanli*)	Fortalece o Baço/Pâncreas e o Estômago e harmoniza a circulação de *Qi* e de Sangue
B-23 (*Shenshu*)	Fortalece o *Qi* dos Rins (*Shen Qi*)
B-20 (*Pishu*)	Fortalece o *Qi* do Baço/Pâncreas (*Pi Qi*)
B-18 (*Ganshu*)	Remove a Estagnação de *Qi* do Fígado (*Gan Qi*)
F-3 (*Taichong*)	Remove a Estagnação de *Qi* do Fígado (*Gan Qi*) e acalma o *Yang* do Fígado (*Gan Yang*) Hiperativo para reduzir a agressão do Baço/Pâncreas pelo Fígado e acalmar a mente

Dependendo do quadro predominante foram selecionados os pontos deste grupo e usados com método de harmonização.

Predominância de Yang Deficiente

A moxa era usada quando havia a predominância de *Yang* Deficiente, desde que não houvesse sintomas de Calor nos pontos *Guanyuan*, *Qihai*, *Zhongwan*, *Zusanli*, *Shenshu* e *Pishu*, e, além destes, VG-4 (*Mingmen*), usando a técnica de harmonização.

Predominância de Yin Deficiente

Foram aplicadas as agulhas com método de harmonização, mas sem a aplicação de moxa, e agregados os seguintes pontos como alternativa dos pontos principais:

F-2 (*Xingjian*)	Para acalmar o *Yang* do Fígado (*Gan Yang*) e Fogo ascendente
BP-6 (*Sanyinjiao*)	Para fortalecer o *Yin* dos Rins, Baço/Pâncreas e Fígado
R-3 (*Taixi*)	Para nutrir o *Yin*
C-5 (*Tongli*)	Para acalmar a mente e o Coração. Para fazer baixar Fogo da cabeça causado pela irritação mental

O problema básico com a paciente, era decidir se devia fortalecer ou acalmar. Isto dependeu da condição e situação da paciente em um determinado momento. Por exemplo, o seguinte tratamento foi aplicado à paciente após ter tido um esforço mental e estresse emocional, dando ênfase aos seguintes aspectos:

VG-20 (*Baihui*)	Para acalmar a mente, o *Yang* e o *Qi* da cabeça
M-HN-3 (*Yintang*)	Para limpar e acalmar a mente
F-3 (*Taichong*)	Para harmonizar o Fígado (*Gan*) e acalmar a mente
R-1 (*Yongquan*)	Para nutrir o *Yin*, acalmar Fogo de Fígado (*Gan*) e Coração (*Xin*) e acalmar a mente

248 *Prática Clínica*

Foi usado o método de harmonização; o paciente sentia-se sonolento e relaxado após o tratamento que era feito à noite. Seria sem lógica fazer o tratamento durante o dia em virtude do estilo de vida arraigado.

Instrução ao paciente

A indicação mais apropriada para o paciente seria diminuir o ritmo apressado e héctico e planejar períodos de descanso e de relaxamento, a fim de restabelecer as Deficiências de *Qi*, de *Yang* e de *Yin*. Porém, o estilo de vida era tão habitual e sua energia voltada para excesso de trabalho que uma mudança nesta área seria pequena e gradual. Melhores progressos foram obtidos quanto à regularização dos hábitos alimentares e de não consumir alimentos pesados e álcool, a fim de reduzir a agressão de Baço/Pâncreas pelo Fígado. Este caso é um exemplo em que a Acupuntura tem mais efeito do que a instrução ao paciente.

8. Artrite e Estresse

Uma paciente do sexo feminino, 70 anos, tinha dor nas articulações dos dedos das mãos, nos ombros, no pescoço, na região lombar, nos quadris e nos joelhos. A dor era fixa, agravada pelo frio e aliviada pelo calor. Apresentava também, indigestão, náusea, gosto amargo na boca e dor periódica nas regiões epigástrica e hipocondríaca direita; irritabilidade, hipersensibilidade, dor de cabeça, tontura, insônia e eczema. Estes sintomas eram agravados por estresse emocional que era contínuo com crises periódicas. Apresentava um rosto pálido sem vida, lábios pálidos, fraqueza e desânimo e os primeiros sinais de catarata; o pulso era vazio, fraco, variável e tenso, e a língua pálida e mole.

Diagnóstico

O padrão era de Deficiência Interna crônica, com agravações periódicas devido ao estresse, com o envolvimento tanto dos *Zang Fu* como de *Jing Luo*. A face pálida sem vida, língua e lábios pálidos, pulso fraco variável e fraqueza, sugerem o Sangue Deficiente. A tontura e insônia podem ser ocasionadas pelo Sangue Deficiente ou pelo *Yin* Deficiente e *Yang* Hiperativo. A falta de energia, o vazio do pulso e a língua mole sugerem tratar-se de *Qi* Deficiente, além de Sangue Deficiente; a degeneração óptica pode ser devida à insuficiência de *Qi* e Sangue (*Xue*) que não nutrem os olhos.

O *Yin* Deficiente e o *Yang* Hiperativo de *Gan* provocam a irritabilidade, hipersensibilidade, dor de cabeça, tontura, insônia e o pulso tenso e fraco. A Depressão de *Qi* do Fígado (*Gan Qi*) manifestou-se, neste caso, com a depressão de emoção, depressão do fluxo de bile, que leva ao gosto amargo e dor hipocondríaca; a agressão do Baço/Pâncreas e do Estômago leva a indigestão, náusea e dor epigástrica. Eczema crônico, na Medicina Tradicional Chinesa, pode ser causado pelo Calor que se aloja no Sangue (*Xue*) nos casos de Sangue (*Xue*) Deficiente, mas neste caso, pelo fato de que o eczema ocorria somente em períodos de crise emocional, sugere que o Calor no Sangue poderia estar associado com os padrões de Calor-Umidade no Fígado e na Vesícula Biliar e Fogo no Fígado. A deficiência e o desequilíbrio de Fígado podem afetar os olhos.

A dor fixa nas articulações agravada pelo frio e aliviada pelo calor corresponde ao padrão de *Bi* Fixo na Medicina Tradicional Chinesa. A paciente fez muito trabalho manual pesado no passado, ocasionando focos de osteoporose e fraqueza da circulação de *Qi* e Sangue que, com o decorrer do tempo e com a Deficiência de *Qi* e de Sangue (*Xue*), pioraram, causando a dor.

Casos Clínicos 249

Tratamento

Devem ser descartadas quatro áreas para o tratamento:

Qi e Sangue Deficientes
Desarmonias de Fígado (*Gan*)
Bi Fixo
Distúrbios nos olhos

A paciente apresentava várias manifestações para serem tratadas ao mesmo tempo, se assim o fizesse, poderia desmaiar pela fraqueza e estresse, por isso, foi feito um plano de tratamento a longo prazo, porém as crises emocionais foram tratadas na ocasião, saindo do esquema preestabelecido.

Qi e Sangue Deficientes

Foram selecionados os pontos de Acupuntura e usados com o método de tonificação. Foi tomado cuidado com a aplicação de moxa, principalmente nos pontos que se conectam com os Órgãos *Yin*, uma vez que o paciente exacerbava a Deficiência de *Yin* em épocas de crises emocionais.

VC-6 (*Qihai*)	Para fortalecer o *Qi* e a circulação de *Qi*
E-36 (*Zusanli*)	Para fortalecer o *Qi* e Sangue (*Xue*) e a circulação deles
BP-10 (*Xuehai*)	Regula a circulação de Energia Nutritiva e Sangue. Também limpa o Calor do Sangue (*Xue*), por exemplo, no eczema
BP-6 (*Sanyinjiao*)	Fortalece a função do Baço/Pâncreas e Estômago para formar *Qi* e Sangue (*Xue*); fortalece a circulação de *Qi* e Sangue (*Xue*). Limpa o Calor do Sangue, por exemplo, no eczema
BP-4 (*Gongsun*)	Fortalece o Baço/Pâncreas, Estômago e *Chong Mai*. Alivia a dor, especialmente na região epigástrica
B-20 (*Pishu*)	Fortalece o Baço/Pâncreas e Sangue
B-17 (*Geshu*)	Revigora a circulação de Sangue
B-15 (*Xinshu*)	Revigora a circulação de *Qi* e Sangue (*Xue*).

Desarmonias do Fígado (Gan)

Os seguintes pontos foram utilizados com o método de harmonização:

F-3 (*Taichong*)	Harmoniza o Fígado para aliviar Depressão de *Qi* do Fígado (*Gan Qi*) e acalma o *Yang* Hiperativo
VB-34 (*Yanglingquan*)	Atenua o Calor-Umidade no Fígado e na Vesícula Biliar. Acalma o *Yang* Hiperativo
VB-20 (*Fengchi*)	Acalma o *Yang* e clareia a mente; para fortalecer os olhos
VG-20 (*Baihui*)	Para acalmar o *Yang* e a mente
M-HN-3 (*Yintang*)	Para limpar e acalmar a mente, para atenuar tensão e a dor de cabeça, tontura e insônia

Bi Fixo

Os seguintes pontos foram utilizados com o método de tonificação e aplicação de moxa:

Mãos	IG-3 (*Sanjian*); IG-4 (*Hegu*); IG-5 (*Yangxi*)
Ombros	IG-14 (*Binao*); IG-15 (*Jianyu*); IG-16 (*Jugu*); M-UE-48 (*Jianneiling*)

250 *Prática Clínica*

Pescoço	VG-14 (*Dazhui*); *Chuanhsi* (Ponto Especial)
Região lombar	VG-3 (*Yaoyanguan*); B-26 (*Guanyuanshu*); B-31-34 (*Baliao*); N-BW-25 (*Shiqizhuixia*)
Quadris	VB-30 (*Huantiao*); VB-34 (*Yanglingquan*); VB-39 (*Juegu*)
Joelhos	E-35 (*Xiyan*); M-LE-15 (*Xixia*); M-LE-27 (*Heding*); além de *Zusanli, Xuehai, Yinglingquan* e *Yanglingquan*

Distúrbios nos olhos

Nos estágios iniciais de catarata e da visão enfraquecida, os seguintes pontos poderiam ser usados com a inserção suave e com manipulação mínima: *Taichong, Yanglingquan, Yintang* e *Fengchi,* além destes os seguintes pontos poderiam ser acrescentados:

VB-37 (*Guangming*); VB-1 (*Tongziliao*); B-2 (*Zanzhu*) unindo até *Jingming*; B-1 (*Jingming*); E-1 (*Chengqi*); M-HN-13 (*Yiming*); M-HN-8 (*Qiuhou*); M-HN-5 (*Touguangming*); M-HN-6 (*Yuyao*).

Instrução à paciente

A paciente necessitava de repouso, relaxamento e sossego, evitando trabalhos pesados, levantar peso ou exposição ao frio, fatos que tenderiam a agravar a dor nas articulações. A causa principal do estresse era a dificuldade muito grande sofrida pelos membros da sua família, causando a preocupação e a ansiedade. Foi aconselhada a evitar discussões ou situações de estresse emocional. Ela foi estimulada a executar seus velhos passa-tempos de pintura e jardinagem, visto que o trabalho suave nestas atividades tirava seu pensamento das preocupações e permitia que ela relaxasse.

Neste caso, a alimentação era mais importante. Primeiramente, para favorecer a Deficiência de *Qi* e Sangue (*Xue*), uma dieta adequada, equilibrada foi estabelecida. Em segundo lugar, foi dado suplemento de ferro para favorecer o Sangue (*Xue*) Deficiente, e complexo de vitamina B completo foi dado para impedir os efeitos de cansaço e estresse no sistema nervoso. Em terceiro lugar, visto que havia hipersensibilidade tanto do Fígado (*Gan*) como do Estômago (*Wei*) às comidas gordurosas, açucaradas e aromáticas, e ao chá ou café forte e álcool, estes tiveram que ser amplamente reduzidos. Esta paciente estava preocupada com o fato de ser obesa, e periodicamente passava fome em uma tentativa de reduzir o peso. Visto que esta prática tendia à agravar a Deficiência tanto do Baço/Pâncreas (*Pi*) como do Estômago (*Wei*), a paciente foi convencida a evitá-la.

Embora a crise emocional produzisse ataques temporários, a combinação do tratamento e a instrução à paciente foi gradualmente eficaz neste caso, em todas as quatro áreas, mas principalmente em fazer parar a deterioração, mais do que a restauração da saúde perfeita. Também, os efeitos de todas, porém as crises mais graves, poderiam ser melhorados até certo ponto.

Resumo dos casos históricos

Na Medicina Tradicional Chinesa, pode-se ver dos oito casos históricos acima que:

1. O processo inteiro de diagnóstico, tratamento e instrução ao paciente é em termos de: Oito Princípios, Fatores de Doença, Matérias, Canais e Colaterais (*Jing Luo*) e *Zang Fu.* Esta é a estrutura na qual toda prática clínica está baseada.

2. Em cada um dos oito casos, mesmo o mais simples, havia no mínimo seis padrões de Desarmonia de *Zang Fu* e de Canais e Colaterais (*Jing Luo*) envolvidos. Isto enfatiza a necessidade do profissional estar inteiramente fluente com a teoria geral, teoria clínica e técnica clínica, se quiser que haja qualquer esperança de diagnóstico preciso, de desembaraçar as várias linhas de evidência conflitante aparente e de tecer um padrão claro.

3. Além dos vários padrões de Desarmonia envolvidos na doença mais importante, pode haver uma ou mais Desarmonias subsidiárias, algumas das quais podem ter pouca conexão com o distúrbio principal. Por exemplo, no caso clínico seis, há quatro padrões de Desarmonia separados, dois dos quais são principalmente padrões dos Canais e Colaterais (*Jing Luo*) e dois predominantemente padrões *Zang Fu*. Embora todos os quatro estejam ligados pela condição geral de Deficiência de *Qi*, eles surgiram como quatro áreas separadas de doença. Isto é muito comum no ocidente, onde um paciente individual pode se apresentar com uma série inteira de distúrbios crônicos.

Capítulo
19

Conclusão

Revisão

Na Parte 1 foi estudada a prática para a teoria dos Órgãos e Vísceras (Zang Fu) – No Capítulo 1 foi considerado as diferenças essenciais entre o pensamento chinês e o ocidental, e foram analisados os grandes perigos de se aplicar o pensamento, os conceitos e a terminologia médica ocidentais à Medicina Chinesa.

No Capítulo 2 foi discutida a estrutura organizacional do corpo: as Matérias, Canais e Colaterais (*Jing Luo*), Órgãos e Vísceras (*Zang Fu*) e Tecidos. No Capítulo 3 foram estudadas as Matérias em detalhe, visto que a compreensão das sua funções, origens e padrões de Desarmonia é essencial no entendimento dos Órgãos e Vísceras (*Zang Fu*). Nos Capítulos 4 e 5 foram discutidas as origens e padrões de doença.

Na Parte 2 a preocupação foi com os Órgãos e Vísceras (Zang Fu) isoladamente – No Capítulo 6 foi examinado resumidamente as origens de distúrbios no que se refere ao estudo ocidental dos Órgãos e Vísceras (*Zang Fu*); e nos Capítulos de 7 a 11 foram discutidas as funções, as origens de doença e padrões de Desarmonia dos Cinco Órgãos (*Zang*) e de suas Vísceras (*Fu*) acopladas. Diretrizes gerais para escolha de pontos foram dadas para cada padrão de Desarmonia.

No Capítulo 12 foi considerado brevemente o Pericárdio (*Xin Bao*), e foram examinadas as várias facetas do conceito de Triplo Aquecedor (*San Jiao*). No Capítulo 13 foram revisados os Órgãos e Vísceras (*Zang Fu*), observando-se de que modo cada padrão de Desarmonia origina-se do fracasso de uma função do Órgão (*Zang*) específico.

Na Parte 3 foram tratadas as inter-relações dos Órgãos e Vísceras (Zang Fu) – No Capítulo 14 foram observadas as inter-relações entre *Zang Fu* no contexto de *Yin* e de *Yang*, Matérias, *Jing Luo* e Tecidos; e foram analisados os tipos de inter-relações entre os *Zang Fu* e as origens da doença.

No Capítulo 15 foram analisadas as inter-relações dos *Zang Fu* em termos das emoções, e também considerada a importância clínica e o tratamento das várias Desarmonias emocionais.

No Capítulo 16 foram investigados os padrões de Desarmonia dos Onze Órgãos e Vísceras (*Zang Fu*), e também as Desarmonias de três ou mais Órgãos (*Zang*) associados, principalmente nas áreas de Desarmonia emocional, distúrbios digestivos, ginecológicos e obstétricos; e as inter-relações dos Órgãos e Vísceras (*Zang Fu*) em alguns Padrões de Doença Comuns.

Na Parte 4 foi examinada a aplicação da teoria dos Órgãos e Vísceras (Zang Fu) na prática clínica – No Capítulo 17 foi abordado brevemente o diagnóstico, o tratamento e a instrução ao paciente; e mostrado uma seqüência simples de procedimentos clínicos.

No Capítulo 18 foi estudado oito casos clínicos de maior complexidade, os quais ilustraram a aplicação da teoria *Zang Fu* na prática clínica.

Geral

O pensamento chinês não é igual ao pensamento ocidental, assim como os *Zang Fu* não correspondem em tudo aos órgãos da Medicina Ocidental. Este livro discutiu as funções, as origens de Desarmonia e padrões de Desarmonia dos *Zang Fu* no contexto da Medicina Tradicional Chinesa como um todo e em termos de inter-relações que representam um quadro muito diferente da fisiologia, patologia e síndromes dos órgãos da Medicina Ocidental.

O conceito de inter-relação é fundamental para a teoria e prática da Medicina Chinesa e é um tema que se repete em todo este livro. Todas as manifestações dos *Zang Fu*, na saúde e na doença, são baseadas em padrões de inter-relações que se modificam e se desenvolvem através da vida do indivíduo.

A ênfase dada, em toda a parte, foi a da prática clínica, em detrimento da teoria. Embora tenham sido dados muitos exemplos práticos, o único modo de aprender a Medicina Tradicional Chinesa é através de vários anos de experiência da aplicação dos princípios teóricos na prática. Somente deste modo é possível aprender a diferenciar as mudanças e as combinações das Desarmonias possíveis que ocorrem na prática clínica. Entretanto, não lidamos com as combinações de Desarmonias, porém com pessoas, e a compreensão profunda das necessidades emocional, mental e espiritual delas, vai muito além da esfera de ação deste livro.

Ensino da Medicina Tradicional Chinesa

O objetivo de qualquer curso que ensina Medicina Tradicional Chinesa é o de fornecer uma estrutura clara do conhecimento teórico, os treinamentos e as técnicas de aplicar os princípios teóricos na prática clínica.

Isto envolve a compreensão dos princípios do pensamento chinês e da filosofia chinesa, sem os quais não pode haver a compreensão verdadeira da Medicina Tradicional Chinesa.

Estrutura teórica básica

A estrutura teórica básica que foi discutida, abrange um conhecimento completo das inter-relações entre as seis categorias:

254 *Prática Clínica*

Yin Yang	Matérias (Substâncias)
Oito Princípios	Canais e Colaterais (*Jing Luo*)
Fatores de Doença	Órgãos e Vísceras (*Zang Fu*)

Existem outras facetas da Medicina Tradicional Chinesa que deveriam ser estudadas, tais como, as Seis Divisões, a classificação das Doenças de Calor e a Teoria dos Cinco Movimentos, mas comparadas à estrutura básica das seis categorias acima, estas são de importância relativamente menor na prática clínica da Acupuntura.

A estrutura teórica acima referida é a parte central dos cursos ministrados pelas Faculdades *Beijing, Guangzhou, Nanjing* e *Shanghai,* na República Popular da China. Conseqüentemente vai se tornar a essência comum dos currículos das Faculdades ocidentais, que se pode especializar em um ou mais aspectos da Medicina Tradicional Chinesa, tais como, Oito Canais Extras, Raízes e Nós ou Teoria dos Cinco Movimentos, mas é essencial que todas as Faculdades partilhem da estrutura teórica básica.

Tradicional e Chinesa

No ensino da Medicina Tradicional Chinesa é muito importante que a estrutura teórica básica seja tanto Tradicional quanto Chinesa. Se o conhecimento de outros países e de outras culturas forem misturados com a estrutura básica da Medicina Tradicional Chinesa, então pode não haver o entendimento global da Medicina Tradicional Chinesa completamente e idéias errôneas poderão ocorrer, reduzindo a eficiência clínica da Acupuntura.

É melhor aprender sempre um sistema de cada vez, e entendê-lo completamente antes de mudar para outro. No caso da Medicina Tradicional Chinesa, leva-se muito tempo para assimilar e poder praticar adequadamente, para isto, devem por em ação a paciência e a autodisciplina antes de tentar misturar Medicina Tradicional Chinesa com outros sistemas. Por exemplo, os sistemas Japonês, Coreano e Vietnamita, cada um deles tem grande valor, mas é insensato misturar o conhecimento destes sistemas com a Medicina Tradicional Chinesa nos primeiros anos de prática. É vital aprender a diagnosticar, a diferenciar e a tratar, em termos da Medicina Tradicional Chinesa, de modo a entender completamente os princípios teóricos e para dominar as técnicas de tratamento.

Ambigüidade

Há muitas áreas difíceis e ambíguas no aprendizado da Medicina Tradicional Chinesa. É muito importante no ensinamento desta Medicina que estas áreas não sejam evitadas e nem sejam dadas resoluções rígidas, inalteráveis e distintas. A flexibilidade e ambigüidade são as duas das maiores forças da Medicina Chinesa, visto que a Medicina de modo geral lida com pessoas e elas são complexas, flexíveis, ambíguas e estão sempre mudando e se desenvolvendo.

Teoria e prática

É importante no ensinamento da Medicina Tradicional Chinesa, que não haja uma separação entre o ensinamento da teoria e a prática. Teoria e prática são dependentes, e é ideal que se dedique à prática e à teoria, pois o conhecimento teórico aumenta a habilidade prática e a experiência clínica fortalece e desenvolve a teoria. Os princípios teóricos somente têm vida e relevância quando são manifestados na prática. Aprender sobre um fenômeno na teoria é um fato, mas passá-lo à prática é bem diferente. Há uma grande distinção entre somente saber intelectualmente e ter o conhecimento incorporado pela experiência. A preocupação da Medicina Tradicional Chinesa não é somente com a teoria, mas com a experiência e com as pessoas.

Apêndice

258 *Apêndice*

Lista das Funções e Desarmonias *Zang* (Órgãos)

Zang	Funções	Padrões de Desarmonia
Rins (*Shen*)	Armazena *Jing* (Essência) 　Controla reprodução e crescimento 　Controla ossos Base de *Yin/Yang* Controla recepção de *Qi* Abre-se nas orelhas; manifesta-se 　nos cabelos Controla Água	*Shen Jing* Deficiente *Shen Yang* Deficiente *Shen Qi* não firme *Shen* fracassa em receber *Qi* Fluxo excessivo de Água *Shen Yin* Deficiente
Baço/Pâncreas (*Pi*)	Controla Transformação e Transporte Controla músculos e membros Governa *Xue* (Sangue) Sustenta os órgãos Abre-se na boca; manifesta-se nos 　lábios	*Pi Qi* Deficiente *Pi Yang* Deficiente Inabilidade de *Pi* em governar *Xue* Queda de *Pi Qi* Invasão de *Pi* por Frio e Umidade Calor-Umidade acumula-se no *Pi*
Fígado (*Gan*)	Controla o fluxo livre de *Qi* Armazena *Xue* (Sangue) Controla Tendões Abre-se nos olhos; manifesta-se 　nas unhas	Depressão de *Gan Qi* *Gan Xue* Deficiente *Gan Yang* Hiperativo Fogo Crescente no *Gan* Agitação de Vento *Gan* Calor-Umidade em *Gan* e *Dan* Estagnação de Frio no 　*Gan Jing Luo*
Coração (*Xin*)	Controla *Xue* (Sangue) e *Xue Mai* 　(Vasos Sangüíneos) Armazena *Shen* (espírito) Abre-se na língua; manifesta-se 　no rosto	*Xin Qi* Deficiente *Xin Yang* Deficiente Queda de *Xin Yang* *Xin Xue* Estagnante *Xin Yin* Deficiente Fogo Crescente no *Xin* Fogo Mucosidade agitando *Xin* Mucosidade Frio encobrindo *Xin*
Pulmão (*Fei*)	Controla *Qi* e governa respiração Governa dispersão e difusão Regula Canais de Água Controla o Exterior do corpo Abre-se no nariz; manifesta-se 　nos pêlos	*Fei Qi* Deficiente *Fei Yin* Deficiente Invasão de *Fei* por Vento Retenção de Mucosidade no *Fei*
Pericárdio (*Xin Bao*)	Protege *Xin* Guia alegria e prazer	Calor afetando *Xin Bao* Mucosidade obstruindo *Xin Bao*

Apêndice 259

Lista das Funções e Desarmonias *Fu* (Vísceras)

Fu	Funções	Padrões de Desarmonia
Bexiga (*Pang Guang*)	Recebe e excreta urina	Calor-Umidade no *Pang Guang* (vários tipos) *Pang Guang Qi* Deficiente (ver *Shen Yang* Deficiente)
Estômago (*Wei*)	Recebimento e armazenamento de alimentos e bebidas	Retenção de fluido no *Wei* devido ao Frio Retenção de alimentos no *Wei* *Wei Yin* Deficiente Fogo Crescente no *Wei* *Xue* Estagnante no *Wei*
Vesícula Biliar (*Dan*)	Armazena e secreta bile	(ver Calor-Umidade em *Gan* e *Dan*) *Dan Qi* Deficiente
Intestino Delgado (*Xiao Chang*)	Separa o puro do impuro	*Qi* obstruído de *Xiao Chang* Calor Excessivo no *Xiao Chang* Frio Deficiente no *Xiao Chang* (ver *Pi Qi* Deficiente) *Qi* Estagnante do *Xiao Chang* (ver Estagnação de Frio no *Gan Jing Luo*)
Intestino Grosso (*Da Chang*)	Recebe o impuro e elimina fezes	Abscesso intestinal Fluido esgotado de *Da Chang* Calor-Umidade invade *Da Chang* Umidade-Frio em *Da Chang* (ver invasão de *Pi* por Frio e Umidade) *Da Chang Qi* Deficiente (ver *Pi Yang* Deficiente)
Triplo Aquecedor (*San Jiao*)	Regula metabolismo *Jin Ye*	Não tem desarmonias separáveis das Desarmonias dos outros *Zang Fu*

Bibliografia

1. "Acupuncture Charts", (China Cultural Corporation), 1975.
2. "Heal Thyself", Bach E., (C.W.Daniel), 1974.
3. Chen Qing Hua, London Seminar, 1984.
4. "The Tao of Physics". Capra F., (Fontana), 1976.
5. "Differential Diagnosis and Treatment of TCM", Cheung C.S. & Yat-Ki Lai, (TCM Publishers), 1980.
6. Course Notes, Beijing College of TCM.
7. Course Notes, Nanjing College of TCM, 1982.
8. Course Notes, Zhongsan Medical College, Guangzhou, 1981.
9. "Essentials of Chinese Acupuncture", (Foreign Languages Press Beijing), 1980.
10. "An Explanatory Book of the Newest Illustrations of Acupuncture Points" (Medicine and Health Publishing Co.), 1978.
11. "I Ching", trans. R. Wilhelm, (Routledge & Kegan Paul), 1974.
12. "The Web That Has No Weaver", Kaptchuk T.J., (Congdon & Weed), 1983.
13. "Current Acupuncture Therapy", Lee J.F. & Cheung C.S., (Medical Book Publications), 1978.
14. "Pulse Diagnosis", Li Shi Zhen, (Transl. Hoc Hu Huynh), 1981.
15. Li Zhe Ming & Ye Cheng Ku, Journal of Chinese Medicine No. 9, 1982.
16. "Chinese Medical Terminology", Liu F. & Liu Yan Mau, (Commercial Press) 1980.
17. "Tongue Diagnosis in Color", Lu H.C., (Academy of Oriental Heritage).
18. "Acupuncture – a Comprehensive Text", transl. O'Connor J. & Bensky D., (Eastland Press), 1981.
19. "The Theoretical Foundations of Chinese Medicine", Porkert M., (M.I.T. Press), 1974.
20. British Journal of Acupuncture, Vol. 6, No. 1, Ross J., 1983.
21. Journal of Chinese Medicine, No. 11, Ross J., 1983.
22. Journal of Chinese Medicine, No. 12, Ross J., 1983.
23. "Chinese Medicine", Shen J.H., (Educational Solutions), 1980.
24. London Seminar of J.H. Shen, 1978.
25. Personal Communication, Su Xin Ming.
26. "The Bach Remedies Repertory", Wheeler F.J., (C.W. Daniel) 1974.
27. "Chinese Pulse Diagnosis" We Shui Wan, 1973.
28. Personal Communication, Wu Xinjin, 1981.

Índice Remissivo

A

Abscesso intestinal, 149
Acidente vascular cerebral, 115
Acupuntura, Pontos de
  Tratamento, 10
    da insônia, 130
  Tratamento incorreto de, 43
Afecção pelo Calor Externo, Sintomas da, 34
Agitação
  de espírito (*Shen*), 130
  Vento do Fígado, 112
    Padrões de Doença Comuns, 116
    Sintomas de, 113
    Tipos de, 112
Agressão
  do Frio e da Umidade, 88
  do Pulmão pelo Vento, Tratamento da, 145
  pelo Vento, 144
Água e Fogo, 48
Alegria e Coração (*Xin*), 186
  espírito (*Shen*), 186
  Fígado (*Gan*), 186
Angina pectoris, 128, 239
  Diagnóstico, 239
  Tratamento, 239
Artrite e Estresse, 248
  Diagnóstico, 248
  Tratamento, 249
Asma, 31

B

Baço/Pâncreas (ver *Pi*), 80, 162
  e boca, 176
  e Pulmão (*Fei*), 200
  e Rins (*Shen*), 200
  Funções do, 80
Bexiga (ver *Pang Guang*), 63, 77
  Funções da, 77
Bronquite, Tratamento da, 147

C

Cabelo, 68, 172, 173
Calor
  de Verão, 38
  Deficiente (*Yin* Deficiente), 50
  e Fogo, 32
  Excessivo (*Yang* Excessivo), 49
  no Intestino Delgado (*Xiao Chang*), 137
  Externo, 34
    Sintomas e patologia do, 34
  Extremo, 113
    Tratamento de, 115
  Falso, 53
  Interno, 34
  Verdadeiro, 53
Calor-Umidade na parte baixa, 208
Canal(is)
  e Colaterais (ver *Jing Luo*), 9, 172, 178, 250
  Curioso *Du*, 115
  da Concepção (*Ren Mai*), 65

262 *Índice Remissivo*

Canal(is) (cont.)
Penetrante (*Chong Mai*), 65
Cansaço e Insônia, 246
Diagnóstico, 246
Tratamento, 246
Pontos principais no, 247
Capacidades mentais e Emoções, 190
Carne, 173
Cinco Emoções (*Wu Zhi*), 185, 187
Cinco Movimentos, 187
Cinco Órgãos (*Zang*), 185
Colapso de *Yin* (*Yin* Dominado), 53
Colecistite, Tratamento da, 118
Coma, Pontos de Acupuntura no, 193
Combinações dos Padrões dos Oito Princípios, 46
Comportamento, 183
Constipação, 150
Controle dos Rins (*Shen*) sobre a Água, 66
Coração (ver *Xin*), 122, 163, 186
Funções do, 122
Relações do, 123
e Baço/Pâncreas (*Pi*), 196
e Fígado (*Gan*), 197
e língua, 177
e Pulmão (*Fei*), 195
e Rins (*Shen*), 196, 197
Principais funções do, 124

D

Da Chang, 138, 149
Dan, 99, 120
De Qi, 225, 227
Debilidade crônica, 23
Deficiência(s)
Conceito de, 46
da Energia Ancestral dos Rins (*Shen Jing*), Tratamento da, 71
das Matérias ou Substâncias, 189
de Baço/Pâncreas (*Pi*), 37
de Frio no *Xiao Chang*, 136
de *Qi*, 46
de *Qi* do Baço/Pâncreas (*Pi Qi*)
Doença Comuns, 85
e de *Xue*, 49
Tratamento da, 85
Sintomas da, 84
de Sangue, 129
do Fígado (*Gan Xue*), 105
Tratamento da, 106
de *Yang*, 223
do Baço/Pâncreas (*Pi Yang*)
Sintomas da, 85
Tratamento da, 86
do Coração, 31, 126

Deficiência(s) (cont.)
de *Yang* (cont.)
dos Rins (*Shen Yang*), 71, 72
Tratamento, 73
de *Yin*, 166, 223
do Estômago (*Wei Yin*), 96
Tratamento da, 96
do Pulmão, 143
Sintomas da, 143
Tratamento da, 143
dos Rins
Doenças mais comuns, 76
Sintomas, 74
Tratamento, 75
e de Sangue, 124
Transpiração, 75
do *Jin Ye*, 20
do *Qi* do Pulmão, 142
Sintomas de, 142
Tratamento da, 143
Dentes, 173
Depressão de *Qi* do Fígado (*Gan Qi*), 103
Sintomas da, 103
Tratamento da, 105
Desarmonia(s)
associadas de três ou mais Órgãos (*Zang*), 201
de Sangue (*Xue*), 189
de *Xin Bao*, 152
de *Yin* e de *Yang*, Sintomas de, 47
do Baço/Pâncreas (*Pi*), 83, 92
Quadro de, 92
Origens de, 84, 207
do Coração (*Xin*), Origens das, 126
do Estômago (*Wei*), 97
do Fígado (*Gan*), 101, 119, 219
Origens de, 208
do Intestino Grosso (*Da Chang*), 151
do Pulmão, 148
Origens das, 141
do Triplo Aquecedor (*San Jiao*)
Tratamento das, 159
do *Wei*, Origens de, 94
dos Órgãos (*Zang*), Origens das, 163
dos Rins (*Shen*), 163
Origens de, 69, 207
Origens dos quadros de, 68
Quadro de, 77
emocional, 42, 190, 203
Tratamento de, 192
Importância clínica da, 190
envolvendo mais de um Órgão (*Zang*), 195
Gan, Origens de, 102
mais comuns, Padrões de pulso de, 218
Quadros de, 68

Índice Remissivo 263

Desarmonia(s)
Wei, 210
Desmoronamento de Qi do Baço/Pâncreas (Pi Qi), 87
Sintomas de, 87
Tratamento do, 88
Diarréia, 31, 150
Disenteria bacteriana, 150
Disfunções do Fígado, Sintomas das, 102
Distúrbio(s)
emocional, 208, 231
de Shen (espírito), 21
do pensamento, Pontos de Acupuntura, 193
ginecológicos e obstétricos, 206
Doença(s)
crônica, 230
do Coração, Tratamento da, 127
de Zang Fu, 39
do Calor, 34
febris infecciosas, 34
mental grave, Tratamento de, 192
Origens de, 25
Dor
de cabeça, 230
de Estômago, 242
Tratamento da, 243
fixa nas articulações, 248
lombar, 234
nos ombros, seios e sistema respiratório, 244
Diagnóstico, 244
Tratamento, 244
nas costas, 233
no peito, 239
torácica, 240
Diagnóstico de, 240
Tratamento da, 241
Doze Órgãos e Vísceras (Zang Fu), 218

E

Eletroacupuntura, 226
Emissão seminal, 208
Emoções, 183
Classificações das, 184
e Canais e Colaterais (Jing Luo), 189
e Matérias, 189
e Yin/Yang, 188
Energia Ancestral (ver Jing), 63, 65
pré-natal, Deficiência da, 69
Envelhecimento precoce, 71
Envoltório Energético do Útero (Bao Mai), 65
Epilepsia, 115
Equilíbrio Yin/Yang, 49
e Calor Deficiente, 51
e Frio Excessivo, 52

Essência (Jing), 63
dos alimentos (Gu Qi), 14
dos Rins (Shen Jing), Deficiência da, 70
e Consciência (Shen), 170
Função da, 64
Estado sonhador (fantasioso), Pontos de Acupuntura, 193
Estagnação, 43, 180
Origens da, 180
de Frio nos Canais e Colaterais do Fígado (Gan Jing Luo), 118
Estômago (ver Wei), 80, 93
Funções do, 93
Estresse
emocional, 41
mental, 41
Estruturação, 8
Estruturas das vias sangüíneas, 13
Excesso
de sexo, 230
de trabalho físico, 230
sexual, 208
Quadro de, 46
Exercício, 41

F

Fácies, 174
Fadiga sexual, 69
Fatores
de doença, 26, 39, 43, 250
Classificação de, 27
Externos, 28
Internos, 28
Externos, 27
clima, 27
Internos, 39
mistos, 39
Fei, 138
Fígado (ver Gan), 99, 163, 186
e Baço/Pâncreas (Pi), 199
e olhos, 176
e Pulmão (Fei), 201
Funções do, 99
abre-se nos olhos e manifesta-se nas unhas, 101
armazena o Sangue (Xue), 100
harmoniza o fluxo livre de Qi, 99
harmoniza os Tendões, 100
Fluxo livre do Fígado (Gan), Função de, 165
Fogo
Crescente
no Coração (Xin), 131
Sintomas do, 131
Tratamento do, 131
no Fígado, 110
Tratamento do, 112

264 *Índice Remissivo*

Fogo (cont.)
  do Estômago, 90, 96
    Sintomas, 96
    Tratamento, 97
Formação do *Yang* e do *Yin*, 65
Frio, 30
  Deficiente (*Yang* Deficiente), 52
  e Calor, 45, 48
  e Umidade, 23
  Excessivo (*Yin* Excessivo), 51
  Excessivo e Deficiente, Sintomas de, 50
  Externo, 31
    Sintomas e patologia do, 32
  Falso, 53
  Interno, 32
  Verdadeiro, 53
Fu (Vísceras), Funções e Desarmonias, 259

G

Gan, 99
Gastralgia, 242
  Diagnóstico, 242
  Tratamento, 243
Gastroptose, 242

H

Hematúria, 230
Hepatite, Tratamento da, 91
Hexagramas do "*I Ching*", 6
Hipertireoidismo, 208, 210

I

Impotência, 208
Infância, 39
Infarto do miocárdio, 129
Infertilidade, 71
Influência perniciosa, 28
Insônia, 129, 210
Instrução ao paciente, 231
  Disciplina, 232
  Entendimento, 231
  Motivação, 231
Intestino Delgado (ver *Xiao Chang*), 122, 135
  Funções do, 135
  Padrões de Desarmonia do, 137
Intestino Grosso (ver *Da Chang*), 138, 149
  Funções do, 149
Invasão
  do Baço/Pâncreas (*Pi*) pelo Frio e Umidade, 88
    Sintomas, 89
    Tratamento, 90
  do Pulmão pelo Vento, 144

J

Jin Ye (Líquido Orgânico), 14
  Formação de, 15
Jin Ye Deficiente, 20
Jing, 10
Jing (Essência, Energia Ancestral), 16
  Formação de, 16
Jing Deficiente, 20
Jing Luo, 10
Jing pré-natal, 16

L

Lábios, 173
Lesão das funções *Yin* pelo Calor, 33
Leucorréia, Tratamento da, 117
Li Yin, 27
Língua, 220
  Características na, 221
Líquido Orgânico, 81
  Ciclo da circulação do, 67
  Fogo e Água no metabolismo do, 155

M

Mágoa e Pulmão (*Fei*), 187
Mai, 9
Manipulação de agulha, 226
Mar da Medula, 65
Matérias, 170, 250
  Patologia das, 171
    Baço/Pâncreas (*Pi*), 171
    Coração (*Xin*), 171
    Fígado (*Gan*), 171
    Pulmão (*Fei*), 172
    Rins (*Shen*), 171
Medicina Chinesa, Base da, 5
Medicina Tradicional Chinesa, 253
  Ambigüidade, 254
  Energia e Matéria na, 5
  Estrutura teórica básica, 253
  Fatores de doença na, 27
  Principais tecidos, 11
  Sistemas de órgãos da, 10
  Teoria e prática na, 254
Meditação e Baço/Pâncreas (*Pi*), 186
Medo, 191
  e os Rins (*Shen*), 185
Medula
  óssea, 65
  ossos e cérebro, 178
Métodos clínicos, 215
  Instrução ao paciente, 227
  Língua, 220
    Áreas da, 221
    Características da, 220, 222
  Observação-interrogatório, 216

Métodos clínicos (cont.)
   Pulso, 216
   Tratamento, 224
      Pontos de Acupuntura, 224, 225
Mucosidade, 43, 81, 182
   e Vento, 114
   Tipos de, 82
   turva estorva a cabeça, 91
Mucosidade-Fogo agitando o Coração (*Xin*), 132
Mucosidade-Frio estorvando o Coração, 133

N

Nutrição, 40

O

Obstrução do Qi do Intestino Delgado,
   Sintomas de, 136
Ocupação, 40
Oito Princípios, 250
   Classificações dos, 55
   Padrões de Desarmonia dos, 45
Orelhas, 68
Órgão(s) (*Zang*), 181
   Funções dos, 161
   Revisão dos, 161
Órgãos (*Zang*) e Vísceras (*Fu*), 179
Órgãos e Vísceras (ver *Zang Fu*), 59
   Inter-relações dos, 169
Orifícios/sentidos, 175
Origens de doença, 25
Ossos, 172
Otite média crônica, 236
   Diagnóstico, 236
   Tratamento, 237

P

Padrão(ões)
   de Desarmonia
      do Coração (*Xin*), 125
      do Fígado (*Gan*), 107
      do paciente, 232
      do Pulmão (*Fei*), 140
      dos Oito Princípios, 45
   de doença, 44
     comum, 55, 228
     Classificação de, 44
     Terminologia, 44
   dos Oito Princípios, Combinações dos, 46
   Externos, 45
   Internos, 45
   Wei, Origens de, 211

Palpitações, 130
Pang Guang, 63, 77
Parasitas, 42, 43
Pavor, 191
Pele, 175
Pêlos, 175
Pensamento chinês e ocidental, 3
   Análise e síntese, 4
   Estrutura e função, 6
   Harmonia e desarmonia, 6
   Mente e corpo no, 6
   Padrões de mudança, 3
   Precisão e ambigüidade, 6
Pericárdio (ver *Xin Bao*), 152
   Funções do, 152
Pestilências, 42, 43
Pi, 80
Pontos de Acupuntura na cabeça, 192
Prática clínica
   Diagnóstico, 215
Problemas
   digestivos, 204
   nutricionais, 40
   ocupacionais, 40
Procedimentos clínicos, Resumo, 232
Psicose depressiva, 134
Pulmão (ver *Fei*), 138, 140, 163, 166
   e garganta, 177
   e nariz, 177
   e Rins (*Shen*), 201
   e voz, 177
   Funções do, 138
      abre-se no nariz e manifesta-se nos pêlos, 140
      circula e harmoniza as vias de Água, 139
      de difusão e de descida, 139
      harmoniza o exterior do corpo, 140
      harmoniza o *Qi* e controla a respiração, 138
   Secura do, 144
Pulso
   Análise de combinações do, 219
   chinês, 217
   na Acupuntura inglesa, 217
   Padrões comuns de, 220
   Qualidades e quantidades do, 218

Q

Qi, 14
   Deficiente, 22, 23, 125
   do Baço/Pâncreas (*Pi Qi*), Deficiência de, 84
   do Baço/Pâncreas não governa o Sangue (*Xue*), 86
     Sintomas, 86
     Tratamento, 87

266 *Índice Remissivo*

Qi (cont.)
do Coração (*Xin Qi*) Deficiente, 125
do Intestino Delgado (*Xiao Chang*) obs-truído, 136
e de *Xue*, Formação de, 15
Sangue (*Xue*) e Líquido Orgânico (*Jin Ye*), 170
Transformação e circulação de, 156

R

Raiva, 186, 188
e Fígado (*Gan*), 185
Raiz da Vida, 63
Resfriado comum, 228
Origens do, 229
Retardo no desenvolvimento
físico, 71
mental, 71
Retenção
de alimentos no Estômago (*Wei*), 95
Sintomas, 95
Tratamento, 95
de líquido no Estômago (*Wei*) devido ao Frio, 94
Sintomas, 94
Tratamento, 95
de Mucosidade no Pulmão, 146
Rins (ver *Shen*), 63, 161
e Fígado (*Gan*), 199
e orelhas, 176
Funções dos, 63

S

San Jiao, 60, 152, 153
Triplo Aquecedor, 152
Sangue (*Xue*), 123
do Coração (*Xin Xue*)
Deficiente, 129
Estagnante, 128
Secura, 37
do Pulmão (*Fei*), 144
Sensação da Acupuntura, 225
Sete Sentimentos (*Qi Qing*), 184
Sexo, 42
Shen, 63
pré-natal, 16
Shen (espírito, consciência), 16
Shen (espírito)
Deficiente, 20
Distúrbios de, 21
Sintomas de Calor, 23
Sistemas de órgãos da Medicina Tradicio-nal Chinesa, 10
Substâncias, 9, 12
básicas e suas funções, 12
Formação das, 14, 18

Substâncias (cont.)
Funções das, 13
Jin Ye (Líquidos Orgânicos), 9
Jing (Essência), 9
Padrões de Desarmonia das, 20, 21, 45
Qi (Energia), 9
Shen (espírito), 9
ou Matérias, Diferenciação, 17
Xue (Sangue), 9

T

Tecidos, 172
Técnicas de observação-interrogatório, 216
Tendões, 174
Teoria dos Cinco Movimentos, 242
Tinidos, 71
e vertigem, 237
Diagnóstico, 237
Tratamento, 238
Tosse, 31, 147
Tipos de, 148
Trabalho em excesso, 41
Trauma, 42, 230
Triplo Aquecedor (ver *San Jiao*), 77, 152, 153
Distribuição das vias do, 154
e as três divisões do corpo, 153
e o seu Canal e Colateral, 158
e o sistema *Fu* (Víscera), 154
Interpretação do, 157
Pontos de Acupuntura do, 158
Tristeza, 187

U

Úlcera do estômago, Tratamento da, 91
Umidade, 35, 81
Externa, 35
Sintomas e patologia da, 36
Interna, 36
Umidade-Calor, 90
invadindo o Intestino Grosso (*Da Chang*), 150
na Bexiga (*Pang Guang*), 78
Doença Comuns, 79
Origens de, 78, 79
Sintomas, 78
Tratamento, 78
na Vesícula Biliar (*Dan*), 117
Sintomas de, 117
no Fígado (*Gan*), 117
Sintomas de, 117
Umidade-Mucosidade, 82
Unhas, 174

Índice Remissivo 267

Urticária, 242
   Diagnóstico, 242
   Tratamento, 243
Útero, 178

V

Vasos Sangüíneos (*Xue Mai*), 123, 174, 178
Vento, 28
   associado com o Calor, 144
   Externo, 29
      Sintomas e patologia do, 29
   Interno, 29, 43, 182
Vento-Calor, Sintomas de, 30
Vento-Frio, Sintomas de, 30
Vesícula Biliar (ver *Dan*), 99, 120
Funções da, 120
Padrões de Desarmonia da, 120
Vida
   adulta, 40
   antes do nascimento, 39
Vísceras Curiosas, 172, 177

W

Wei, 80, 93

X

Xiao Chang, 122, 135
Xiao Chuan, 56
Xin Bao, 152
Xin, 122
Xue (Sangue), 14
   Deficiente, 23
   Estagnante, 23

Y

Yang
   Deficiente, 22, 23, 54, 189, 204
      Sintomas de, 22
   do Baço/Pâncreas (*Pi Yang*), Deficiência do, 85
   do Coração (*Xin Yang*) Deficiente, 126
   do Fígado (*Gan Yang*) Hiperativo, 107
      Sintomas de, 109
      Tratamento de, 110
   dos Rins (*Shen Yang*), Deficiência de, 71
Yin
   Deficiente, 22, 23, 54, 189, 204
      Sintomas de, 22
   do Coração (*Xin Yin*) Deficiente, 130
   do Estômago (*Wei Yin*), Deficiência de, 96
   dos Rins (*Shen Yin*), Deficiência de, 74
   e o *Yang* em equilíbrio, 48
Yin e *Yang*, 46, 169
   Conceito de, 5
   e Substâncias, 13

Z

Zang (Órgãos), Funções e Desarmonias, 258
Zang Fu, 10, 59, 60, 61, 250
   Acoplamento dos, 179
   Conceito de, 6
   Inter-relações dos, 207, 209
   Pares de, 61